浅部真菌病

中西医结合诊治

主　审　禤国维　廖万清　陈达灿

主　编　范瑞强

副主编　陈信生　谢　婷

编　委　范瑞强　陈信生　谢　婷　袁娟娜
　　　　贾淑琳　梁海莹　莫冬冬

人民卫生出版社

图书在版编目(CIP)数据

浅部真菌病中西医结合诊治 / 范瑞强主编. —北京：人民卫生出版社，2015

ISBN 978-7-117-21681-4

Ⅰ. ①浅…　Ⅱ. ①范…　Ⅲ. ①皮肤真菌病－中西医结合－诊疗　Ⅳ. ①R756

中国版本图书馆 CIP 数据核字(2015)第 259213 号

浅部真菌病中西医结合诊治

主　　编：范瑞强
出版发行：人民卫生出版社（中继线 010-59780011）
地　　址：北京市朝阳区潘家园南里 19 号
邮　　编：100021
E - mail：pmph @ pmph.com
购书热线：010-59787592　010-59787584　010-65264830
印　　刷：北京盛通印刷股份有限公司
经　　销：新华书店
开　　本：710 × 1000　1/16　　**印张**：18　　**插页**：2
字　　数：333 千字
版　　次：2015 年 12 月第 1 版　2015 年 12 月第 1 版第 1 次印刷
标准书号：ISBN 978-7-117-21681-4/R · 21682
定　　价：39.00 元
打击盗版举报电话：010-59787491　E-mail：WQ @ pmph.com
（凡属印装质量问题请与本社市场营销中心联系退换）

前　言

临床上真菌感染性疾病按病原真菌侵犯人体组织和器官的不同分为浅部真菌病和深部真菌病两大类。由浅部致病真菌寄生或腐生于表皮角质层、黏膜、毛发和甲板等皮肤黏膜浅表部位引起的疾病属于浅部真菌病。深部真菌病是指病原真菌侵入真皮、皮下组织、内脏组织或器官引起的疾病。

浅部真菌病是临床常见病，中医、中西医结合治疗浅部真菌病有悠久的历史和非常丰富的经验。本书的编写目的是为了系统全面总结整理中医、中西医结合治疗浅部真菌病的前人经验、文献资料，以及我们多年来承担广东省和国家有关浅部真菌病防治科研课题的成果，为今后中医、中西医结合防治浅部真菌病的临床和科研提供一本有价值的学习参考书。

本书由广东省中医院皮肤科（国家中医药管理局重点学科、国家卫生计生委临床重点专科）中医药防治皮肤真菌病创新团队的教授专家等编写。主要供中、高级临床医生，尤其是中西医结合皮肤性病科的临床医生阅读使用。高等医学院校的学生和有关疾病患者、医学爱好者亦可参考使用。

本书的病名采用现代西医的皮肤病病名，同时配以中医皮肤病病名。中医病名原则上采用国家技术监督局1997年发布的《中医临床诊疗术语疾病部分》、高等医药院校教材《中医外科学》第5版、第6版以及以往出版皮肤科专著中的中医皮肤病病名。

全书分为上篇、下篇两大部分。上篇总论主要介绍医学真菌学的基础知识，包括真菌的分类与命名；真菌的形态学；医学真菌常用的检查方法；常用的抗真菌药物等。下篇各论主要介绍临床常见浅部真菌病的中西医诊治。并附广东省中医院皮肤科浅部真菌病研究历年发表的主要论文和少量临床彩色照片。

本书编写过程中得到编写者所在单位领导和人民卫生出版社的大力支持，同时在编写过程中我们还大量参考并部分收进了国内外的有关文献资料，对上述专家、领导、单位和有关作者一并致以衷心的感谢！

虽然我们为本书的编写作出了最大的努力，但由于编写人员的水平所限，所以书中难免会出现缺点和错误，恳请读者批评指正。

编　者

2015年1月18日

目　录

上篇　总　论

下篇　各　论

上篇

总　　论

第一章 概 述

真菌感染性疾病是临床常见多发病，是皮肤性病学的重要组成部分。临床上真菌感染性疾病按病原真菌侵犯人体组织和器官的不同，传统上将真菌病（真菌感染）分为四大类，即浅表真菌病、皮肤真菌病、皮下组织真菌病和系统性真菌病。浅表真菌病和皮肤真菌病又合称为浅部真菌病，也叫浅部真菌感染，是由病原真菌寄生或腐生于表皮角质层、黏膜、毛发和甲板等皮肤黏膜部位引起；而深部真菌病是指病原真菌侵入真皮、皮下组织、内脏组织或器官引起的疾病，包括皮下组织真菌病和系统性真菌病。目前临床上一般将真菌感染性疾病分为浅部真菌病和深部真菌病两大类。有些真菌如念珠菌，既能侵犯浅表部位又能累及深部组织。在皮肤科临床中，诊治的大多数真菌感染为浅部真菌感染。

本书主要针对浅部真菌感染介绍真菌的分类与命名，真菌的形态学，真菌的实验室检查，常用的抗真菌药物，以及常见浅部真菌病的中西医诊断、治疗方法和研究进展。

（谢 婷 范瑞强）

第二章 真菌的分类与命名

真菌是真核生物中一个多样化的类群，种属繁多，形态各异。真菌的分类和命名是一项浩大的生物工程，估计在世界上真菌有100万~150万个种，在目前通用的2008年第10版《真菌词典》(Dictionary of the Fungi)中，收录并描述了大约10万种真菌；而且有文字记录的真菌名称多达40万，其中包括大量的同物异名，此外，还有上百万种真菌有待于鉴定和分类。真菌分类以真菌关联性为基础，真菌命名以鉴定、分类和交流为目的，二者密切相关，无法分开。

真菌(fungus，fungi)一词来源于拉丁文的sfungus，即蘑菇，同词源的希腊文为sphongis，意思是海绵状物，中文早期称为蕈，后称菌，又称真菌，属于真核生物，没有质体(plaslids)，营养方式为吸收，无吞噬作用。细胞壁含有甲壳质(chitin)和(1,3)-β-*D*-葡聚糖。线粒体具有扁平的突起，常有过氧化物体(peroxiomes)、高尔基体。有单细胞或菌丝体和多核细胞单倍体的菌丝体。行有性生殖和无性生殖。双倍体存在的时间很短。营腐生、寄生、共生和超寄生(superparasitic，即真菌寄生于其他真菌上)生活。

现代使用的真菌一词的概念不仅仅包括蘑菇，而是代表着一个既有单细胞个体，又有多细胞的大小型丝状体及大型个体的一个相当庞大的生物类群。由于真菌形态构造和繁殖方式较原核生物复杂、多样，但与高等植物相比形态结构则又简单，因此其分类既不同于原核生物也不能与高等植物相似。回顾对真菌系统研究的历史，其发展经历了古真菌学时期(—1860)，近代真菌学时期(1860—1950)、现代真菌学时期(1950—)三个主要时期。在古真菌学时期，人们在日常生活中认识和利用真菌，人类最初对真菌的分类是依据易于识别的宏观形态特征来鉴别的，使用的是简单的描述性语言。十七世纪中期显微镜的发明促进了真菌的研究由大型真菌转入小型真菌并推动了真菌分类工作在形态结构方面的研究。1859年达尔文进化论的问世、巴斯德发酵实验的研究，为真菌学的进一步发展奠定了理论基础。随后的一百多年中，真菌的分类从形态结构方面深入到了系统演化方面，建立了以系统发育为基础的分类系统，它反映了系统发育的进程，使真菌分类从外表形态上相似和内在本质上的相关联相统一。这一近代真菌学研究的时期，以形态特征为依据进行了反映自然系谱的分类工作，同时以进化的观点研究了真菌的遗传性状和生理性状。大多数真菌对人类有益，只有少数对人类有害。真菌可引起人类、动物的疾病，称为真菌病（mycosis），还可引起植物的疾病、人类过敏性疾病和真菌毒素中毒症。

第一节 真菌的分类

一、传统的真菌分类

真菌分类的研究，经过较长时间的演变，逐渐形成了以“形态结构特征为主，生理生化、细胞化学和生态等特征为辅”的分类原则。以形态结构为依据是传统（或经典）分类法的基础。以生理生化特征为依据能从多方面研究真菌，但采用的指标较多。另外，不同真菌在形态、营养、繁殖等诸方面对生态因素都有特定的要求和耐受的界限，因此观察真菌时也须考虑到生态性状并将它作为真菌鉴定的辅助性状。在真菌分类领域中，具有进化概念的，有代表性的真菌分类系统主要有De Bary（1884）系统，Gaumann（1926—1964）系统，Martin 等（1950）系统，Whitaker（1969）系统，以Martin为代表提出的4纲分类系统等。

北京大学真菌和真菌病研究中心王端礼主编《医学真菌学-实验室检验指南》一书，较好的对真菌的分类进行了总结。早期的分类将真菌界分为粘菌门和真菌门，真菌门分为接合菌亚门，鞭毛菌亚门，子囊菌亚门，担子菌亚门和半知菌亚门。目前通过对16s类rRNA碱基序列的比较分析，将生物划分为三大超界（Domain），即真核超界（Eukaryotes），细菌超界（Bacteria）和古菌超界（Archaea）。真核超界下面有五个界。即动物界（Animalia）、植物界（Plantae）、真菌界（Fungi）、藻物界（Chromista）、原生生物界（Protozoa）。其营养特性分别为摄食，光合，吸收，光合，吸收，吞噬、光合等作用。藻物界加入了一些菌类，又称管毛生物界。研究真菌，常常涉及藻物界和原生生物界一些菌类，统称为菌物。现代分类只承认真菌界的四个门，即接合菌门（Zygomycota）、壶菌门（Chytridiomycota）、担子菌门（Basidiomycota）和子囊菌门（Ascomycota）。对半知菌未予承认，但仍保留，字首不用大写而用小写，即deuteromycetes，又称为丝裂孢子真菌（mitosporic fungi）。现在正在寻找半知菌的分类地位。并认为半知菌的有性期多为子囊菌和担子菌。目前，医学真菌界有的把壶菌门排除在外，只承认三个门。真菌的分类仍遵循以往的分类名称，但有所改进。

Domain 域，超界

Kingdom 界

Subkingdom 亚界

Phylum，Division 门

Subphylum，Subdivision 亚门

Class　纲
Subclass　亚纲
Order　目
Suborder　亚目
Family　科
Subfamily　亚科
Tribe　族
Subtribe　亚族
Genus　属
Subgenu　亚属
Section　组
Subsection　亚组
Series　系
Subseries　亚系
Species　种
Subspecies　亚种
Variety　变种
Subvariety　亚变种
Form　型
Subform　亚型
Special form　特殊型
Physiologic Race　生理学宗
Individual　个体

二、真菌种的概念

根据形态学特征可将真菌鉴定到种。其中包括以下一些概念:

多形性概念(polythetic concept):需要合并真菌的各种特征。

生态学概念:根据真菌的特殊习性。

生物学概念:如交配试验,用于有性期;绘图方法,用于无性期。

种系发生概念:结合分子生物学技术,特别是核苷酸DNA的序列分析来分类种间、种内、种上、种下的各种分类群。

综合上述概念,种系统发生概念又有了发展,目前根据形态学、真菌细胞壁成分、细胞学试验、超微结构、细胞代谢、化石记录、分子生物学技术等来分类。研究证实真菌发生在10亿年前,子囊菌、担子菌和接合菌是在550百万年与壶菌分开的。子囊菌与担子菌是在400百万年之前分开的。

三、常见致病真菌的分类位置

与临床相关的真菌有三类，第一是皮肤癣菌，第二是双相真菌，第三是条件致病菌。致病菌以子囊菌最为多见，其次为丝裂孢子真菌。

（一）子囊菌门（Ascomycota）

包括50%已知真菌种，80%致病菌和条件致病菌。有子囊、菌丝壁双层、外壁电子致密、内壁电子相对透明。有6个纲。致病菌有以下几种。

1. 不整囊菌纲（Plectomycetes） 双相真菌中的球孢子菌、组织胞浆菌、伊蒙菌，皮肤癣菌有性期，青霉、曲霉（烟曲、黄曲、土曲）有性期，还有裂殖酵母、肺孢子虫、部分暗色真菌等。青霉，其中马内菲青霉为致病性，其他偶可致病。甲团囊菌目中有四个科，其中裸囊菌科（Gymnoascaceae）有许多致病菌，如丝囊菌（*Aphenoascus*），无性期有金孢子菌、组织胞浆菌。阿耶罗菌（*Ajellomyces*）的无性期有组织胞浆菌、小伊蒙菌、皮炎芽生菌、粗球孢子菌、副球孢子菌等。节皮菌（Arthroderma）中有毛癣菌、小孢子菌、表皮癣菌等。

2. 单囊壁核菌纲（Untunicate Pyrenomycetes） 如小囊菌无性期为帚霉（*Scopulariopsis*），假性阿利什霉（*Pseudallescheria*），无性期为赛多孢子菌（*Scedosporium*），束孢（*Graphium*）。肉座菌目（Hypoceales），有镰刀菌、枝顶孢和木霉等。

3. 囊壁核菌纲（Bitunicate Pyrenomycetes） 其中常见的酵母目（Saccharomycetales）有8个科，75个属，273个种。念珠菌有163个无性期的种，有性期至少有13个属，如毕赤、德巴利等。念珠菌至少有20个种能够致病。近来发现酿酒酵母也能引起免疫受损患者的感染，也可产生假菌丝。

（二）接合菌门（Zygomycota）

虫霉目中的两个菌，冠状耳霉和蛙粪霉可以致病。毛霉目中的根霉、毛霉、犁头霉、根毛霉属可以致病。现又有科克霉（*Cokeromyces*），瓶霉（*Saksenaea*），囊托霉（*Apophysomyces*），厚壁孢子犁头霉（*Chlamydoabsidia*）可以致病。

（三）担子菌门（Basidiomycota）

与子囊菌区别，可有锁状联合，菌落用重氮蓝B染色可染成红色，尿素酶阳性，G+C含量高，TEM细胞壁内壁板层状，也可见桶孔。如红酵母、掷孢酵母和隐球菌属于此门。隐球菌的有性期有线状黑粉菌（*Filobasidium*），线状小黑粉菌（*Filobasidiella*），囊线黑粉菌（*Cytofilobasidium*）。

1. 银耳目（Trimoliales） 毛孢子菌属于此目，与地霉属区别是后者尿素酶阴性，同化糖甚少。马拉色菌（糠秕孢子菌）也属此目。

2. 裂褶菌目（Schizophyllales） 致病菌存普通裂褶菌（*Schizophyllum commune*）。

3. 蘑菇目（Agaricales） 鬼伞（*Copriums*）致病，近来单枝小粘束孢（*Hormo-*

graphiella）有致病报告。

4. 黑粉菌目（Ustilaginales） 红酵母、掷孢酵母属于此目，有性期为红色孢子菌（*Rhodosporidium*）。

（四）半知菌

半知菌（deuteromycetes）现称为丝裂孢子真菌（mitosporic fungus），有许多名称，如不全菌（fungi imperfecti），无性真菌（asexual fungi），分生孢子真菌（conidial fungi）等。无性结构与子囊菌、担子菌相似，用交配法、分子生物学方法可以证实。种的数目仅次于子囊菌。主要致病菌在丝孢纲内。

四、真菌新分类依据的演变

（一）真菌分子系统学的产生

传统的真菌分类学（Taxonomy），主要依据真菌形态、生理生化特性及抗原构造等表型特征，对真菌进行系统分类。这种分类方法敏感性不高，耗时费力，对操作人员的专业水平要求较高；另外，由于真菌种类众多，个体多态性明显，经常造成分类系统不稳定，而某些真菌存在趋同进化的现象，导致无亲缘关系的真菌在同一条件下出现相似的结构，这就使传统的分类法往往容易出现误判。

近三十多年来，由于新技术的不断出现和应用，各门学科的相互渗透，把真菌学的研究推向了一个新的高峰，从生理生化方面的研究结果导致了真菌系统发育和进化方面的重大突破，进入了现代分类时期。由于科学技术的迅速发展，特别是分子生物学的迅速发展，给真菌分类学以巨大的推动力，其中将核酸和蛋白质等分子生物学性状用来探索真菌的种、属、科、目、纲、门等各级分类阶元的进化和亲缘关系应用日趋广泛，弥补了传统分类的不足，使人们对真菌系统发育的认识更接近于客观实际，为真菌分类学的研究开辟了前景。真菌系统学（systematics）是以系统学的方法研究真菌的系统发育。随着生物化学，分子生物学，遗传学以及生物信息学等相关学科的发展，将分子生物学技术引进真菌分类中，结合系统学方法，是现代真菌分类学的发展趋势，即以分子生物学手段为核心，探索真菌类群间系统发育关系以及进化的过程和机制，进而对真菌进行分类，已形成新的学科——真菌分子系统学（fungal molecular systematic）。

（二）真菌分子系统学的理论基础

广义来说，真菌分子系统学可运用多种分子生物学技术识别真菌的分子性状以代替传统分类系统中的表型发现，更接近于真菌的本质特征。在方法学方面，主要包括聚合酶链反应（polymerase chain reaction，PCR）、单链构象多态性（single-strand conformation polymorphism，SSCP）、限制性片段长度多态性（PCR-restriction fragment length polymorphism，PCR-RFLP）、扩增片段长度多态性分析（amplified fragment length polymorphism，AFLP）、随机扩增多态性DNA 分析

(random amplified polymorphic DNA, RAPD)、脉冲场凝胶电泳技术(pulsed field gel electrophoresis, PFGE)以及多位点序列分型(multilocus sequence typing, MLST)等。

狭义来说,核酸序列分析是目前真菌分类和命名研究的热点方法和基本手段。核苷酸作为生物遗传信息的基本单位,能够提供大量的直接物种信息,如碱基的转换(transition)与颠换(transversion),核苷酸的变化趋势等。通过核酸序列构建真菌系统发育树,进行系统发育分析,可以快速检测到真菌演化过程中所出现的代表各种分类等级的大量单一支系(monophyletic clades),为建立各分类等级的新分类单元(taxon)提供有力证据。较之DNA杂交和RFLP等分析的结果,核酸序列更加准确稳定,具有广泛的可比性;由于特定基因以"分子钟"机制恒速变异,其序列差异程度能直接反应物种之间的亲缘关系。核酸序列分析需选用合适的靶序列,其必须存在于所有分类单元,并以适当的速率演化;同时,还可检测其碱基组成和密码子偏离。核糖体RNA和一部分管家基因序列广泛存在于所有生物细胞中,其转译产物具有至关重要的生理功能,并以稳定的速率进化。真菌的rRNA为核糖体组成的关键成分,其转录前rDNA在系统发育研究中发挥了重要的作用。真菌rDNA包括5S、5.8S、18S和28S rRNA基因。它们在染色体上头尾相连,串联排列,相互之间由间隔区(internal transcribed spacers, ITS)分隔。rDNA存在广泛,多拷贝,在长期进化中形成了高度的保守性和一定的变异性,可用于不同分类水平的系统学研究。ITS序列不加入成熟核糖体,受到较小的选择压力,进化速率很快,表现出极为广泛的序列多态性,其在种内极为保守和一致,种间差异比较明显。因此ITS序列常用于属内种间和亚种间的分类鉴别。此外,一些相似不同源的蛋白编码基因也被用于真菌的分子系统学分类,如*Gpd*、*β-tubulin*、*RPB2*、*EF1-α*基因等,由于不同物种之间DNA进化速率不同,基因树冲突(conflicting gene trees)等原因,仅仅使用长度有限的单基因片段不能准确地对真菌分类。采用多基因位点序列分析,是研究真菌系统学的新趋势。

以下介绍一些常用的新分类方法。

1. DNA中(G+C)mol %的比较　研究资料表明,真菌DNA的(G+C)mol%在酵母菌中可作为分类学的特征之一。酵母菌不同属之间(G+C)mol%具一定的频率分布和变化幅度,可以此作为分类指标,另外从GC值看,真菌的进化(卵菌纲除外)是由GC值递增表现出来的。

2. DNA-DNA　DNA-RNA分子杂交:核酸分子杂交技术是认识真菌系统发育和进化的有力工具和较有说服力的手段之一,核酸分子杂交技术可探讨真菌DNA分子中碱基序列的同源程度,以此来表明同一属内各种间和属间的亲缘关系的远近。

3. 蛋白质凝胶电泳　用琼脂、淀粉或聚丙烯酰胺凝胶电泳分析测定蛋白质种类和含量，在不同真菌之间进行比较，据其异同，来探索他们之间的亲缘关系。实践证明，该法有助于曲霉属（Aspegillus）、镰孢属（Fusarium）、脉孢菌属（Neurospora）、腐霉属（Pythium）、青霉属（Penicillium）等种的鉴定。同功酶的电泳图谱分析可用于种和种下的分类。以真菌细胞中可溶性蛋白为抗原，利用精密的血清技术可测出物种之间亲缘关系的远近。

4. 脂肪酸的组分分析　真菌脂肪酸的组成在一定培养条件下是相当稳定的，但一些种类中尽管株间相似系数大于96.5%，其仍有一定的聚类层次，因此该成分的组分分析的差别有助于侧孢属、青霉属等的分类。

5. 真菌胞壁碳水化合物的组成分析　通过大量的真菌胞壁组分的研究，发现木糖、鼠李糖和岩藻糖等可作为某些真菌属分类的依据，甘露糖对葡萄糖的比例是区分不同类群的有用特征。

6. 辅酶系统　由于不同种类的真菌特定的辅酶Q（如接合菌纲和半子囊纲为Q9，冬孢纲黑粉菌目为Q10），酵母辅酶系统中辅酶Q5-Q10分布于不同属中，它和GC值及胞壁碳水化合物一起作为酵母分类的重要标志。

7. 真菌的数值分类　数值分类是随计算机科学的发展而兴起的，是分类学由定性向定量发展的一个进步，是对传统分类学的补充和完善。借助电子计算机的功能采用数值分类可更精密地作出种间的类比分析，并可作出某个新标本是否是新种或新属的决定。

8. 核酸杂交技术　核酸杂交技术是认知真菌系统发育和进化的有力工具和较有说服力的手段之一。一般在相同的菌种中，DNA/DNA杂交的成功率高达80%以上，若低于20%基本可考虑为无关菌系，65%~80%之间的菌有较多的同源性，提示为同一属的不同种。但若结果在20%~65%范围时则难以做出判断，应用其他方法分析确定。对属或属以上水平的分类则采用DNA/rRNA杂交，因为rRNA在进化过程中保守性更强。不同真菌的DNA序列是不同的，杂交时互补的程度越高，则其亲缘关系越近。同种异株的真菌基因组DNA序列差异较小，一般认定在35%以内。Kurtzman等首先开展对黄曲霉群中各菌种的DNA关系研究，黄曲霉和寄生曲霉显示79%的DNA杂交率，而集峰曲霉和黄曲霉的DNA杂交率只有39%。Kurtzman根据这些研究结果建议把黄曲霉和寄生曲霉划为黄曲霉的两个变种，而集峰曲霉则划分为一个新种。核酸杂交技术准确性高于（G+C）mol%测定，鉴定的范围可具体到种水平，对于某些亚种、变种也适合，但不能区别群间一级，而且对明显相关的种也不适用。

9. 限制性酶切片段长度多态性分析　即RFLP。在生物进化进程中，DNA碱基序列发生插入、缺失或突变，从而改变了限制性核酸内切酶（RE）的识别位点。因此，同种生物不同个体的DNA分子用同一种RE酶切，会产生不同长度的片段，在凝胶电泳时呈现不同的带型。RFLP的研究对象是基因组DNA和线粒体DNA。原则上只要内切酶选择合适，对所有真菌均能显示任何分类水平上的多态性和特异性，常用于种以下的分类，一般适用于2~3种菌之间的比较。1987年Scherer等首先将这种方法用于念珠菌的研究。RFLP技术方法简便、影响因素少、稳定性高。这种方法存在的缺点是用RE消化整个基因组DNA产生的酶切图谱往往伴有浓重的背景，使特征性酶切条带在这一背景下较难辨认。另外限制性酶切图谱中特征性的条带主要是基因组DNA中具有高度重复序列的线粒体DNA或rDNA的酶解片段。无论mtDNA或rDNA在生物进化演变过程中均是保守序列。它们产生的RFLP有限，不能完全反映不同菌株间的差异。

10. 随机扩增多态性DNA（RAPD）分析　RAPD分析是一种利用随机合成的单个寡核苷酸引物通过PCR反应扩增靶细胞DNA，扩增产物经凝胶电泳，分析DNA片段大小和数量多态性，从而比较靶基因差异的一种技术。此技术自问世以来，广泛应用于丝状真菌的鉴定、分类研究，适用于遗传背景不清的基因分析。一般而言，RAPD并不适合真菌种间的系统发育及其亲缘关系，而对种以下水平的分类学而言是较好的。RAPD具有用量少、鉴定迅速等优点，在真菌分类中已得到广泛应用，主要用于种内的不同菌株。

11. rDNA序列分析　真菌基因组中编码核糖体的基因包括4种：28 S rDNA 5 S rDNA、18 S rDNA和5.8 S rDNA。它们在染色体上头尾相连、串联排列，相互之间由间隔区分隔。间隔区是位于核糖体大小亚基基因之间的核苷酸序列。位于28 S rDNA 的3′端与18 S rDNA 的5′端之间的序列称为核糖体内转录间隔区（internal transcribed spacers，ITS）；位于28 S rDNA 的5′端与18 S rDNA 的3′端之间的序列称为核糖体基因内间隔区（intergenic pacers，IGS）。真菌的核糖体基因及间隔区有不同的进化程度，有的序列比较保守，有的序列进化较快，5.8 S rDNA、18 S rDNA和28 S rDNA有极大的保守性，存在着广泛的异种同源性。其中5.8 S rDNA片段较短，保守性较高，很少用于真菌的系统发育研究。18 S rDNA存在着保守区和可变区，设计不同的扩增引物，可用于真菌目、科、属等分类单元的研究。28 S rDNA同样存在着保守区和可变区，但是某些结构域比18 S rDNA有更大的变异，选择某一变异较大的结构域对真菌系统发育研究有非常重要的意义，例如在酵母菌中28S rDNA中的D 1、D 2可变区就常常被用作分类鉴定研究，此种方法也被用在担子菌和部分丝状子囊菌分类鉴定中。ITS区不加入成熟的核糖体，受到的选择压力较小，进化速率很快，其保守性基本表现为种内一致，种间差异比较明显。因此，ITS序列常用作属内种间和亚种间的分类鉴定研究。真菌ITS序列的通用引物为ITS 1、ITS 2、ITS 3和ITS 4，引物ITS1和ITS 2用于扩增18 S rDNA和5.8 S rDNA之间的转录间隔区ITS 1，引物ITS 3和ITS 4用于5.8S rDNA和28 S rDNA之间的转录间隔区ITS 2。IGS区进化速率最快，曾被用于识别亚种、变种和菌株。但与ITS相比变异过高，不适宜真菌的种间鉴别。

除此之外，还有一些分子生物学技术应用于真菌的分类研究中，但需要指出的是任何一种好的分类学技术指标仍不能单独用于物种分类，必须结合多个可靠的分类指标，如形态性状、生理性状、生化性状乃至基因水平的指标综合考虑。在此基础上才可能建立符合客观规律的自然分类系统。应正确处理表型研究和基因型研究间的关系，两者的关系应为表型鉴定、基因型证实，基因型是菌种之间存在差异的物质基础。真菌分类其目的在于使人们更为系统地认识真菌，并以此为着眼点更好地认识自然界，从人为分类向自然分类过渡。真菌分类是一个笼统的词，实际上包括了3个内容，即真菌鉴定、真菌分类和真菌系统发育，代表了3种认识水平。真菌鉴定是针对单个真菌个体的比较和分类，因此上述用于真菌分类的分子生物学术大多可用于真菌的鉴定研究（表2-1）。

表2-1 真菌鉴定常用基因靶位

靶基因	应用
ITS	包括ITS1、ITS2和5.8S rRNA，适用于大部分真菌的种属鉴定
D1-D2 Region	28S rRNA 5′端约600bp的高变区，适用于大部分真菌的种属鉴定
26S rRNA	鉴定镰刀菌和*scedosporium*种
Actin	鉴定曲霉种
β-tubulin	鉴定曲霉和假性阿利什霉种、青霉
Calmodulin	鉴定曲霉和假性阿利什霉种
Chitin Synthase 2	鉴定*lacazia loboi*
ElongationFactor 1α（*EF1-α*）	鉴定镰刀菌种
Cytochrome b	鉴定曲霉，毛孢子菌和红酵母属下的各种

综上所述可见，真菌分类的最终目标是追求近乎自然的分类系统，近几十年来各种新技术手段不断引入到微生物分类中，使真菌分类技术得到了充实和完善，90年代后的真菌分类已由形态学走向了多学科的综合。

（三）分子系统学推动真菌分类发展

近三十年来，随着真菌分子系统学的蓬勃发展，真菌分类研究进展迅速。真菌分子系统学可用于确定某种或某类真菌的分类地位，认定新种，分析某个类群真菌之间的系统发育关系，确定真菌是有性型还是无性型，探讨真菌进化问题等等。

据不完全统计，2000年以来真菌界发现了1个新亚界（Subkingdom），4个新门（Phylum），7个新亚门（Subphylum），19个新纲（Class），9个新亚纲（Subclass）

和40余个新目（Order）等高级分类单元，进展之快，前所未有。截至2008年，第10版《真菌词典》收录的真菌有97 861种，从1999年至2009年间，平均每年有1196个新种被发现和命名。然而，研究预计，未分类真菌的数量达1 500 000之多，按此速度，完成全部分类还需要1 170年。由于传统的形态学分类方式远远不能满足需要，真菌rRNA与ITS测序的使用率迅速增长，以ITS序列为例，至2011年，GenBank中收录的全长ITS序列就达到了172 000条，其中56%有确定的拉丁命名，包括15 500个种和2500个属。真菌分子系统学促进了真菌分类研究的发展。例如，传统真菌分类学主要依靠真菌的形态与生化特性，这需要真菌的纯培养物，然而并非所有真菌都能够在人工培养基中生长；在多种真菌的混合样品中，也不易分离得到所有的真菌培养物；上述情况显然使分类难以实施。通过PCR扩增环境样本中的DNA进行测序分析，使更多的真菌得以分类。早在2007年，通过Sanger测序法发现的环境中同源rDNA群已经接近基于标本和形态特征描述的物种数，随着高通量基因组测序技术的应用，通过分子技术发现新菌种的数量将进一步增加。环境DNA序列数据可以从公共数据库获得，方便对假设的系统发育进行检验，尤其适用于高通量研究中自动化方法的系统发育分析。序列数据也可用于建立荧光探针观察真菌以及染色体步移技术，是探索真菌多样性的有力工具。

真菌分子系统学使真菌分类研究更加深入。真菌分子系统学除了确定真菌的分类地位之外，可以重建真菌进化过程，更深层次的分析真菌的种属间进化关系。美国自然科学基金环境生物学部成立的真菌生命之树项目（assembling the fungal tree of life，AFTOL），以rDNA、RDP聚合酶基因以及菌丝隔膜孔和细胞核分裂的超微结构的形态学数据，构建真菌系统进化关系，该项目主要研究成果发表于《Nature》杂志，内容包括170种真菌并提出真菌类群的树形演化假说。

（四）真菌分类和命名的变化

PCR扩增结合DNA测序技术的发展使真菌分类学由表型进入基因分类时代，使以形态学为基础的种属概念向以分子系统学为基础的种属概念转变，部分真菌原有的分类和命名也随之发生改变，使真菌分类系统更加客观和完善。

五、对部分真菌分类的调整

真菌界高阶分类系统（表2-2）作出了重大调整。建立双核真菌亚界，由之前的担子菌、壶菌、接合菌和子囊菌4个门变为壶菌（Chytridiomycota）、新丽鞭毛菌（Neocallimastigomycota）、球囊菌（Glomeromycota）、芽枝霉（Blastocladiomycota）、接合菌（Zygomycota）、子囊菌（Ascomycota）和担子菌（Basidiomycota）7个门及4个其他的亚门。早期的多基因位点分析已经证明壶菌门和接合菌门真菌是多起源的，在新分类系统中这两个门的界限受到较大程度的缩减。

表2-2 真菌分类系统a(2008年《真菌词典》第10版)

门	亚门	纲
子囊菌门b	盘菌亚门	星裂菌纲a,座囊菌纲a,散囊菌纲a,虫囊菌纲a,茶渍菌纲a,锤舌菌纲a,异极菌纲a,圆盘菌纲a,盘菌纲a,粪壳菌纲a
	酵母菌亚门	酵母菌纲
	外囊菌亚门	新盘菌纲,肺炎菌纲,裂殖酵母菌纲,外囊菌纲
担子菌门b	伞菌亚门	伞菌纲a,花耳纲a,银耳纲a
	柄锈菌亚门	伞型束梗孢菌纲a,小纺锤菌纲a,Classiculomycetesa,隐菌寄生菌纲a,囊担子菌纲a,小葡萄菌纲a,混合菌纲a,柄锈菌纲a
	黑粉菌亚门a	黑粉菌纲
球囊菌门		小丛壳菌纲
接合菌门b	霉菌亚门a	毛接合菌纲a
	捕虫霉菌亚门a	
	虫霉菌亚门a	
	梳霉亚门a	
壶菌门b		壶菌纲,单毛壶菌纲a
新丽鞭毛菌门		新丽鞭毛菌纲a
芽枝霉门		芽枝霉纲a

注:a为2008年第10版《真菌词典》加入的新分类;b壶菌门删除了尾体菌纲(Rumpomycetes);接合菌门删除了毛菌纲(Trichomycetes);子囊菌门删除了子囊菌纲(Ascomycetes);担子菌门删除了担子菌纲(Basidiomycetes)与锈菌纲(Urediniomycetes)

2011年,Samson等进行了篮状菌属(*Talaromyces*)、青霉属(*Penicillium*)双轮亚属(*Subgen.Biverticillium*)与发菌科(Trichocomaceae)其他属之间的*RPB1*基因系统发育和ITS序列分析,将双轮亚属和一些对生物技术和医学有重要意义的真菌,如绳状青霉菌(*Penicillium funiculosum*)和马内菲青霉菌(*P.marneffei*),归入篮状菌属。2011年胡殿明根据系统的形态学和分子系统学研究,对部分淡水粪壳纲真菌的分类进行了调整,使其分类系统更加完善和客观;例如,确定了淡水真菌类群*Annulatascacae*科最合适的分类地位是粪壳亚纲、蛇口壳科目,构建了赤壳科(Nectriaceae)和海壳科(Halosphaeriaceae)淡水真菌的系统发育树,并结合形态特征,讨论了这2个科的分类地位及其属间系统发育关系。

六、真菌种属分类"精细化"

新分类方式的"精细化"使真菌种类显著增加。近平滑念珠菌（*Candida parapsilosis*）常与新生儿血液感染以及深静脉插管长期留置感染有关。2005年前近平滑念珠菌分为组Ⅰ、Ⅱ、Ⅲ。但是Tavanti等通过多位点序列分型（multilocus sequence typing，MLST）的方法对三个组的4种基因*COX3*、*L1A1*、*SADH*和*SYA1*进行了分析，指出根据基因多态性可以将组Ⅱ和组Ⅲ分为新的种，组Ⅰ仍为近平滑念珠菌，进而将组Ⅱ和Ⅲ分别更名为*Candida orthopsilosis*和*Candida metapsilosis*。

粗球孢子菌是一种二态土壤真菌，以前将其分为两组：组Ⅰ为非加利福尼亚粗球孢子菌，组Ⅱ为加利福尼亚粗球孢子菌。2002年Fisher等通过系统发育分析，将非加利福尼亚粗球孢子菌从粗球孢子菌中分离出来，重新命名为*Coccidioides posadasii*。分子生物学研究表明，申克孢子丝菌具有高度的基因多态性，可能为种复合体。Marimon对127株该菌进行*CAL*基因的系统发育研究，表明与申克孢子丝菌形态学非常接近的*Sporothrix inflata*，申克孢子丝菌的同物异名菌株*Sporothrix albicans*均为与其不同的种，从申克孢子丝菌种复合体中发现了*Sporothrix brasiliensis*和*S.Globosa*两个新种。2008年，Marimon等对一种少见的病原体*Sporothrix schenckii var.luriei*进行核酸序列分析，进一步将申克孢子丝菌种复合体细分为*S.schenkii s.str*、*S.Brasiliensis*、*S.Globosa*和*S.Luriei*。产黄青霉菌（*Penicillium chrysogenum*）由于产生青霉素而广受关注，Houbraken等通过对*β-tubulin*、*calmodulin*和*RPB2*基因系统发育分析，表明产黄青霉菌中存在2个种，即产黄青霉菌和*Penicillium rubens*，弗莱明最初发现的产青霉素菌株被证明是*Penicillium rubens*，而不是之前认为的产黄青霉菌。

七、更多真菌新种被发现与命名

侵袭性曲霉病的主要病原体是烟曲霉（*Aspergillus funigatus*），Sugui 等从临床病例中发现了一种耐药的新病原体，其症状与烟曲霉引起的典型症状不同。通过*Mcm7*、*RPB*2、*Tsr*1和*ITS*基因的系统发育分析，将其命名为*Aspergillus tanneri*，该新病原体属于曲霉属*Circumdati*组，尽管它们在形态学上并无相似之处。巴西副球孢子菌（*Paracoccidioides brasiliensis*）复合体引起副球孢子菌病，2013年Teixeira等对巴西副球孢子菌种复合体中的"类似Pb01菌株组" *arf*和*gp* 43基因进行系统发育分析，将其作为新的种提出，命名为*Paracoccidioides lutzii*，这对于副球孢子菌病的诊断和治疗有重要意义。核酸序列分析为核心的分子系统学方法的应用，使确定真菌无性与有性阶段之间的关联不再困难。

分类真核生物,传统上是根据有性生殖方式及形态结构,但有性阶段的特征有时难以观察,而有些真菌只以无性阶段存在,上述情况只能根据营养阶段的形态特征分类。《国际植物命名法规》允许子囊菌(*Ascomycota*)和担子菌(*Basidiomycota*)的无性阶段拥有独立的名称,这一做法虽然适应了早期形态分类阶段的实际需要,但也造成真菌的命名复杂化。由于分子系统学的应用,通过核酸序列很容易的识别真菌的有性阶段和无性阶段,这为真菌的统一命名奠定了理论基础。因此,消除复型真菌多名现象成为可能。

2011年召开了"One Fungus=One Name"国际研讨会,发表了阿姆斯特丹宣言,达成了根据优先权原则选择复型真菌名称的共识,有以下原则:

1. 无论是有性型还是无性型的真菌,已被广泛应用但不具优先权的名称可以申请保留;

2. 符合规则又有效的某一形态型名称,无论是无性型还是有性型,均可以转移到另一个符合规则且有效的属中;

3. 避免为新发现的已知种的新形态型拟定新的名称;

4. 2013年1月1日后为同一种真菌同时描述有性型和无性型名称的做法将被视为违规。

2011年第18届国际植物学大会决定,《国际藻类、真菌、植物命名法规》正式取代原来的《国际植物命名法法规》,这意味着真菌作为在分类学地位上与植物、动物平行的一个生物类别将更加明确。该项命名法规的变革,要求全世界真菌学者进行充分的沟通与合作,以保证命名法规的完整、顺利修订,并在真菌命名问题上清晰、流畅过渡。虽然新法规的实施仍然面临一些问题与争议,但这是具有里程碑意义的事件,将给真菌分类学研究带来重大的影响。

八、医学真菌的新分类

中国医学科学院皮肤病研究所真菌科刘维达教授也提出了医学真菌新分类。刘教授认为,自然界需借助显微镜才能观察到孢子和菌丝细节的微小真菌数目众多,但迄今已报告可引起人类致病的不过400种;其中所谓常见致病真菌仅有20~30种左右,可即便是如此少量的医学真菌却也导致了越来越多甚至越来越严重的医学问题。人群中浅部真菌病的发病如此广泛,深部真菌感染的死亡率仍居高不下,与之形成巨大反差的是真正掌握医学真菌又能熟练驾驭诊治难题的临床医生极为匮乏。刘维达教授认为其中一个重要原因是现有的医学真菌分类体系和教学方案的复杂和纷乱,让临床医生们望而却步,以真菌太难太复杂为由而不愿从事其相关研究甚至不喜欢学习真菌相关的基础知识,结果导致临床上出现太多由于医生诊治水平低下而造成的误诊误治。

刘维达教授提出一个将所有医学真菌按与人类关系的远近分为三大类的

新分类方法。新的分类方法是将所有已报道的的和将要被发现的人类致病真菌分为三大类：亲人真菌、室内真菌和室外真菌。亲人真菌包括和人体关系十分密切的念珠菌、马拉色菌和皮肤癣菌，如白念珠菌可寄居或定植在人体内的局部黏膜上皮上，像口咽、肠道、阴道等部位；球形或糠秕马拉色菌可寄生在大多数健康人体皮脂分泌旺盛区域的皮肤，如头面、耳道、肩背等；皮肤癣菌特别是红色毛癣菌只在人群间传播，引起发病率很高的各种癣病，如手足癣、体股癣、甲癣等。室内真菌是指常在人类居住或活动环境中容易分离到的气传真菌，如枝孢、曲霉、青霉、链格孢、镰刀菌等，其分布范围不限于建筑物内，还包括车内、飞机舱内等。室外真菌则指除亲人真菌和室内真菌以外的亲自然的真菌，平时基本上处于远离人类日常活动的环境如深山老林、田野河边、园地苗圃等，只是偶尔被动地进入人体引发感染。这种分类不同于传统的依据表型和基因型特征进行的生物学分类，仅是从有利于临床诊疗实践的角度出发，但仍有许多符合生物学常识和感染本质的规律得以展现。亲人真菌最初应该属植物真菌，寄生在自然界中的腐败植物上，经过与动物和人类长期密切接触而渐渐选择人类，他们最终找到了人群中抗感染抵抗力方面有某种遗传缺陷的群体，而且也寻找到“亲人”的切入点，比如皮肤癣菌以专嗜皮肤及附属器角质蛋白为生；念珠菌以碳水化合物为主要营养来源使之能在人体黏膜部位利用糖原而定植；而马拉色菌则慢慢变成一种喜好脂质的酵母，偏爱在人体表面的皮脂溢出区寄生。为了能更好地与人共生，皮肤癣菌甚至逐渐进化以致丧失产生大分生孢子的能力，以免引起人体宿主剧烈的排斥反应；而念珠菌和马拉色菌在人体寄居时从不形成菌丝仅以酵母形态存在，以减少对宿主局部微环境中营养和空间的需求而不会激惹机体免疫系统对其发动攻击。尽管念珠菌属、马拉色菌属和皮肤癣菌中的许多种尚未完全“亲人”，有相当部分菌种仍可以在动物甚至植物上分离出来，但我们还是能清晰看到它们遵循着从植物到动物再到人类的进化路线。

室内真菌得利于我们人类日常生活所在的相对封闭环境，它们慢慢适应了其中的温度、湿度、避光和欠通风环境。这类菌在室内空气中漂游，遇到合适的附着物就能聚集并繁殖成菌落。由于无需靠近或进入人体便能很好生存，故它们并未进化出主动利用人体某种营养的能力，尽管它们与人体有无限亲密接触的机会，但机体正常时，它们从没机会进入，只是在人体免疫力出现问题时才会引发健康问题。由室内真菌引起的疾患主要分两大类，一是免疫低下出现的机会性感染，二是免疫异常导致的过敏性反应，如哮喘、鼻炎等。

室外真菌包括了那些双相真菌、暗色真菌、接合菌、酵母菌以及所有那些不易在人体和室内分离到的各种真菌，种类繁杂却罕见致病，因为他们较室内真菌更少有机会侵入人体，因此这类菌引起的人类感染大多为个案，而且患者痊愈后再次感染同一菌种的可能性微乎其微。感染者大多有外伤史，尽管近年报告免疫低下者更易感染此类真菌感染，但有相当部分的患者却是免疫正常宿主。室外真菌因为主要生存在自然环境中，直接感受着自然环境的变化无常，因此有更强的生存力和适应性，一旦进入体内，若无抗真菌药物，宿主仅靠自身抵抗力难以与之抗衡。

尽管刘维达教授按上述思路将所有医学真菌按与人的关系远近简单地分成了三大类，但三种类别之间并无严格的界限。如本属于室外真菌的双相真菌，却由于人类自己的生活行为和生产活动，将它们越来越近地带到我们的身边。孢子丝菌原本生活在自然界的芦苇等植物上，由于造纸业原料的需求，甚至在农村作为燃烧材料，该菌与人有了密切接触的机会，导致由其引起感染的发病不断增多，甚至有区域性流行和特定人群爆发性感染的事件发生。马内菲青霉原本生存于东南亚等热带地区的山林之中，其中间宿主为竹鼠，可由于人们捕捉竹鼠带入身边并饲养以作为美味，其携带该菌的粪便污染了人类居住环境，致使该菌导致的艾滋病合并感染或健康宿主患病的报道渐渐增多。隐球菌也有类似情况，原本该菌也生存在大自然中，如人们在桉树上容易分离出该菌，但被鸽子食入沾有该菌孢子的野生谷物后带到人类身边环境。不少调查等证实隐球菌的环境株（与感染株有很高的同源性）极易从鸽粪中分离到。还有不少环境真菌是通过蔬菜、水果、粮食甚至水以及日用生活品等而靠近我们身边甚至进入到人体内而致病。

三类真菌的感染特性及其应对策略：对三类真菌导致的感染特性做一简单比较。按发生频率：亲人真菌＞室内真菌＞室外真菌，其原因不言而喻；按治疗难度：室外真菌＞室内真菌＞亲人真菌，原因除了上面所提室外真菌的适应性和生命力较强外，尚与对抗真菌药物的敏感性有关；按药物敏感：亲人真菌＞室内真菌＞室外真菌，这是否缘于非亲人真菌为适应环境变化所需而造就了更为坚实的细胞壁，尚需进行胞壁组分或厚度的对比研究来证实；按遗传易感：亲人真菌＞室内真菌＞室外真菌，因为临床上常见亲人真菌所致感染有明显的家族聚集性，如红色毛癣菌所致的角化增生性足癣和甲癣、马拉色菌引起的花斑糠疹以及白念珠菌引起的慢性皮肤黏膜念珠菌病等；按复发频率：亲人真菌＞室内真菌＞室外真菌，这和人们接触这些真菌的机会大小是一致的，只是有时人们难以区分复发与再感染罢了。

九、小结

分子系统学的产生和发展为传统真菌分类学带来了新的希望和活力，给真菌各类群的划分带来了重大改变。可以预见，今后十年内将会有大量新的种、属、科乃至更高级的分类单元出现。这将有力地推动真菌分类学的发展，完善现有的真菌分类系统。目前的真菌分子系统研究成果还远不能满足学科发展的要求,需要各方面更进一步的努力。在基因组学时代,真菌分类学面临难得的历史机遇,真菌分类学者应重视形态分类与分子生物学方法的结合,加强学科之间联系,并且在新分类单元特别是新物种描述时,提供相关DNA片段信息。合理地利用新技术,提出新思路,适应新模式,真菌分类学将大有可为。

第二节 真菌的命名

真菌的命名目前仍然依照植物命名法规。国际植物命名法规是共同使用的精确而简明的命名制度,是为了避免命名混乱而制定的。物种的名称仅代表其在分类学上的等级和特定位置、范围,并不表示其特征和历史。此法规并无强制性,应自觉遵守。

法规的开端始于1771年瑞典植物学家林奈,在给植物命名时发表的一些原则。其原则如下:①两个属不同,不能有相同的属名,同属的各个种不能有相同的种加词。②承认优先律。③双名制。④成立命名法规。即一个完整物种拉丁学名由属名+种名加词(种加词)+命名人姓氏+命名时间等4部分组成。其中属名和种加词是学名构成的主要部分,其余组成为次要部分,次要部分通常可省略。当某真菌是一个变种或亚种时,学名就应按"三名法"拼写,即学名=属名+种加词+等级术语缩写+亚种/变种的加词+命名人+命名时间。

1867年在巴黎召开了国际会议,成立并通过了国际植物命名法规,称巴黎法规。真菌、细菌等遵从此法规,延续至今。巴黎法规后,曾在不同地区召开国际会议,对法规进行修订,下面简述法规要点:

1. 法规是为处理植物分类名称而设立的,真菌适用,但与动物命名无关。
2. 科及科以下名称,有命名模式。
3. 双名制。
4. 要求名称是最早而符合规定的名称。
5. 名称应用拉丁文处理。
6. 命名规则要追溯既往。

法规大会决定,将命名起点提至1753.5.1。但认可Persoon和Fries的命名有特殊地位,称为保护名称。

术语及分类群名称:界(Regnum, Kingdom);门(Division, Divisio, Phyllum),字尾(-mycota, -phyta);亚门字尾(-phytina, -mycotina);纲(Classis, Class),字尾(-opsida, -mycetes);亚纲字尾(-des, -mycetida);目(Ordo, Order),字尾(-ales);亚目字尾(-inaea);科(Familia, Familly),字尾(-aceae);亚科字尾(-oideae);属(Genus)名:拉丁语的单数名词;种(Species)名:是属名和一个单词的种加词的双名组合。为形容词,与属的性、数、格一致。如种加词有两个名称,在其中间

要有一个连字符。如红紫青霉(*Penicillium roseo-purpureum*)。

合格名称:要符合法规各项规定,否则称不合格名称,或称异名、同名、重词。

名等优先律:发表最早的正确、合法的名称。以犬小孢子菌为例。最先由Bodin发表,*Microsporum canis* Bodin 1902。后来,Sabouraud改变其名称,称羊毛小孢子菌*Microsporum lanosum*(Bodin)Sabouraud 1907。但根据优先律,承认犬小孢子菌为正确名称,而羊毛小孢子菌为异名。还有须癣毛癣菌为合法名称,而石膏毛癣菌则为异名。如*Microsporon mentagrophytes* Robin 1843,后转属为*Trichophyton mentagrophytes*(Robin)Blanchard 1896。但后来Bodin又命名为石膏毛癣,如*Trichophyton gypseum* Bodin 1902。根据优先律,须癣毛癣菌为合法名称,而石膏毛癣菌为异名。

转属规则:转属不转种加词。如絮状表皮癣菌原名为絮状单端孢*Trichothecium floccosum* Harz 1870。以后转属为表皮癣菌,但仍保留种加词。如*Epidermophyton floccosum*(Harz)Langeron et Milochevitch 1930。要将原作者用括号括起放在转属作者的前面。

对种属名称的要求:属名可来源于任何语言,但应按拉丁文处理。种加词的名称也可来源于任何语言,甚至人名、国名等。属名第一个拉丁文字母要大写,其他为小写。属、种名称在印刷体中要用斜体字,手写体在字母下加横线,后缀作者的姓、出版年代。报告一个新种时不论用何种文字发表,均要有拉丁文摘要。

有些文字要解释一下:①如两个命名人之间有"emend"一同,意思是已作修正。②"et"或"&",是两个作者共同的意思。③"et al",多个作者,在第一个作者后面加"et al"。④"ex",第一个作者的发表不合格,第二个作者完成。⑤"in",两个作者中,前者提供描述、特征,后者合格发表。⑥"norn cons",保留名。⑦"pro.syn",当作异名发表。⑧"nom.Nad",裸名。

书写规则:学名中的属名应是斜体并首字母大写。通常情况下,属名在文中首次出现应写全,相同属名非首次出现,且其后有种加词的,一般缩写为首字母。命名人姓氏为正体且首字母大写。若拉丁学名经2次及2次以上命名的,首次定名人姓氏用括号括起,其后为现定命人姓氏。定名年份用括号括起。变种或亚种学名中等级术语缩写(var、sub),用小写正体。此外,对于属以上分类单元的拉丁文名称,如门、纲、目、科等,第1个字母都要大写,可根据期刊规定而相应采用正体或斜体表述。当某一个或一类真菌种级分类单元不明确或只需涉及属级水平时,学名中种加词部分写为"sp."(单数)或"spp."(复数),如用"Lentinulasp."表示微香菇属的1个种,而用"Lentinulaspp."表示微香菇属的1个以上的物种,其中的"sp."和"spp."为正体并小写。

(谢 婷 范瑞强)

第三章　真菌的形态学

真菌形态学在真菌鉴定方面起着主要作用。真菌的孢子发生，菌丝顶端生长，产生孢子，有各种不同形态，产生的各种色素、大小、形态、分隔等，可作为真菌鉴定的参考依据。有的真菌不需减数分裂而产孢的是无性时代，即无性期；需要减数分裂而产孢的称有性时代，即有性期。

一、真菌细胞内组成

真菌属于真核细胞，有核膜包裹的核孔复合物，核中有核小体和线性染色体，胞浆中有细胞骨架微丝，大部是由肌动蛋白组成的，还有含微管蛋白的微管。胞浆中还含有各种细胞器，如线粒体、高尔基体、空泡、囊泡、核糖体等。

二、细胞壁的组成

细胞膜初步组成是由碳水化合物和共价蛋白质联合而成的。真菌细胞壁的主要物质为碳水化合物，先在质膜结构上形成，包括一些晶状物质，如α-葡聚糖、几丁质、β（1,3）葡聚糖联合的N-乙酰糖胺聚合物。晶状物可使真菌细胞壁坚固、结实，其他多糖成分包括基质，如甘露糖蛋白，可使细胞壁有通透性。

三、真菌菌落形态

真菌孢子和菌丝经大量生长繁殖后可形成真菌集团叫菌落（colony）。

（一）酵母型菌落

酵母型菌落（yeast type colony）柔软，光滑，湿润，似奶酪样。在光镜下可见单细胞性的芽生孢子，无菌丝。

（二）类酵母型菌落

类酵母型菌落（yeast-like type colony）外观与酵母型菌落一样，但有假菌丝。

（三）丝状型菌落

丝状型菌落（filmentons type colony）呈绒毛状、棉毛状、粉末状等，在光镜下有或无隔，分支或不分支，有色或无色的各种类型的菌丝。

（四）双相真菌（dimorphic fungus）

在室温培养时呈丝状型菌落，而37℃培养时则呈现酵母型或类酵母型菌落。

四、真菌的超微形态结构

（一）菌丝体生长

菌丝体生长时，顶端有许多液泡积聚至菌丝顶端，使之肿胀，形成顶端体，或形成抹刀样菌丝。有酶学证实，当菌丝生长时，几丁质（甲壳质）、葡聚糖等聚集于距顶端1 μm处。还有证据表明，在质膜之外，有几丁质微丝的聚合作用。在细胞膜控制之下，产生几丁质粒，很像小的泡囊。没有其他细胞器，如核、线粒体、胞浆内质网、核糖体等。小泡囊存在于大泡囊周围微丝网状通道内，据推测，肌动蛋白、肌球蛋白与蛋白质为主的物质可能参与其结构。几丁质粒是细胞壁的主要组成成分。但微丝的基质不是由几丁质微丝组成的。有人认为，几丁质粒起源于胞浆网状物质，或多泡囊体，几丁质体能独立形成，也可能与质膜融合，或通过膜达到特殊部位，如顶尖。

真菌细胞壁分化时，也会有溶解酶，改变细胞微丝的基质，维持其弹性。β-（1，3）葡聚糖合成干扰甘露聚糖的合成。β-（1，3）葡聚糖是细胞的支柱，有证据表明，菌丝细胞壁有溶解酶的存在，形成新的几丁质微丝和细胞壁的伸展，维持真菌的生长及部分溶解，以调整真菌生长的形态。

（二）芽孢的生长

芽孢顶端没有尖端体，有许多线粒体、脂滴、网体（didyosome），伴有增生的小泡囊。孢子发生时，菌丝出现分隔，菌丝停止生长，分生孢子与产孢细胞之间，出现胞浆微管。出现一个或多个分生孢子，是由于支持菌丝出现有孔隔膜所限定的，这些细胞器自由移动，产孢细胞的菌丝，可能停止生长，或是连续产生芽生分生孢子。切片显示，线粒体、类脂体和网体与增生的小槽在一起，有大量的胞浆微管在分生孢子和产孢细胞之间的岬部，猜想这些胞浆是直接向顶端流动的，胞浆的改变，可能会有同样大小的细胞壁的改变和生长。

五、真菌的繁殖

菌丝有无分隔，分隔有何不同，涉及真菌的分类标准，如接合菌无分隔或不规则分隔，有合胞体，胞浆和核可以自由流动。子囊菌和半知菌有中央孔，被沃鲁宁（Woronin）体阻塞。担子菌较为复杂，横隔的中央孔被桶状的中央小体阻塞，称桶孔隔膜。有桶孔隔膜的菌丝，有时生出钩状菌丝，联结菌丝细胞，称锁状联合。生长于基质中的菌丝，称为营养菌丝（浸没菌丝），空气中生长的称为气中菌丝。有的菌产生菌核，圆形或不规则形，是休眠体。抵抗不良环境，环境好转则可出芽，酵母菌发芽多从两极部位出芽，也有的可以在任何部位发芽。出芽一般比母细胞小，有的连续发芽，形成链状，发芽繁殖形成菌丝，称为假菌丝。

（一）无性繁殖

酵母繁殖主要包括出芽和裂殖两个类型。菌丝繁殖包括孢子囊孢子、发芽形成分生孢子、隔膜断离形成关节孢子三种类型。许多真菌繁殖，不止一种方式，如毛孢子菌有出芽和关节孢子两种繁殖方式。

1. 酵母菌　繁殖方式包括芽生和裂殖，酵母的芽生是从细胞壁的某一点发芽，母细胞进行核分裂，一部分核进入子细胞，以后在母细胞和子细胞之间产生横隔，成熟后从母体分离，母体上遗留一个瘢痕。裂殖是指首先细胞加长，核一分为二，中央产生横隔，分成两个子细胞，如马内菲青霉在组织内是裂殖繁殖的，着色芽生菌病的致病菌在组织内也是裂殖繁殖的。

2. 孢子囊孢子　由接合菌产生，见于毛霉、根霉、犁头霉等，孢子囊、孢囊孢子和孢囊梗各有不同，可作为菌种鉴定依据。孢囊发生于菌丝分支或其顶端，菌丝的核及胞浆移至菌丝顶端，顶端肿胀产生孢囊，中央有囊轴产生，发育时胞浆中产生孢囊孢子，成熟时孢囊破裂，释放孢囊孢子。猜想是胞浆膜进入孢囊中间，形成多核的孢囊孢子，继发的分裂，形成单核的孢囊孢子。

3. 分生孢子　见于半知菌、子囊菌和担子菌，多种多样。

（二）有性繁殖

有同宗配合和异宗配合之分，同宗配合是在同一纯菌落里，不需要交配，产生同宗真核有性期，如波氏假性阿利什霉（子囊菌）、蛙粪霉（接合菌），担子菌无同宗配合。异宗配合需要交配株，才能产生有性期孢子，如荚膜阿耶罗菌、新生线性黑粉菌（担子菌）等。有性繁殖有三个因素：①胞质融合（两个原生质体互相融合）；②核融合（两个核融合）；③减数分裂。

1. 接合孢子　产生于接合孢子囊中，是由两个同等的或不同等的配子囊互相融合而成。配子囊可以从同一菌丝产生（同宗），也可由菌丝融合产生（异宗）。在两个配囊柄之间，当两个配子囊互相融合后，横隔消失，前接合孢子囊形成，以后囊增大、壁加厚，核融合，形成一接合孢子。

2. 子囊孢子　有产囊体和产精器，在节皮菌中，产囊体好像一个短的棒状菌丝分支，而产精器像一个盘绕的分支菌丝。荚膜阿耶罗菌的产囊体像一个菌丝分支肿胀的末端，而产精器像一个盘绕的菌丝。在互相接近融合产精器的核移向产囊体中，但两核并不立即融合，双核一般进行减数分裂，成为幼稚的子囊，四个单倍体的核，在互相结合之前，可以发生或不发生有丝分裂。大囊的囊壁向内形成皱折，在核与子囊孢子之间划定界限。大多数致病菌，四个单倍体的核，进行有丝分裂，产生8个子囊孢子，但一般子囊菌的子囊孢子，可以是16个，32个或更多。

子囊果或囊实体。子实体裸露的子囊称为子囊果。分五个型：

（1）闭囊壳：囊壁完全闭锁，只在完全成熟破裂后才释放孢子。

（2）裸囊壳：是一个子囊果，外面有一层疏松网状包被，还有多少不等的菌丝，当成熟时，包被崩解，子囊孢子被过滤出来。

（3）子囊壳：是闭锁子囊果，顶端有孔，包被常由假性间质细胞层组成，成熟后由开口释放孢子。

（4）子囊盘：是一个杯状开品的囊果。

（5）子囊座：由子座硬的真菌组织形成，从子囊腔释放出孢子。

3. 担孢子 发生在外面的称为担子（basidium），产生担孢子。担子产生于子实体者，称为担子果。但有些真菌没有担子果，担子直接生于体细胞菌丝上，如新生隐球菌有性期，是由厚壁的休眠孢子称冬孢子产生的。大多数孢子菌体细胞菌丝有两个核（双核）。同宗配合时两个菌丝的核，融合成为一个，异宗配合时两性菌丝融合，核也融合。有的双核不融合，但同时进行有丝分裂，在双核细胞准备分裂时，一个在两个核之间，有一钩状短枝伸出，称为锁状联合，两个核之一游走至此之内，两个核同时分裂，子核在锁状联合内形成，母核仍留在原菌丝内，沿纵轴分裂，当锁状联合与菌丝联结时，产生隔膜。末端成对的核甚至可以在核融合后，进行减数分裂，形成担子。

六、分生孢子发生

主要在半知菌中。半知菌分为丛梗孢科、暗色孢科、瘤座孢科和束梗孢科。分生孢子发生主要有叶状和芽生孢子发生两大类。

（一）叶状孢子发生

叶状孢子发生是由菌丝转变为分生孢子。

1. 关节孢子 横隔断离或关节孢子断离，如白地霉，白地霉的孢子发生方式为全节孢子型（holoarthric），而球孢子菌的关节孢子发生方式则为内关节孢子发生（enteroarthric）。

2. 叶状单生型（thallic-solitary） 如皮肤癣菌（毛癣菌、小孢子菌、表皮癣菌），菌丝顶端肿胀，壁加厚，产生横隔，称为粉孢子（aleuriospore），也称粉分生孢子（aleurioconidium），如皮肤癣菌的大小分生孢子。

3. 厚壁孢子 属于叶状孢子发生，但产生厚壁。如白念珠菌在玉米吐温培养基上产生厚壁孢子，某些毛霉中的真菌也可产生厚壁孢子。

（二）芽生孢子发生

生育的菌丝，其顶端好像被吹起一个气泡，形成一个分生孢子，此一过程可以产生单一的分生孢子，称单一型（solitary）：分生孢子的形成是从产孢细胞的末端和（或）侧面产生。可以是向基性的连续产孢，如瓶梗产孢或环痕产孢。也可由退缩性产孢细胞产生。其次是总状型或葡萄串型，分生孢子簇生，常从产孢细胞肿胀的尖端产生，可以是同步的或是不同步的。再有就是串珠样型(catenulate)分生孢子形成一个向顶性的链，单个或分支，从产孢细胞顶端或侧面产生。再看产孢细胞的发生，有三种形态：①限定的：产生末端的芽生分生孢子后，产孢细胞不再生长，如黑孢子菌。②退缩型：连续产生分生孢子后，产孢细胞缩短，如粉红单端孢。③增长型：连续产生分生孢子，产孢细胞不断加长，如节菱孢。

1. 全壁芽生型　在芽生分生孢子基部产生横隔，断离时全壁均切断。产孢方式多为合轴(假单轴)产孢(sympodium reproduction)，即围绕一个菌丝(产孢细胞)为主轴，产生芽生孢子如申克孢子丝菌、裴氏着色霉等。

2. 内芽生型(enteroblastic)　产孢细胞壁顶端外壁破裂，连续向基性产生孢子，是为瓶梗(phialide)产孢，如青霉、曲霉、瓶霉、镰刀菌、枝顶孢等，有各种分生孢子梗。环痕(annelide)产孢是指环痕梗外壁破裂，梗与孢子之间产生横隔，孢子脱落，梗向前生长，遗留一圈环痕，如外瓶霉、帚霉、赛多孢子菌等。孔出产孢(porospore)是由母细胞顶端孔中产生，子细胞的外壁是母细胞的内壁，可以成串产生。如链格孢、离蠕孢、凸脐孢等。

(谢　婷　范瑞强)

第四章 医学真菌常用的检查方法

随着艾滋病、肿瘤、糖尿病、自身免疫性疾病等疾病的发病率的上升，真菌感染迅猛增加。真菌病可分为浅部真菌病和深部真菌病，其临床表现无特异性，确诊有赖于实验室检查。此外，真菌实验室检查还可用于疗效和预后的评估。医学真菌常用的检查方法主要包括直接显微镜检查、染色检查、真菌培养、组织病理学检查等。

第一节 标本的采集

要获得准确的实验室检查结果，正确地采集标本是最重要的环节。

标本的采集工具主要包括钝刀、剪刀、镊子、拭子等。对于可疑皮肤真菌病，标本采集前应尽可能清洁表面附着的外用药，如有使用抗真菌外用药病史，需停药7天以上再进行检查。取材时，由皮损边缘向外刮取皮屑。黏膜部位的标本宜使用拭子采集。为避免污染，除皮肤、毛发、甲的标本外的临床标本，均采用无菌容器收集。容器上贴好标签注明标本名称、标本采集时间、采集部位、患者个人信息等。采集的标本应足量，以提高检出率。

第二节 标本的检查

1. 直接显微镜检查　直接显微镜检查，是临床检验浅部真菌病最常用、最快速、最便捷的方法，操作简单，尤其适合在基层医院推广。直接镜检的缺点是阳性率低，多次送检可提高阳性率。阳性镜检结果可确诊相对应的真菌感染。

操作方法：将待检物置于1张清洁玻片中央，滴1滴10%KOH溶液于待检物上，使待检物透明化；盖上盖玻片，轻轻压平使待检物分布均匀；将玻片在酒精灯上轻微快速加热2~3次，置于显微镜下观察。先将显微镜光圈调至暗视野，在低倍镜下找到真菌成分位置，后转高倍镜在亮视野下观察真菌的形态、大小、数量等。为更好地观察真菌形态，可在盖上盖玻片后，在盖玻片一侧缘滴1滴乳酸酚棉兰（或苯胺蓝）染液，对侧缘用纸巾轻轻将KOH溶液吸干，待真菌染色后进行镜下观察。

2. 染色检查　皮肤黏膜真菌病常用的染色方法包括：过碘酸希夫（PAS）染色、革兰氏染色（Gram stain）、抗酸染色。在上述三种染色法中，真菌分别呈鲜红色、蓝黑色、红色。

3. 真菌培养检查　真菌培养是诊断真菌病的金标准，其旨在鉴定菌种及提高真菌检查阳性率。皮肤黏膜真菌病常规使用的真菌培养基包括加抗生素沙氏琼脂培养基（SDA）、橄榄油培养基、皮肤癣菌培养基（DTM），而非常规使用的显色培养基可用于念珠菌的种间鉴别。

大多数真菌培养的最适温度为30℃，而对于疑似双相真菌感染的标本，宜分别置于25℃、37℃孵箱培养。

4. 组织病理学检查　临床中培养出来的真菌不一定是致病菌，而经特殊染色后的组织病理切片中发现真菌和真菌感染后病理学改变，即可确诊真菌感染。相当一部分真菌感染的组织病理切片中并不能找到典型真菌结构，免疫组织化学技术的发展则为解决这一难题提供契机，并成为特异度仅次于真菌培养的检查方法。

（莫冬冬　范瑞强）

第五章　常用的抗真菌药物

第一节　抗真菌西药

一、分类

（一）传统抗真菌药物

碘、碘化钾、碘氢苯炔醚、聚维酮碘、水杨酸、苯甲酸、十一烯酸、冰醋酸、乳酸、结晶紫、大蒜新素、土荆皮、紫草、高锰酸钾、硫黄、硫代硫酸、吡硫锌和硫化硒。

（二）抗真菌抗生素

多烯类：两性霉素B、制霉菌素、匹马霉素、放线菌酮、曲古霉素、克念菌素、汉霉素和萨拉霉素。

非多烯类：灰黄霉素等。

（三）化学合成抗真菌药物

咪唑类：酮康唑、克霉唑、益康唑、咪康唑、舍他康唑和联苯苄唑。

三唑类：氟康唑、伊曲康唑和伏立康唑。

丙烯胺类：萘替芬、特比萘芬和布替萘芬。

硫脲类：托西拉酯、硫双萘酯和利拉萘酯。

吗啉类：阿莫罗芬。

其他：氟胞嘧啶、环吡酮。

二、作用机制

（一）对真菌细胞膜的损害作用

1. 干扰胞膜脂质合成　有多类药物影响麦角甾醇的合成，它们分别阻止其合成途径中的几个环节，最终使膜麦角甾醇合成受阻，造成甲基戊酸堆积在膜内，使胞膜结构破坏，抑制了真菌细胞生长。

（1）角鲨烯环氧化酶：是丙烯胺类和硫脲类的作用位点，常见的药物有萘替芬、特比萘芬、布替萘芬、托西拉酯、硫双萘酯（托萘酯）和利拉萘酯等。通过作用于真菌角鲨烯环氧化酶，导致真菌重要膜成分麦角甾醇生物合成受抑而缺陷，发挥抑菌作用；角鲨烯的最终聚集，脂滴沉积于细胞壁及细胞浆内，导致膜破裂和细胞死亡，发挥杀菌作用。真菌和哺乳类角鲨烯环氧化酶的克隆显示有真菌特异性角鲨烯区的存在，因此口服特比萘芬不会影响人类和其他哺乳类动物胆固醇的合成。对皮肤癣菌杀菌力强,对酵母菌呈抑菌作用。外用穿透角质层及甲板的能力较强,且具有抑制炎性介质的作用,抗炎作用强,广泛用于治疗浅部真菌感染。

(2)细胞色素P450固醇合成酶:是唑类药物作用的位点,靶酶为羊毛固醇的C-14α去甲基化酶。此类药物包括氟康唑、伊曲康唑、伏立康唑、酮康唑、联苯苄唑、克霉唑、益康唑、咪康唑和舍他康唑等,其中氟康唑、伊曲康唑和伏立康唑较具代表性,是目前较重要的唑类抗真菌药物。细胞色素P450是真菌微粒体中的成分,其中14α-去甲基酶活性最高,是麦角甾醇生成中不可缺少的中间合成酶。其底物是羊毛固醇,产物是14α-去甲基羊毛固醇。唑类药物对此酶均有较强的亲和性,能抑制酶的催化活性。三唑类的氟康唑和伊曲康唑等对细胞色素P450的亲和力比酮康唑强。

(3)Δ14位还原酶和Δ7-Δ8位异构酶:吗啉类的阿莫罗芬可同时抑制次麦角甾醇转化为麦角甾醇中的两个关键酶,即Δ14位还原酶和Δ7-Δ8位异构酶,使次麦角甾醇堆积于真菌胞膜中,而麦角甾醇大量减少,终致胞膜结构和功能受损,真菌死亡。对皮肤癣菌及双相真菌高度抑菌,对曲霉需高浓度才有抑菌作用。含5%阿莫罗芬的二氯甲烷涂膜剂有强大的穿透甲角质的能力,是一种治疗甲真菌病很好的药物。

2. 损害膜脂质结构及其功能 麦角甾醇是真菌细胞膜特有的脂质,胆固醇脂是哺乳动物细胞膜内固有的成分。两性霉素B均能结合到这两种膜脂质上,破坏其结构,干扰膜的功能,致使细胞受损死亡。所以两性霉素B的抗真菌作用和毒副反应都较强,使两性霉素B的应用受到限制。

3. 对真菌细胞膜的机械性损伤 一般能破坏细胞壁,并继发膜的损伤。因壁的合成酶都在膜上,壁破裂的碎屑能刺破胞膜。

(二)对真菌细胞壁的损害作用

1. 作用于甘露聚糖蛋白(mannoprotein, MnP)物质 甘露聚糖蛋白是真菌细胞壁中、外层的结构。普拉米星(pradimicin)与贝那米星(benaomicin)在Ca^{2+}存在下,结合在真菌细胞表面的甘露聚糖蛋白上,导致细胞壁结构异常。细胞壁和细胞膜正常的接触关系受损,细胞壁破裂,裂屑刺入细胞膜,使细胞溶解死亡。可见,这是一个依赖Ca^{2+}的抗真菌药物。具有杀念珠菌与曲霉作用。

2. 几丁质合成酶(chitin synthase)抑制剂 几丁质是细胞壁的主要支架结构,其合成受几丁质合成酶Ⅰ和合成酶Ⅱ控制。几丁质合成酶抑制剂抑制这两种酶,从而干扰了几丁质的形成,使细胞壁缺损。尼可霉素Z(nikkomycin Z)抗菌谱窄,但毒性低,已完成Ⅰ期临床试验。Arthrichitin克服了尼可霉素抗菌谱窄的缺点,对念珠菌、隐球菌等具有广谱活性,但其活性还有待于进一步提高。Guanofosfocin具有很强的抑制多种几丁质合成酶活性,正在修饰结构,使其能透过真菌细胞膜，发挥抗真菌作用。

3. 对葡聚糖合成的抑制　细胞壁的β葡聚糖是由β-（1,3）键（67%）和β-（1,6）键（14%）连接而成的。β葡聚糖占胞壁干重的48%~60%，抑制了β-（1,3）葡聚糖合成酶，就可致细胞壁结构破坏，细胞破裂死亡。这是目前研制抗真菌药物的一个重要领域，包括脂肽类（棘白菌素类）、糖脂类（阜孢霉素类）、环肽类和萜类等。

4. 对6-磷酸葡糖胺合成酶的抑制　一种新合成的二肽，能经膜转运酶进入胞内，在胞内水解后释放出有效成分FMDP，后者能抑制6-磷酸葡糖胺合成酶，致使外源性的葡萄糖不能渗入到几丁质、MnP及葡聚糖中，造成白念珠菌细胞壁合成受阻，使其生长受抑。

5. 其他　鞘脂合成阻断剂和抗真菌肽。

（三）对真菌核酸合成和功能的影响

常用的药物包括灰黄霉素及5-FC。灰黄霉素结构与鸟嘌呤碱基相似，竞争地干扰真菌DNA的合成。5-FC经胞嘧啶脱氨酶脱氨后形成氟尿嘧啶（5-FU），5-FU转化成5-氟尿嘧啶脱氧核苷（5-FdUMP）后形成脱氧尿苷（dUDP），dUMP置换DNA上的胸腺嘧啶核苷（dTMP），阻止了真菌DNA的正常合成。5-FdUMP转化成5-FUDP，后者能替换RNA上的三磷酸尿苷，使DNA转录错误，形成错误的mRNA，最终影响了蛋白质的合成。

（四）其他作用机制

环吡酮是一种吡啶酮类抗真菌剂，其抗菌机制是干扰真菌对大分子物质的摄取及贮存。高浓度时可致胞膜通透性增加，细胞内容物外漏，继发细胞内呼吸受抑，细胞自溶死亡。

（五）作用机制尚不明的药物

碘化钾是最早使用的抗真菌剂之一，直到现在仍是治疗孢子丝菌病的首选药，但体外在含10%碘化钾的培养基中孢子丝菌仍能生长，说明该药不直接作用于真菌。碘化钾的作用机制至今不明，但该药肯定是通过刺激吞噬细胞来抑菌的，可能是一种不依赖髓过氧化物酶（MPO）和铁离子过氧化物碘（Fe^{2+}-H_2O_2-I）两系统的氧化过程起作用。

三、临床常用的抗真菌药物

（一）多烯类抗真菌药

1. 两性霉素B（AmB）及其制剂　多烯类抗真菌药包括两性霉素B（AmB），两性霉素B脂质体复合物（ABLC），两性霉素胶样分散体（ABCD），两性霉素B脂质体（L-AmB）以及制霉菌素。多烯类抗真菌药作用于麦角甾醇，使真菌细胞膜合成受阻，发挥杀菌作用。其中两性霉素B，该药抗菌谱广，几乎对所有的真菌都有较强的抗菌作用。对某些严重的深部真菌病如新生隐球菌脑膜炎，侵袭性曲霉病，特别是对免疫缺陷或严重粒细胞缺乏患者的治疗以及某些地方性真菌病如球孢子菌病、组织胞浆菌病、皮炎芽生菌病等仍需应用两性霉素B，因此迄今仍是许多危重深部真菌感染的首选治疗药物。但它存在严重的肾毒性副反应，并会产生大量一氧化氮而导致神经毒性。现已有3种不同的脂质体剂型问世，它们由两性霉素B用脂质或脂质体包裹或交织而成，使之能迅速被网状内皮系统摄取，减少与蛋白质的结合，从而改善两性霉素B的体内过程和毒理学特性，具有与两性霉素B相等的临床疗效，且发生的与输注相关的毒性反应和肾毒性明显减少。其中，两性霉素B脂质体由脂质体将两性霉素B包裹而成，两性霉素B脂质体复合物由脂质体与两性霉素B交织而成，两性霉素胶样分散体由胆固醇硫酸酯与等量的两性霉素B混合包裹而成。由于其副反应大，一般不用于浅表皮肤黏膜真菌感染性疾病。

2. 制霉菌素（nystatin）及其脂类制剂

（1）制霉菌素（nystatin）：制霉菌素（Nystatin）具有广谱抗真菌作用，对新生隐球菌、念珠菌属、曲霉、皮肤癣菌等均有良好作用，经皮肤黏膜用药不吸收，口服几乎全部自粪便排出，对深部真菌感染无治疗作用，注射用药肾毒性大，临床仅限于局部治疗口咽部、胃肠道及阴道真菌感染。口服成人50万~100万u/次，儿童5万~10万u/（kg・d），3~4次/天。悬液或片剂涂于口腔或口含，每次10万u，3~4次/天。局部应用栓剂治疗阴道念珠菌病，1~2支/天，连续15天为一个疗程。局部外用软膏治疗皮肤念珠菌病，2~3次/天。局部应用时无明显刺激性，治疗念珠菌性阴道炎时个别患者可出现白带增多。口服后可出现恶心、呕吐、食欲不振、腹泻等胃肠反应。

（2）制霉菌素脂类制剂：现已研制出注射用制霉菌素脂质体（liposomal nystatin，nystatin LF），其抗菌活性和抗菌谱与制霉菌素相仿，对念珠菌属、新生隐球菌、曲霉、根霉、镰孢霉、毛霉、梨头霉和球孢子菌属等均有抗菌活性，对某些耐两性霉素B株亦有作用。实验动物感染中，对播散性念珠菌病、肺曲霉病等有效，其体内作用较游离的制霉菌素强。正常人终末半衰期207分钟。临床试用于念珠菌血症患者经氟康唑及两性霉素B治疗失败者有效率60%，用于侵袭性曲霉病、粒细胞减少发热者均获相当疗效。用药后患者耐受性好，肾毒性、低血钾及代谢紊乱等不良反应均较两性霉素B为少，发热、皮疹、肝功能异常少见。

3. 匹马霉素（natamycin） 又称那他霉素，口服不易吸收，系统用药时不良反应明显，但局部用药无明显刺激和不适。主要用于真菌性角膜炎，特别是镰刀菌的感染。也有用于肺念珠菌和曲霉感染。目前主要制剂为5%匹马霉素溶液或0.1%软膏点眼，每1~3小时1次，重复使用，直至眼部症状消失，必要时应配合外科治疗。

4. 曲古霉菌（trichomycin） 曲古霉素对白念珠菌、新生隐球菌、毛癣菌等均有抑制作用，对滴虫、溶组织阿米巴原虫和梅毒螺旋体也有抑制作用。口服后吸收少，主要自粪便中排出体外。本品主要供口服或局部应用，适应证与制霉菌素相同。特别对于胃肠道的念珠菌病疗效较好，其胃肠反应较轻微。还可局部应用治疗念珠菌性阴道炎，对于合并滴虫感染者疗效更佳。口服肠溶片每片5万u，儿童5 000~10 000u/（kg·d），分4次口服。阴道片每片10万u，1次/d，10日为一个疗程。此外外用制剂有软膏（15万u/g），混悬液（2万·8万u/ml），可供皮肤黏膜局部感染应用。主要不良反应包括轻度恶心、呕吐、腹泻、食欲不振等，但比制霉菌素为轻。

5. 克念菌素（cannitracin） 克念菌素抗真菌作用主要针对念珠菌，M1C 0.005~0.2 μg/ml。此外，对隐球菌、曲霉和孢子丝菌也有一定抑制作用。口服不易吸收，仅供局部用药，有时出现轻微的局部刺激作用。可用于治疗念珠菌性阴道炎、呼吸道、口腔、尿路及角膜的真菌感染。制剂有阴道片（5mg/片），每晚用1片，10天为一个疗程；钠盐可制成溶液（0.05%~0.1%）供气雾吸入或局部应用，1~2ml/次，1~2次/天。还可用于膀胱冲洗治疗尿路感染，2~3次/天。角膜真菌病可采用0.25~0.5mg/ml的溶液滴眼。

6. 哈霉素（hamycin） 哈霉素在体外对白念珠菌的抑制作用较两两性霉素B和制霉菌素均强，对新生隐球菌、拟青霉、组织胞浆菌和皮炎芽生菌的MIC在0.005~0.01 μg/ml之间，对阴道毛滴虫也有较强抑制作用。口服不易吸收，有一些微粒化制剂可提高吸收度。主要局部应用治疗口腔黏膜、阴道、耳道及角膜的真菌感染。内用主要用于放线菌性足菌肿、肺曲霉病、芽生菌病等深部真菌病的治疗。全身应用主要的不良反应是胃肠道不适，如轻度恶心、呕吐及一过性腹泻。局部应用没有明显的刺激。局部制剂为0.1%的哈霉素甘油混悬液，口服制剂有片剂，每片2.5mg，2次/天。治疗深部真菌病可采用微粒化胶囊，每粒100mg，500mg/d。

（二）非多烯类抗真菌药

以灰黄霉素（griseofulvin）为代表描述。

体外抑菌试验表明对皮肤癣菌均有较强的抑制作用（MIC<1 μg/ml），是治疗皮肤癣菌病的第一个口服药物。对其他真菌、酵母、细菌和放线菌等均无抑制作用。灰黄霉素主要在十二指肠吸收，吸收的程度取决于药物剂型，缩小该药的颗粒能大大增加该药的吸收（国内应用的是亚微粒制剂，每片100mg，目前尚无超微粒制剂），与高脂肪食物同时服用能促进吸收的速度和量。该药可分布于大多数组织中，特别对于病变皮肤组织的亲和力较高，它可以在角质层内与角蛋白紧密结合发挥抗菌作用。灰黄霉素可从汗液排出，口服后4~8小时

就能在角质层测出。然而，停药后药物水平很快下降，48~72小时后不能再检出。灰黄霉素在肝脏代谢。主要用于治疗皮肤癣菌引起的各种浅部真菌病，包括头癣和手足癣等。目前主要用于治疗头癣，仍为首选药物，疗程3~4周。还可用来治疗叠瓦癣，疗效肯定，为防止复发，应适当增加剂量和疗程。用法：成人每日0.6~0.8g，儿童每日15~20mg/kg，分3~4次服用。

本药常见的不良反应有消化系统反应，如恶心、呕吐、腹泻、肝酶异常等，一般停药后消失，还可出现口干，舌痛等。神经系统常见症状有头痛，发生率约10%。少数患者出现嗜睡、疲劳。极少数出现神经炎、精神错乱、晕厥、眩晕、一过性视盘水肿等。血液系统主要出现中性粒细胞减少、单核细胞增多。故治疗第1个月内应进行两次血液学检查，长期用药者应每月检查1次。约30%的人服药后可发生皮疹，表现为荨麻疹、剥脱皮炎等，也可出现麻疹样损害及光敏感。其他偶可发生血尿和管型尿，可出现卟啉代谢异常，动物实验有致癌和致畸报道。

巴比妥类药物可以降低灰黄霉素的吸收，导致血浆水平偏低；灰黄霉素与双香豆素类合用时可抑制其抗凝作用；与镇静或抗组胺药合用时，疗效降低。

（三）唑类药物

唑类抗真菌药又分为咪唑类和三唑类。咪唑类包括酮康唑、克霉唑、咪康唑、益康唑、布康唑、舍他康唑，除酮康唑外，其他目前均作为局部用药。三唑类包括氟康唑、伊曲康唑、伏立康唑、泊沙康唑、拉夫康唑等。吡咯类抗真菌药可高度选择性抑制真菌的细胞色素P450，导致真菌细胞损失正常的甾醇，而使14α甲基甾醇在真菌细胞中蓄积，从而发挥抑菌作用。

1. 三唑类药物

（1）氟康唑（fluconazole）：氟康唑是一种广谱抗真菌药物，对皮炎芽生菌、粗球孢子菌、荚膜组织胞浆菌和巴西副球孢子菌有抗菌作用。对新生隐球菌、多数念珠菌和皮肤癣菌有效。对克柔念珠菌和光滑念珠菌不敏感。体外抗菌活性在早期由于培养基不同、pH不同，以及菌悬液接种量、培养温度和观察时间不同，其MIC有很大不同。近年来美国国家临床试验室标准化委员会（NCCLS）推出的标准试验方法，体外MIC值与体内试验抗菌效果基本一致。

氟康唑可供口服或静脉滴注。氟康唑口服及静脉给药生物利用率相近，超过90%，食物不影响吸收。口服和静脉给药可产生相同的血药浓度，在很大的剂量范围内，血药浓度随剂量的增加而增大。无论口服或静脉给药，药物分布都迅速而广泛，肾浓度最高，并可穿入皮肤及甲板，发炎的眼球。能透过血脑屏障，并可穿过透析液中。与其他唑类抗真菌药物不同，氟康唑的蛋白结合率低（约12%），因此血液循环中非结合型药物水平较高，大部分体液和组织中的药物浓度高于同一时刻血液浓度的50%。排除半衰期一般为30小时。与其他唑类药物不同，氟康唑在人体内代谢较少，90%以上的药物经肾脏排出。

氟康唑对于念珠菌病和隐球菌病有效，对皮肤癣菌病和花斑癣也有效。还可用于治疗球孢子菌病、副球孢子菌病、组织胞浆菌病和着色芽生菌病等。治疗念珠菌性阴道炎，口服氟康唑单剂量150mg。治疗口咽念珠菌病，口服50~200mg/d，1~2周。治疗食管、黏膜皮肤型及下尿路念珠菌病，口服100~200mg/d，2~4周。对隐球菌病或深部念珠菌病推荐剂量是400mg/d，对危及生命的感染可采用更大的剂量，疗程长短因人而异，取决于感染的性质、严重程度和患者的基础疾病。对非艾滋病患者隐球菌病的疗程至少要6~8周，儿童浅部念珠菌病的推荐剂量为1~2mg/(kg·d)，儿童深部念珠菌病或隐球菌病的推荐剂量为6~12mg/(kg·d)。对伴发隐球菌感染的艾滋病患者预防复发长期进行维持治疗的推荐剂量为200mg/d；预防中性粒细胞减少患者发生念珠菌病的剂量为100~400mg/d。肾衰竭，氟康唑排出减少，排出半衰期加长，因此需根据肌酐清除率给药。如>40ml/min，可给正常剂量；21~40ml/min，则48小时给药1次，或每日给半量；10~20ml/min，则72小时给药1次，或每日给1/3药量。进行常规透析者，每次透析时给药。儿童排出半衰期短，为16.8~18.1小时。而老年患者半衰期往往延长。

氟康唑耐受性良好，最常见的副反应是胃肠道反应，如恶心、腹痛、呕吐和腹泻，头痛以及一过性血清转氨酶升高，还有皮疹等。对唑类药物有过敏史者禁用。妊娠期、哺乳期慎用。

大多数药物与唑类抗真菌药物发生相互作用是通过以下两种机制中的一种：使唑类药物吸收不良而导致血药浓度下降；干扰肝微粒体酶的功能，从而改变唑类药物、与其相互作用药物或两种药物的代谢和血药浓度。与伊曲康唑和酮康唑不同，氟康唑与抑制胃酸分泌的药物同时服用，不会减少其吸收。与酶诱导剂如利福平同时服用会导致氟康唑血药浓度轻度下降。苯妥英与氟康唑同时服用可减少其消除。与降糖药并用，能延长氟康唑血浆半衰期，从而提高其作用。氟康唑能提高华法林的血药浓度，增强其抗凝作用。能延长环孢菌素半衰期，使其血药浓度升高。同时服用利尿药如双氢克尿噻者，氟康唑血药浓度可以增加。

(2)伊曲康唑(itraconazole)：伊曲康唑体外有广谱抗真菌活性，对于皮肤癣菌、大多数酵母菌、双相真菌和其他真菌均有不同程度的抗菌活性。除用于深部真菌感染外，广泛用于浅部真菌病的内用治疗。

伊曲康唑有口服胶囊、溶液和静脉注射液。其胶囊制剂口服吸收不完全(约55%)，与食物同时服用可以促进其吸收。口服溶液制剂空腹服用较餐后服用的生物利用度高，因此，伊曲康唑口服液最好在空腹时服用。与酮康唑相同，伊曲康唑血药浓度升高与剂量增加不成正比。伊曲康唑的蛋白结合率高，大于99%结合于血浆蛋白，仅有0.2%不结合。广泛分布于各个组织中，在肺、肝脏、骨骼中的药物浓度要比血浆浓度高2~3倍。在脑脊液和唾液中含少量或不含药物。在脓液中，浓度比血浆高3~5倍。在表皮、甲中浓度较高，阴道上皮浓度也高，约为血浆浓度5~6倍。在皮肤和毛发中，药物可保持抑菌浓度达4周以上，而在甲中，疗程完成后，可保持较高浓度达6~9个月。通过肝脏代谢，代谢产物50%从粪便排出，35%从尿中排出。羟基伊曲康唑这种代谢产物，血浓度高于伊曲康唑，其抗菌活性相当于或高于伊曲康唑3倍。老人半衰期较长，稳定状态AUC相似，无需调整用药。肾衰患者，药代动力学与正常人相似，血透析和腹膜透析不能清除伊曲康唑，肝功能障碍者慎用此药。

可用于治疗浅部真菌病及一些深部真菌病，如着色芽生菌病、孢子丝菌病和某些暗色丝孢霉病。无生命危险的芽生菌病和组织胞浆菌病首选伊曲康唑，也可替代两性霉素B治疗侵袭性曲霉病。维持治疗有助于减少组织胞浆菌病或隐球菌病复发，还可预防中性粒细胞减少，患者发生曲霉和念珠菌感染。对胶囊制剂疗效不好者，可改用口服溶液制剂。

治疗体股癣、花斑癣和皮肤念珠菌病推荐每日200mg，连用1周。手足癣，每日200mg，连用2~4周。甲真菌病，使用间歇冲击疗法，每日2次，每次200mg，连用7天，停药3周。手指甲真菌病重复2~3个冲击，足趾甲真菌病3~4个冲击。治疗儿童头癣：一般剂量3~5mg/（kg·d），20~30kg者100mg/d，30~40kg者200mg/d，每疗程4周。治疗念珠菌性阴道炎，口服400mg，1日疗法或3日疗法。

治疗念珠菌病、隐球菌病、孢子丝菌病，以及深部真菌感染，如曲霉病、组织胞浆菌病、球孢子菌病、芽生菌病、副球孢子菌病等。还可治疗其他真菌感染，如着色芽生菌病、马内菲青霉病等。深部真菌感染，疗程视病情而定，剂量不低于每日200mg。一些深部真菌感染必须长期应用，有的不少于1年，最高剂量为每日800mg。长期口服200mg/d维持治疗能防止艾滋病患者的组织胞浆菌病和隐球菌病的复发。口服400mg/d能用于预防中性粒细胞减少患者发生真菌感染，应在预期白细胞下降前5~7天开始用药。

伊曲康唑静脉注射液适用于系统性真菌病，包括曲霉病、念珠菌病、隐球菌病（包括隐球菌性脑膜炎）和组织胞浆菌病。开始2天给予伊曲康唑静脉注射液每天2次，每次静滴200mg，滴注时间为1小时。以后改为每日1次，每次静滴200mg，滴注时间为1小时。对静脉用药超过14天的安全性尚不清楚。

伊曲康唑耐受性好。最常见的副反应为胃肠道反应，包括恶心、呕吐、腹痛、食欲不振、腹泻等。还可有头痛、头晕、嗜睡等症状，也可有瘙痒、皮疹等，肝功能异常偶见，停药可恢复。妊娠期禁用。

胶囊制剂与抑制胃酸分泌的药物同时服用会减少伊曲康唑的吸收。与酶诱导剂如利福平、苯妥英、苯巴比妥和卡马西平等同时服用会导致伊曲康唑血药浓度明显下降。伊曲康唑能抑制特非那定、阿斯咪唑和西沙必利的代谢，从而延长这些药物的半衰期，使患者易于发生心律失常。伊曲康唑能提高咪达唑仑、三唑苯二氮䓬、地高辛、环孢菌素和华法林的血药浓度，与长春新碱同时应用会增强其毒性作用。因此应避免同时使用。

（3）伏立康唑（voriconazole）：是麦角甾醇生物合成的抑制剂，具有抗真菌谱广、生物利用度高、安全且可通过血脑屏障等特点。在伏立康唑、氟康唑、伊曲康唑和两性霉素的对比研究中发现，伏立康唑具有更广的抗菌谱，对新生隐球菌的抗菌活性优于氟康唑和伊曲康唑。对血液病合并侵袭性真菌感染患者，伏立康唑具有较好的临床疗效，且不良反应相对较少。2002年4月和7月分别获欧盟和美国FDA批准上市。剂型分口服片剂（50mg/片、200mg/片）和注射粉针剂（200mg/瓶）。其抗真菌活性较氟康唑强10~500倍，抗菌谱对曲霉、隐球菌、念珠菌属以及对氟康唑耐药的克柔念珠菌和光滑念珠菌均有杀菌活性。另外还有一些少见的尖端赛多孢霉和链格孢霉属亦有杀菌活性。伏立康唑具有可饱和性，其药代动力学呈非线性，暴露药量增加的比例远大于剂量增加的比例。伏立康唑的药代动力学个体差异很大。口服吸收迅速而完全，给药后1~2小时达血药峰浓度。口服后绝对生物利用度96%，推荐空腹服用。伏立康唑通过肝脏细胞色素P450同工酶CYP2C9、CYP2C19、CYP3A4代谢，主要代谢产物为N-氧化物，约占72%。主要通过肝脏代谢，仅有少于2%的药物经尿排出。蛋白结合率58%，体内分布广，组织中浓度大于血浓度，在脑组织中也可达有效浓度。本品不能经透析清除。伏立康唑口服剂量，2~12岁，负荷剂量（开始24小时）6mg/kg，2次/天，维持剂量（24小时后）4mg/kg，2次/天。成人体重>40kg，负荷剂量400mg，2次/天，维持剂量200mg，2次/天；体重<40kg，负荷剂量200mg，2次/天，维持剂量100mg，2次/天。静脉注射，2~12岁，负荷剂量6mg/kg，2次/天，维持剂量4mg/kg，2次/天。成人负荷剂量6mg/kg，2次/天，维持剂量4mg/kg，2次/天。老年、儿童、女性、肾功能减退者不需调整剂量。注射剂中赋形剂SBECD（sulfobutyl ether beta-cyclodextrin）须经肾排出，血肌酐>2.5mg/dl或肌酐清除率<30ml/min者不宜用，疗程中应监测血肌酐值。轻度肝损害者仍可用本品，慢性稳定性肝损害者剂量减半，疗程中须监测肝功能。适应证为严重系统性念珠菌病、侵袭性曲菌病、其他真菌病、粒细胞减低发热患者经验治疗。最常见不良反应有视觉障碍（12%）、肝功能异常（13.2%）、皮疹（18.4%），其他尚有发热、头痛、幻觉、恶心、呕吐、腹泻、腹痛、外周水肿等。程度由轻到重，即时停药可恢复。极少数出现严重肝肾损害、Stevens Johnson综合征、中毒性表皮坏死松解（TEN）等。伏立康唑与利福平、卡马西平和苯巴比妥合用可降低其血药浓度。与西咪替丁合用可增高伏立康唑的最大血药浓度Cmax，药物浓度-时间曲线下面积，AUC。能提高经同工酶代谢药物的浓度，如特非那定、阿司咪

唑、西沙必利、匹莫齐特、奎尼丁、sirolimus、麦角碱、环孢素A、他克莫司、华法林、苯丙香豆素、他丁类降血脂药、苯二氮䓬类、泼尼松、苯妥英钠等血浓度会增加。对念珠菌属、新生隐球菌、曲霉、根霉、皮炎芽生菌、球孢子菌、组织胞浆菌、暗色真菌均有良好作用。对光滑念珠菌、克柔念珠菌及耐氟康唑和伊曲康唑的念珠菌作用较差。对念珠菌属为抑菌剂,但对新生隐球菌和曲霉具杀菌作用,作用优于棘白菌素类(echinocandins)。

(4)泊沙康唑(posaconazole):是伊曲康唑的结构类似物,通过抑制真菌羊毛固醇,14-α去甲基化酶起作用,为广谱抗真菌药,对念珠菌属、新生隐球菌、曲霉菌、根霉菌属、皮炎芽生菌、球孢子菌属、组织胞浆菌、皮肤真菌、暗色孢科真菌均有良好作用,多用于高风险免疫抑制人群曲霉和念珠菌感染的预防性治疗。近来有研究发现,治疗急性骨髓细胞白血病或骨髓增生异常综合征的化疗患者,泊沙康唑比氟康唑或伊曲康唑和改进整体生存预防侵袭性真菌感染更有效。还有报道,将其应用于抢救性治疗难治或不能耐受以前抗真菌治疗的侵袭性曲霉病患者。

(5)拉夫康唑(ravaconazole):为氟康唑衍生物,抗菌谱为念珠菌、曲菌、镰刀菌、球胞子菌、组织胞浆菌、足放线菌等,临床用于治疗曲霉菌病、念珠菌病和隐球菌病包括耐氟康唑的白念珠菌所致肺念珠菌病,其不良反应与其他唑类抗真菌药相似,头痛最常见。

(6)雷夫康唑(ravuconazole):对念珠菌属、新生隐球菌、烟曲霉及暗色真菌有作用,但对热带念珠菌、克柔念珠菌及光滑念珠菌作用稍差。对孢子丝菌、镰刀菌、波氏假阿利什霉无作用。

2. 咪唑类(imidazole)药物

(1)酮康唑(ketoconazole):酮康唑对皮肤癣菌、马拉色菌、念珠菌、隐球菌、着色真菌、皮炎芽生菌、粗球孢子菌、副球孢子菌、组织胞浆菌、曲霉等均有抑菌效果。体内外均证明酮康唑对马拉色菌(MIC值为0.02~0.05μg/ml)最有效。酮康唑可供口服和外用。外用不吸收但口服吸收良好,吸收需要胃酸,因此与食物同服或用餐后立即服用效果较好。85%与血浆蛋白结合,15%与红细胞结合。脑脊液中药物浓度低。酮康唑在肝脏代谢。

在氟康唑和伊曲康唑问世前,酮康唑是治疗慢性黏膜皮肤念珠菌病的首选药物;还是组织胞浆菌病、芽生菌病和副球孢子菌病的替代药物。由于酮康唑损害肝功能和影响类固醇代谢,故不宜口服治疗皮肤癣菌病、皮肤、黏膜念珠菌病。目前主要为短期内服治疗念珠菌病、头癣、花斑糠疹和马拉色菌毛囊炎。成人剂量为200~400mg/d,儿童为3mg/(kg·d),疗程长短取决于感染情况。外用2%酮康唑乳膏治疗浅部真菌病,早晚各1次外用,疗程2~4周。含糖皮质激素的酮康唑制剂有助于减轻炎症,2%酮康唑香波用于治疗花斑癣和脂溢性皮炎。对花斑糠疹将香波用于受累区域，保留3~5分钟，每天外用1次，连用5天。对脂溢性皮炎用香波清洗，保留3~5分钟，每周2次，疗程为2~4周。之后每1周或2周外用1次预防复发。不良反应较大，5%~10%有恶心、呕吐，1%~2%有腹痛，皮肤痒。还有头痛、畏光、眩晕等。无症状肝酶升高发生率为5%~10%，症状性肝炎发生率为1∶10 000-1∶15 000，少数患者死亡，因此在世界上已不推荐口服此药治疗系统性真菌病。口服大剂量（>800mg/d）酮康唑能抑制人体肾上腺和睾丸的类固醇合成，表现为脱发、男性乳房女性化和阳痿。药物相互作用与伊曲康唑相同。

（2）咪康唑（miconazole）：咪康唑对皮肤癣菌、念珠菌、粗球孢子菌、荚膜组织胞浆菌、巴西副球孢子菌和波氏假阿利什霉有抗菌作用，对奴卡菌、革兰阳性球菌也有效。

咪康唑有外用和静脉制剂。静脉给药后其血清蛋白结合率高，脑脊液中药物浓度低，腹膜透过性好，可进入关节液、房水和玻璃体液，在肝脏代谢。

2%咪康唑乳膏外用可治疗皮肤癣菌病、皮肤念珠菌病和花斑糠疹，每日2次，疗程为2~4周。咪康唑散剂（20mg/g）用于趾间型足癣、股癣和尿布疹，撒布在患处，早晚各1次。若与乳膏剂联合用药，每日分别各1次。此外撒于鞋袜可预防足癣。含糖皮质激素的硝酸咪康唑霜剂有助于减轻炎症。咪康唑栓剂治疗念珠菌性外阴阴道炎，每晚1枚（200mg），连续1~2周。不良反应可能产生局部刺激。

静脉制剂为含10mg/ml的20ml乳剂，用于治疗球孢子菌病和副球孢子菌病，对于波氏假阿利什霉感染和毛孢子菌感染的疗效优于两性霉素B。成人每日400~1200mg，不少于30分钟静脉滴注，给药间隔8小时，疗程长短取决于感染情况和患者的基础疾病。儿童每日15mg/kg。静脉用药可能产生许多与药物本身或赋形剂相关的不良反应，如恶心、呕吐、低血钠、瘙痒、局部静脉炎等。

（3）联苯苄唑（bifonazole）：联苯苄唑较咪唑类的其他衍生物在抗菌活性、抗菌谱等方面明显为优。对皮肤癣菌、酵母菌和双相真菌具有较高的抗菌活性，对于革兰氏阳性球菌，如金黄色葡萄球菌和棒状杆菌均有效。联苯苄唑外用吸收率虽低，但在皮肤角质层中的浓度却持续很高，可能与不被吸收有关，此现象对治疗真菌感染极为有利。其嗜脂特性有助于其在皮肤角质层中滞留更久，每日用药1次即可。此药仅供外用，主要治疗浅表真菌病。制剂有1%霜剂、凝胶剂、溶液剂等，每日1次，疗程为2~4周。1%洗剂（香波）治疗脂溢性皮炎和花斑癣。还有与40%尿素霜合用治疗甲真菌病的制剂，甲真菌病的疗程至少6个月。极少数患者有局部烧灼感、刺痛感和接触性皮炎。

（4）克霉唑（clotrimazole）：具有广谱抗真菌作用，对皮肤癣菌、酵母菌和真菌均有抗菌作用。有口服和外用制剂，口服吸收快，几小时分布全身，肝、脂肪和皮肤浓度较高，经肝内代谢。过去曾口服克霉唑治疗（30~60mg/（kg·d））系统性真菌病大都无效或效果很差，目前仅供外用。1%~3%克霉唑霜剂、溶液剂治疗浅表真菌病，每日2次，疗程为2~4周。口腔克霉唑药膜4mg/片，治疗口腔念珠菌病。阴道克霉唑栓剂500mg/枚，治疗阴道念珠菌病。

（5）益康唑（econazole）：益康唑具广谱抗真菌作用，对皮肤癣菌、酵母菌和一些革兰氏阳性细菌均有抗菌作用。1%霜剂外用治疗皮肤癣菌病、花斑糠疹和皮肤念珠菌病。含糖皮质激素的硝酸益康唑霜剂有助于减轻炎症。个别患者有局部刺激或敏感。栓剂50mg可治疗阴道念珠菌病，每晚1次，15日为一个疗程；栓剂150mg，3日为一个疗程。

（6）舍他康唑（sertaconazole）：舍他康唑与目前临床常用的咪唑类抗真菌药物相似，仅供外用，2%舍他康唑乳膏治疗浅表真菌病，每日2次，疗程为2~4周。

（四）丙烯胺类（allylamine）药物

1. 萘替芬（natifine） 萘替芬为杀真菌剂，抗菌谱较广，可抗皮肤癣菌、真菌及某些酵母菌。对皮肤癣菌、暗色真菌及双相真菌尤为敏感。限于局部外用，主要治疗浅表真菌病。研究显示萘替芬外用后在表皮内持久滞留，因此临床上仅需要每日1次。而且具有直接局部抗炎作用，因此对角化过度型手足癣效果好。1%萘替芬霜剂、凝胶剂和溶液外用治疗浅表真菌病，每日1次，疗程为2~4周。

2. 特比萘芬（terbinafine） 特比萘芬是将萘替芬的侧链改变后的衍生物。其抑真菌浓度与杀真菌浓度相近，亦为杀真菌剂，抗菌谱较广，可抗皮肤癣菌、霉菌及某些酵母菌，对皮肤癣菌、暗色真菌及双相真菌尤为敏感。可供口服和外用，不论在体内或是体外对皮肤癣菌及其感染均有明显活性，且起效快，较其他抗真菌药物具明显优越性，即较高治愈率和较低复发率。外用特比萘芬无抗炎作用。

口服特比萘芬吸收良好（>70%），与食物同时服用不影响其吸收。与血浆蛋白结合率大于99%。剂量在750mg以下时，血药浓度升高与剂量增加成正比。本药为亲脂性和亲角质性药物，吸收后广泛分布于皮肤及其他组织中。在皮肤角质层中的浓度远高于对多种皮肤癣菌MIC的数倍，即使停药后2~3周仍维持于治疗量水平，排泄缓慢。在甲板吸收迅速持久，停药后可维持一定时间。经肝脏代谢。特比萘芬外用时可渗入角质上层并可与角细胞有效结合，也可深入深部毛囊使外用治疗抗真菌更加有效，尤其在除去皮肤毛囊等部位的真菌十分有效且甚少复发。

口服特比萘芬主要用于甲真菌病、头癣和顽固的皮肤癣菌病治疗，对花斑癣无效。常规剂量为250mg/d，在肝功能或肾功能损害（肌酐清除率<50ml/min或血肌酐>300μmol/ml）的患者则减半。疗程取决于感染部位，足癣疗程一般为2~6周，体股癣为2~4周，手甲真菌病为6周，足甲真菌病为12周。在儿童体重<20kg时用量为62.5mg/d；体重20~40kg时为125mg/d。还可用于孢子丝菌病、着色芽生菌病和曲霉病的治疗，特比萘芬加伊曲康唑可以治疗足菌肿、暗色丝孢霉病等。外用1%霜剂、凝胶剂、溶液剂等可治疗体股癣，每日2次，连用1~2周。手足癣、花斑糠疹和皮肤念珠菌病，每日2次，连用2~4周。

不良反应主要有胃肠反应（4.9%），常见恶心、腹泻、腹痛和消化不良。皮肤反应（2.3%）常见红斑、瘙痒、荨麻疹、湿疹、多形红斑等，罕见报道Stevens-Johnson综合征、中毒性表皮坏死松解症（1∶70万），此外还可有固定药疹、银屑病样药疹、血管水肿和血清病样反应。还可有神经系统作用，包括头痛、头晕、眩晕和感觉异常。有0.7%的患者有味觉改变或丧失。有0.2%的患者有肝酶升高。严重中性粒细胞降低（1∶40万）和血小板降低（1∶20万）发生率低。其他罕见的副反应有视力紊乱和结膜炎、月经紊乱、血脂轻度升高、肌痛、关节痛和心律紊乱等。利福平可促进特比萘芬的血浆清除率，而甲晴咪呱则抑制其血浆清除，合并用药应注意调整用量。

3. 布替萘芬（butenafine）　布替萘芬属于苄甲胺衍生物，是在萘替芬基础上发展起来的广谱抗真菌药物，其化学结构和作用模式类似于丙烯胺类抗真菌药，兼具抑菌和杀菌作用，抗真菌活性与萘替芬和特比萘芬相似或略强，同时有较强的抗炎作用。布替萘芬对皮肤癣菌有杀菌作用（MIC值和MFC值相似，MFC值为0.012~0.05mg/L），其MFC比萘替芬、克霉唑和联苯苄唑低4~130倍，MIC比这些药低4-65倍；对白念珠菌有抑菌作用。在豚鼠表面使用1%14C标记布替萘芬溶液0.2ml 24小时，发现放射活性最高浓度在表皮，使用1~2天后放射性浓度达到平台，并维持7天以上，且布替萘芬在组织中的浓度已大大超过对敏感菌的杀菌浓度。动物研究显示布替萘芬的真菌清除率高于克霉唑、联苯苄唑等试验药物；使用布替萘芬一次后在皮肤尤其在角质层产生杀真菌浓度可维持至少72小时，由于该药具有强大的杀菌活性并可持续滞留于皮肤角质层，故停药后具有抗菌后效应，治愈后复发率低。

1%布替萘芬限于局部外用，足癣每日2次，连用7天或每日1次，连用4周；体股癣每日1次，连用2周。

（五）硫脲类药物

利拉萘酯（liranaftate）：利拉萘酯是新型的硫脲类抗真菌药物，通过抑制真菌细胞的角鲨烯环氧化酶，阻止真菌细胞膜麦角甾醇的生物合成，而发挥抗真菌活性。它与其他硫脲类抗真菌药物如托西拉酯和硫双萘酯（托萘酯）相比，相当于这两个药物连有甲基的苯环部位，利拉萘酯是连有甲氧基的吡啶环，因此抗真菌作用更强，抗菌谱更广。体外研究显示，对皮肤癣菌、暗色真菌、双相真菌、其他真菌如酵母菌也有抗菌活性，尤其对皮肤癣菌抗菌活性更强，明显优于托西拉酯和联苯苄唑。对红色毛癣菌的MIC范围0.009~0.078 μg/ml。

皮肤局部用药不易透皮吸收，有利于局部发挥抗真菌作用。临床疗效肯定，不良反应少。用药安全、方便，每天只需要用药1次。2%利拉萘酯乳膏限于局部外用，足癣每日1次，连用4周；体股癣每日1次，连用2周。

（六）吗啉类药物

阿莫罗芬（amorolfine）：阿莫罗芬在体外对皮肤癣菌、暗色真菌、酵母菌、马拉色菌及部分双相真菌非常敏感，但对曲霉、接合菌及镰刀菌等则不敏感。本品具有较广谱的抗真菌活力，除真菌外，有些抗菌活力相当于一些咪唑类药物，有的甚至更强，而且不仅具有抑真菌作用，有些甚至具有杀真菌作用，其中对白念珠菌和皮肤癣菌的杀菌活力尤佳。

本品仅供外用，用于治疗浅部真菌病。由于其在皮肤上能保留24小时，故每天1次外用即可。0.25%阿莫罗芬乳膏治疗皮肤浅表真菌感染，每日1次，疗程为3~4周。5%阿莫罗芬甲涂剂用于甲真菌病，每周1~2次，指甲需要6个月，趾甲需要12个月。极少数有局部刺激感、痒感、局部发红等。用50mg及100mg阴道片治疗阴道念珠菌病，一次性给药。

（七）其他合成抗真菌药物

1. 5-氟胞嘧啶（flucytosine，5-fluorocytosine，5-FC） 5-氟胞嘧啶对念珠菌属、新生隐球菌和部分暗色真菌有抗菌作用。口服吸收快速且接近完全，口服和静脉滴注后血药浓度相同。5-FC与蛋白结合较少（约12%），分布广泛，大多数组织和体液中的药物浓度高于同一时刻血药浓度的50%，消除的主要途径是肾脏。

5-FC有口服片剂和静脉滴注液。除治疗着色芽生菌病以外，5-FC极少单独用药，主要与两性霉素B联合应用治疗隐球菌病和深部念珠菌病。5-FC与氟康唑或伊曲康唑联合用药治疗艾滋病患者急性隐球菌性脑膜炎。

口服是首选的给药方法。如果患者不能口服，则采用胃肠外给药，可以静脉滴注或腹腔内灌注。对肾功能正常的成人，常规开始剂量为50~150mg/（kg·d），分为4次服用，间隔6小时。如果肾功能已受损，则首剂应减至25mg/kg，之后调整剂量和给药间隔。婴儿5-FC的半衰期延长，给药间隔应为12或24小时。

5-FC最常见的不良反应是恶心、呕吐和腹泻。血药浓度过高（大于100mg/L）可能产生血小板和白细胞减少，每周进行两次血常规检查。部分患者转氨酶升高，偶有肝坏死的报告。

两性霉素B与5-FC联合用药有协同作用。然而，两性霉素B的肾毒性作用可使5-FC的血药浓度升高。因此，联合用药时需监测5-FC的血药浓度。

2. 环吡酮（ciclopirox olamine） 环吡酮对皮肤癣菌、酵母菌、放线菌、双相真菌等有较强的抑菌和杀菌作用，对各种革兰氏阳性和阴性细菌、支原体、衣原体和阴道毛滴虫等也有较好的效果。仅供外用，治疗浅表真菌病。研究显示环吡酮可抑制花生四烯酸，具有抗炎和抗过敏作用，对角化过度型足癣疗效尤佳。具有穿透指趾甲的能力，对甲真菌病治疗效果亦好。1%环吡酮霜剂治疗浅部真菌病，每日2次，疗程为2~4周。8%环吡酮甲涂剂治疗甲真菌病，每日1次至每周1次，指甲需要6个月，趾甲需要12个月。

（八）碘类制剂

1. 碘（iodine）　碘具有十分强的杀细菌、真菌作用。因其可氧化微生物的原生质，并与其蛋白质结合使其变性。常配成2%的碘酊外用，抗真菌治疗主要用于头癣，与内服药其他外用制剂联合应用。此外，10%浓碘酊也可应用于甲真菌病的治疗。

2. 碘化钾（potassium iodide）　碘化钾迄今为止仍是治疗孢子丝菌病的首选药物，对一些真菌性肉芽肿常作为辅助治疗。一般常用10%碘化钾溶液口服，每次10ml，饭后服用，每日3次。儿童每日20~50mg/kg。若口服不能耐受，也可静脉注射5%碘化钾，每次10~20ml，连续15~30天。国外推荐采用饱和碘化钾溶液（1g/ml）口服。自每日3ml开始，用牛奶或水稀释，如可以耐受，则渐增加至每日9~12ml，如有效应继续治疗6~8周。较常见的不良反应包括胃肠反应，如恶心、呕吐、腹泻等，以及口中有金属味，腮腺、唾液腺肿胀，流泪增多等。此外，长期服药者还可以出现多形红斑，水疱和增殖性肉芽肿等皮肤损害。

3. 碘氯苯炔醚（haloprogin）　碘氯苯炔醚是一种外用广谱抗真菌和抗细菌药物。对皮肤癣菌、念珠菌和马拉色菌均有杀菌作用。使用1%霜剂或溶液，每日2次外用治疗体股癣、花斑癣和皮肤念珠菌病，疗程为2~4周。极少数患者有刺激、痒感、烧灼感，甚至产生过敏反应。

4. 聚维酮碘溶液（povidone iodine solution）　这是聚维酮与碘络合而成的外用药液。本品为棕红色液体，每100ml中含聚维酮碘5g，当接触创面或患处后即解聚释出碘而达到杀菌、消炎的目的。它对真菌、细菌、病毒和原虫等致病微生物都有强力杀灭作用，且因改变了碘的性状而没有一般碘制剂的缺陷，着色浅、褪色快且无刺激性。可用于全身包括面部在内的人体皮肤、黏膜、体腔等各个部位，适用于擦伤、刀伤、烧烫伤、疮疖等皮肤炎症，可将原液涂于患处，每日3次。对于念珠菌性外阴阴道炎等可用本品原液涂于患处，或用1∶5~10稀释液作阴道冲洗或坐浴15分钟。或用浸有药液的带线棉球置入阴道60分钟，每日2~3次。对甲状腺功能异常者，应慎用于大面积破损创面。

（九）酸类制剂

1. 水杨酸（salicylic acid）　水杨酸是一种目前临床广泛应用的安全、耐受性好的外用消毒防腐药。该药在≤0.3%的浓度时对致病性酵母菌、皮肤真菌、细菌等均有抑制作用。浓度为1%~2%时可以促进角质生长，>5%浓度时有角质剥脱作用。可外用于头癣、手足癣等治疗。一般外用制剂有粉剂，内含2%水杨酸，用于趾间浸渍糜烂型足癣；酊剂含6%水杨酸，用于手足癣等；软膏含5%~10%水杨酸，用于头癣的治疗。应与其他抗真菌剂配合应用。

2. 苯甲酸（benzoic acid） 苯甲酸和水杨酸相同，也是一种应用比较广泛的外用消毒防腐药物。可以抑制真菌生长。可用于治疗手足癣等真菌病。该药常与水杨酸配伍应用，配成酊剂，含12%的苯甲酸，用于手足癣治疗。也常配成软膏，如复方苯甲酸软膏（又称韦氏膏），浓度为12%，用于角化型手足癣的治疗。

3. 十一烯酸（undecylenic acid） 本品也为消毒防腐药，常配成2%~10%的粉剂、酊剂、软膏等制剂用于治疗手足癣、体股癣等浅部真菌病。

4. 冰醋酸（glaciale acetic acid） 本品也是外用消毒防腐药，常配成10%~30%的溶液治疗皮肤癣菌病，低浓度用于鳞屑角化型手足癣，高浓度用于甲真菌病的外用治疗。应注意本品的刺激性，对于浸渍糜烂型足癣患者不适用。

5. 乳酸（lactic acid） 水杨酸10.0g，乳酸6.0g，凡士林加至100.0g，制成软膏，能软甲治疗甲真菌病。

（十）染料类制剂

结晶紫（crystal violet 或甲紫，gantian viole）：这类染料对革兰氏阳性细菌，如葡萄球菌、白喉杆菌等有抗菌作用；对皮肤癣菌和念珠菌也有较好的杀菌效力。1%~2%水溶液或酒精溶液俗称紫药水，常用于口腔、外阴黏膜念珠菌病或足癣继发细菌感染。其1%甲紫（结晶紫）氧化锌糊膏可用于治疗足癣继发细菌感染。

（十一）其他传统抗真菌药物

1. 大蒜新素（allilridum） 大蒜经高真空分馏得到的一种有效挥发油，也可人工合成。体外研究表明大蒜新素对多种球菌、杆菌、白念珠菌、新生隐球菌、曲霉、镰刀菌等均有一定抑制作用。临床上主要用于白念珠菌或新生隐球菌所致的深部真菌病。静脉和口服给药后，能迅速吸收并分布到各脏器。主要供静脉注射用，成人每日60~100mg，溶于5%葡萄糖液500ml中缓慢滴注，疗程视病情而定，连续数周或数月，可与其他抗真菌药物合用。也可口服胶丸，每次20~60mg，每日3次，饭后服用。未见严重副反应，注射较快时可有胸部或全身灼热感，亦可有恶心、呕吐、静脉炎等。

2. 硫黄（sulfur或升华硫sublimated sulfur） 该药物具有杀细菌、杀真菌、杀疥虫、止痒、脱脂及角质形成等作用。其机制在于与皮肤接触后形成硫化氢和五硫磺酸，后两种化合物具有抑菌作用。该药常制成5%~10%的软膏、糊膏、乳剂和洗剂，外用治疗头癣、体股癣、疥疮及脂溢性皮炎等。

3. 硫代硫酸钠(sodium thiosulfate)　治疗花斑糠疹外用20%~40%硫代硫酸钠液,然后外用1%盐酸溶液,使其生成硫磺而杀灭真菌。每日外涂2次,治愈为止。

4. 高锰酸钾(potassium permanganante)　1∶5 000~8 000水溶液泡足治疗足癣继发细菌感染。高锰酸钾粉末加5%甲醛溶液,用于实验室空气消毒杀灭真菌。

5. 吡硫锌(zinec pyrithione)　2%混悬液作成香波,治疗脂溢性皮炎和花斑糠疹。

6. 硫化硒(selenium sulfide)　2.5%硫化硒加适量分散剂、缓冲剂和洗净剂制成香波,治疗花斑糠疹和脂溢性皮炎。

7. 托萘酯(tolnaftate)　是一个硫代氨基甲酸类药物,为局部应用抗真菌剂,是治疗皮肤癣菌病较古老的药物。对皮肤癣菌有较好抑菌效果,但对念珠菌无效。外用制剂有1%霜剂、凝胶剂及溶液剂等,每日2次,疗程为7~14天。

四、浅部皮肤黏膜真菌病抗真菌药物的合理用药

1. 外用或内用。一般浅部真菌病首选外用抗真菌药物。但头癣、甲真菌病首选内服药物,头癣以灰黄霉素为佳,甲真菌病以伊曲康唑或特比萘芬为佳。甲真菌病病情较轻或年老或有内部疾病,应选外用抗真菌药物治疗,如环吡酮、阿莫罗芬甲涂剂等。

2. 经济的考虑首选传统性抗真菌药物。

3. 初发疾病或反复发作初发者可选用一般抗真菌药物,如克霉唑、咪康唑等。如屡次发作,例如复发性念珠菌性阴道炎,需加强用药,甚至口服三唑类药物,并加用免疫调节剂。反复发作者,要多次经期前用药。

4. 有无并发疾病。如合并糖尿病、长期服糖皮质激素者,较难治愈,应选较强抗真菌药物,且要长期治疗,必要时更换药物以防耐药。同时应积极治疗基础性疾病。

参考文献

1. 王端礼. 医学真菌学实验室检验指南. 北京:人民卫生出版社,2005.
2. 陈毅坚. 真菌分类的变化与发展. 玉溪师范高等专科学校学报,2000,16(3):69-71.
3. 于荣利,曹辉,朱丽娜,等. 科技论文中真菌拉丁学名的正确表述. 编辑学报,2010,22(5):399-401.
4. 刘维达. 医学真菌新分类及其与临床诊治关联的思考. 皮肤性病诊疗学杂志,2013,20(3):145-146.
5. 朱研研,王耀耀,付美红,等. 真菌分类鉴定研究进展. 河北化工,2010,4(33):37-39.
6. 柳朔怡,吴尚为. 分子系统学在真菌分类命名中的应用与进展. 微生物学免疫学进展,

2015,43(1): 48~53.

7. Bass D, Richards TA. Three reasons to re-evaluate fungal diversity ‘on earth and in the ocean’.Fungal Biol Rev,2011,25(4): 159-164.
8. 杨祝良. 基因组学时代的真菌分类学: 机遇与挑战. 菌物学报,2013,32(6): 931-946.
9. 林晓民,李振岐,王少先. 真菌rDNA的特点及在外生菌根菌鉴定中的应用. 西北农业学报,2005,14(2): 120-125.
10. 张传博,苏晓庆. 几种基于基因组DNA的真菌分类技术研究进展. 贵州师范大学学报(自然科学版),2006,24(1): 113-118.
11. 余知和,曾昭清. DNA分子标记技术在真菌系统学研究中的应用及影响. 菌物学报,2013,32(1): 1-14.
12. Hawksworth DL. The magnitude of fungal diversity: the 1.5 million species estimate revisited. Mycol Res,2001,105(12): 1422-1432.
13. Schoch CL, Seifert KA, Huhndorf S, et al. Nuclear ribosomal internal transcribed spacer(ITS) region as a universal DNA barcode marker for fungi. Proc Natl Acad Sci USA,2012,109(16): 6241-6246.
14. Hibbett D, Ohman A, Glotzer D, et al. Progress in molecular and morphological taxon discovery in fungi and options for formal classification of environmental sequences. Fungal Biol Rev,2011,25(1): 38-47.
15. James TY, Kauff F, Schoch CL, et al. Reconstructing the early evolution of fungi using a six-gene phylogeny. Nature,2006,443(7113): 818-822.
16. 王征,戴玉成. 真菌生命之树项目(Assembling the fungal tree of life)和美国真菌系统学研究现状. 菌物学报,2009,28(6): 878-887.
17. Hibbett DS, Binder M, Bischoff JF, et al. A higher-level phylogenetic classification of the fungi. Mycol Res,2007,111(5): 509-547.
18. Tanabe Y, Watanabe MM, Sugiyama J. Evolutionary relationships among basal fungi (*Chytridiomycota* and *Zygomycota*): Insights from molecular phylogenetics. J Gen Appl Microbiol,2005,51(5): 267-276.
19. James TY, Letcher PM, Longcore JE, et al. A molecular phylogeny of the flagellated fungi (*Chytridiomycota*) and description of a new phylum(*Blastocladiomycota*). Mycologia, 2006,98(6): 860-871.
20. Schüßler A, Schwarzott D, Walker C. A new fungal phylum, the *Glomeromycota*: phylogeny and evolution. Mycol Res,2001,105(12): 1413-1421.
21. Samson R, Yilmaz N, Houbraken J, et al. Phylogeny and nomenclature of the genus *Talaromyces* and taxa accommodated in *Penicillium subgenus Biverticillium*. Stud Mycol, 2011,70(1): 159-183.
22. Tavanti A, Davidson AD, Gow NA, et al. Candida orthopsilosis and *Candida metapsilosis spp. nov.* to replace *Candida parapsilosis* groups Ⅱ and Ⅲ. J Clin Microbiol,2005,43(1): 284-292.
23. Fisher M, Koenig G, White T, et al. Molecular and phenotypic description of *Coccidioides*

posadasii sp. nov., previously recognized as the non-California population of *Coccidioides immitis*. Mycologia, 2002, 94(1): 73-84.
24. Marimon R, Cano J, Gené J, et al. *Sporothrix brasiliensis*, *S. globosa* and *S. mexicana*, three new Sporothrix species of clinical interest. J Clin Microbiol, 2007, 45(10): 3198-3206.
25. Marimon R, Gené J, Cano J, et al. *Sporothrix luriei*: a rare fungus from clinical origin. Med Mycol, 2008, 46(6): 621-625.
26. Houbraken J, Frisvad JC, Samson RA. Fleming's penicillin producing strain is not *Penicillium chrysogenum* but *P. rubens*. IMA Fungus, 2011, 2(1): 87.
27. Sugui JA, Peterson SW, Clark LP, et al. *Aspergillus tanneri sp. nov.*, a new pathogen that causes invasive disease refractory to antifungal therapy. J Clin Microbiol, 2012, 50(10): 3309-3317.
28. De Melo Teixeira M, Theodoro RC, De Oliveira FFM, et al. *Paracoccidioides lutzii sp. nov.*: biological and clinical implications. Med Mycol, 2014, 52(1): 19-28.
29. 白逢彦,蔡磊,刘杏忠. 一种真菌一个名称: 真菌命名法规面临重大变革. 中国菌物学会第五届会员代表大会暨2011年学术年会论文摘要集,2011.
30. Norvell LL. Fungal nomenclature. 1. Melbourne approves a new code. Mycotaxon, 2011, 116(1): 481-490.
31. 徐宏发,王静波. 分子系统学研究进展. 生态学杂志,2001,20(3): 41-46.
32. 蒋盛岩,张志光. 真菌的分子生物学鉴定方法. 生物通报,2002,37(10): 4-7.
33. 刘刚,周与良. 真菌分类技术的进展. 微生物学通报,1995,22(6): 362-366.
34. 黄勃,于春秀,陈晓琳. 利用RAPD技术对拟青霉属菌株进行分类鉴定. 菌物系统,2002,21(1): 28-33.
35. 张传博,苏晓庆. 几种基因组DNA的真菌分类技术研究进展. 贵州师范大学学报(自然科学版),2006,24(1): 311-811.
36. 张宏. 真菌分类学中的分子生物学技术点评. 国外医学皮肤性病学分册,1997,22(4): 215-219.
37. 周与良,邢来君. 真菌学. 北京: 高等教育出版社,1986.
38. 邢来君. 普通真菌学. 北京: 高等教育出版社,2001.
39. 邵力平,沈瑞祥. 真菌分类学. 北京: 中国林业出版社,1984.
40. 张纪忠. 微生物分类学. 上海: 复旦大学出版社,1990.
41. 缪承杜,洪葵. 真菌分类技术的研究进展. 安徽农业科学,2007,35(22): 6695-6700.
42. 陈毅坚. 真菌分类的变化与发展. 玉溪师范高等专科学校学报,2000,16(3): 69-71.
43. 李若瑜,李东明,余进,等. 真菌与真菌病研究近况. 北京大学学报(医学版),2002,34(5): 563-599.
44. 任兵,王在义. 真菌感染的诊断与治疗新进展. 临床肺科杂志,2014,19(1): 140-142.
45. 张成锋,陈连军. 抗真菌药在皮肤浅部真菌病治疗中的合理应用. 上海医药,2010,31(4): 163-167.
46. 周晓明. 抗真菌药物及其临床应用进展. 中国药业,2014,23(14): 117-119.
47. 陈勇. 抗真菌药物的研究进展. 安阳师范学院学报,2013(2): 13-16.

48. 徐波，蒋琰，张万年，等. 抗真菌药物靶标及其抑制剂的研究进展. 药学实践杂志，2013，31(5)：321-325.
49. 赵文艳，严子禾. 真菌耐药性及新型抗真菌药物研究进展. 中国药业，2014，23(6)：94-95.
50. 申玲，姜远英，曹永兵. 植物成分协同抗真菌作用的研究进展. 中国真菌学杂志，2013，8(1)：55-59.
51. 汪长中，王龙海. 真菌的中药干预研究近5年进展. 中国中药杂志，2010，35(13)：1769-1772.
52. 范国君. 中药抗真菌研究进展. 四川中医，2014，32(8)：185-186.

第二节 抗真菌治疗常用中药及方剂

中医治疗皮肤黏膜真菌病历史悠久，中医认为此类疾病多因感受风、湿、暑、热、虫邪等外邪，或兼有脾虚血燥等内因，导致邪郁腠理，发为皮肤癣疮。治疗方面，常选用清热利湿、杀虫解毒等方法进行治疗。

中药作为天然的药用植物，一些中药中含有很多活性强，副反应小的抗真菌活性成分，且其作用温和、价格低廉且来源广泛，临床实践证实，部分中药临床疗效显著。因此，从20世纪20年代开始，人们便开始从中药中寻找高效低毒的抗真菌中药，至60年代已成功地筛选出许多具有抗真菌活性的中药。特别是进入90年代后，抗真菌中药的研究有了长足的进步，如开展了中药抗真菌作用的有效成分研究、中药联合应用的抗真菌作用研究、抗真菌作用的复方研究、中药抗真菌的作用机制研究等。目前，至少已报道有300多种中药具有不同程度的抗真菌作用，如土荆皮、乌梅、牡丹皮、黄柏、野菊花、苍耳子等，均有较强的抑制真菌作用。在此基础上，近年来有关中药抗真菌作用机制的研究，也从对真菌细胞壁、细胞膜的作用，对真菌细胞核酸、蛋白质的作用以及对细胞能量代谢及其他作用等方面开展。除此之外，一些中药除了自身具有抗菌作用外，在与某些抗真菌药合用时还可起到增效或者抗耐药作用。开发出既能较好抑制真菌，又能提高机体免疫功能的中药内服制剂，或对其他抗真菌药具有增效解毒作用的中药将是今后研究的一个重要方向。

现就临床常用以及体外实验证实具有良好抗真菌效果的中药及复方介绍如下。

一、常用中药

土 荆 皮

【别名】土槿皮，木槿皮，川槿皮，金针松。

【来源成分】松树科植物金针松的干燥根皮或近根的树皮，或锦葵科植物木荆树干燥茎皮。主含土荆皮乙酸和黏液质。

【性味归经】性温,味辛,有毒。归肺、脾经。

【功效】杀虫解毒,利湿止痒。用于疥癣,可治疗手足癣、股癣、瘙痒症等。

【用法】制成10%~15%酊剂、乳膏剂、汤剂、涂膜剂、散剂、擦剂、洗剂、颗粒剂等外用。

【药理学作用】

1. 抗真菌　近年来发现土荆皮在临床上对手癣、脚癣、体癣等疗效显著,且土荆皮多种化学成分具有抗真菌等活性。土荆皮含有多种抗真菌的有效成分,土荆皮单独制成制剂,或与中药和西药联合制成复方制剂使用,可以增强其抑菌作用。陈洁等[1]参照CLSI推出的M38-A2方案,采用微量稀释法对土荆皮的体外抗真菌活性进行测试,发现土荆皮对新型隐球菌和红色酵母菌都有一定的抑菌活性。宫毓静[2]使用体外半固体药基法进行抗真菌药敏试验,证实1mg/ml的土荆皮95%乙醇粗提物对白念珠菌、啤酒酵母和威克海姆原藻3种真菌均有较强的抑制作用。进一步研究发现土荆皮乙酸对白念珠菌浮游菌和生物膜具有明显的抑制作用[3]。Li等[4]发现土荆皮乙酸对球拟酵母菌和白念珠菌的抑制作用显著,其疗效和两性霉素B相当,对发癣菌和石膏样小孢子菌也有抑制作用。Yang等[5]对提取的19个二萜类化合物进行抗真菌实验研究,发现有 5 个化合物具有抑制白念珠菌的作用,其中土荆皮乙酸的抑菌作用最强,其最小抑菌浓度是3.12mg/L,土荆皮甲酸次之。文献报道体外抗菌实验证实土荆皮对新型隐球菌、镰刀、尖孢镰刀、白念珠菌、标准22019近平滑念珠菌、热带念珠菌、克柔念珠菌、疣状瓶霉、曲霉、石膏样小孢子菌、红色毛癣菌、须癣毛癣菌、犬小孢子菌和絮状表皮癣菌均有抑制作用。醇提土荆皮对白念珠菌有较强杀菌作用[6~8]。

2. 其他　土荆皮有抗过敏、抗肿瘤、抗血管生成作用。

黄　连

【别名】川连,雅连,味连,运连,鸡爪连,支连。

【来源成分】毛茛科植物黄连、三角叶黄连或云南黄连的干燥根茎。含小檗碱,甲基黄连碱,表皮檗碱等。

【性味归经】性寒,味苦。归心、肝、脾、胃、大肠经。

【功效】泻火解毒。清热燥湿,长于清胃火,清心经之热,清中焦之热,并可杀虫。煎水浸泡治疗皮肤黏膜念珠菌病。

【用法】内服2~5g。黄连粉外用有收敛止痒之效,可治疗多种皮肤病。制成粉剂、溶液、酊剂、软膏、乳膏、浴液等。

【药理学作用】

1. 抗真菌　真菌方面,黄连对石膏样小孢子菌、红色毛癣菌、须癣毛癣菌、犬小孢子菌和絮状表皮癣菌有较强的杀菌作用，水提黄连MFC与醇提黄连MFC相近[7,9]。对念珠菌属、隐球菌、酵母等真菌均有抗菌性。宫毓静[2]使用体外半固体药基法进行抗真菌药敏试验，证实1mg/ml的黄连95%乙醇粗提物对白念珠菌和威克海姆原藻2种真菌，10mg/ml的黄连95%乙醇粗提物对啤酒酵母均有较强的抑制作用。李大宁[10]使用流式细胞术测定小檗碱对白念珠菌胞核的作用，FCM检测结果显示，随着药物浓度的升高，白念珠菌的S-Gz-M比例呈降低趋势。提示白念珠菌受到小檗碱的抑制。水提黄连对白念珠菌有较强抑菌作用，水提和醇提黄连对糠秕马拉色菌有较强抑菌作用[6]。

2. 其他　黄连有抗菌、抗原虫、杀滴虫作用。黄连抗菌谱广泛，对革兰氏阳性和阴性细菌及总型流感病毒、真菌类均有一定的抑制作用。小檗碱对金黄色葡萄球菌、溶血性链球菌，痢疾杆菌等有抑制作用，可扩张血管，有胆碱酯酶的作用，大剂量时能抑制乙酰胆碱并对抗之，有利胆作用。用于小儿湿疹、脓疱疮、传染性湿疹样皮炎、痈、疖、丹毒、痤疮等。

黄　芩

【别名】空心草，子芩。

【来源成分】唇形科植物黄芩、滇南黄芩、丽江黄芩干燥的根。用现代工艺提取有效成分，制成黄芩溶液、浸膏、超细粉。含有黄芩素、黄芩苷、黄芩苷元、汉黄芩苷、汉黄芩素、糖类、氨基酸等。

【性味归经】性寒，味苦。归肺、胆、胃、大肠经。

【功效】清热泻火，燥湿解毒，炭可止血，长于清肺热，泻上焦之火。用于湿热引起的皮肤病，如湿疹、皮炎、红斑类疾患。

【用法】内服3~9g。配豆蔻、滑石、通草可泻火解毒，治皮肤湿烂、瘙痒。黄芩研末外用，可消炎抑制渗出。制成药油，用于烧伤、溃疡、天疱疮等。制成护肤、防晒膏霜，乳液，浴液，香波化妆品，用于护肤、润肤、防晒。

【药理学作用】

1. 抗真菌　黄芩对石膏样小孢子菌和红色毛癣菌有较强的抗菌活性[9]，宫毓静[2]使用体外半固体药基法进行抗真菌药敏试验，证实10mg/ml的黄芩95%乙醇粗提物对白念珠菌、啤酒酵母和威克海姆原藻3种真菌均有较强的抑制作用。李大宁[10]使用流式细胞术测定黄芩苷对白念珠菌胞核的作用，FCM检测结果显示，随着药物浓度的升高，白念珠菌的S-Gz-M比例呈降低趋势。提示白念珠菌受到黄芩苷的抑制。于军等[8]进行的体外抗菌实验证实黄芩对新型隐球菌、镰刀、尖孢镰刀、白念珠菌、标准22019近平滑念珠菌、热带念珠菌、克柔念珠菌、疣状瓶霉、曲霉均有抑制作用。

2. 其他　黄芩有抗菌、抗炎、抗氧化、抗过敏、防晒，促进上皮生长作用。对豚鼠被动性皮肤过敏反应、组胺皮肤反应有抑制作用，主要是伤害了肥大细胞的酶活动系统，抑制了过敏介质的释放，并可降低毛细血管的通透性，抑制过敏性的水肿及炎症，并对铜绿假单胞菌、金黄色葡萄球菌、链球菌等有抑制作用。

黄　柏

【别名】关黄柏，川黄柏，檗木，黄檗，檗皮。

【来源成分】芸香科植物黄檗、黄皮树、秃叶黄皮树的干燥树皮。含小檗碱、黄柏酮、黄柏内酯、苷类、多糖、氨基酸及微量元素等。

【性味归经】性寒，味苦。归肾、膀胱经。

【功效】清热泻火，燥湿解毒，长于清下焦实火，清肾火。用于脓疱疮、毛囊炎、冻疮、烧伤、足癣等。

【用法】内服10~15g。配苍术、牛膝，可治足膝肿痛；配车前子、苦参、白果可治白带、阴痒、阴肿、下肢湿疹、阴茎生疮等；配栀子、黄连、大黄可清血分湿热，治皮肤发黄、瘙痒、湿疹、天疱疮等。常与黄连、黄芩、地榆合用，制成溶液，用于湿疹、皮炎；制成散剂、软膏剂、油剂、糊剂、酊剂、气雾剂、浴液、花露水外用。

【药理学作用】

1. 抗真菌　黄柏煎剂或浸剂对多种常见的致病性皮肤真菌如堇色毛癣菌、絮状表皮癣菌、犬小孢子菌、许兰毛癣菌、须癣毛癣菌、石膏样小孢子菌、红色毛癣菌、奥杜盎小孢子菌、新型隐球菌、红色酵母菌等均有不同程度的抑制作用[1,7,9]。宫毓静[2]使用体外半固体药基法进行抗真菌药敏试验，证实1mg/ml的黄柏95%乙醇粗提物对白念珠菌、10mg/ml的黄柏95%乙醇粗提物对啤酒酵母和威克海姆原藻均有较强的抑制作用。郭志坚等[11]的研究表明，黄柏叶的3种黄酮苷化合物对白毛霉菌和灰黄毛霉菌亦有一定的抑制作用。刘春平等[12]提取黄柏中盐酸小檗碱，观察其对红色毛癣菌、须癣毛癣菌、犬小孢子菌、石膏小孢子菌和絮状表皮癣菌有抑制作用。并且呈一定量效反应关系。同时发现，不同提纯度的盐酸小檗碱对同一种皮肤癣菌的抑菌作用不完全相同。粗品对红色毛癣菌、须癣毛癣菌、石膏小孢子菌抑菌作用优于精制品。由此推断，黄柏抗真菌作用是其有效组分群的整体作用，而非单一成分的作用。除此之外，醇提黄柏对白念珠菌有较强抑菌作用[6]。

2. 其他　黄柏有抗菌、抗滴虫作用。

紫　草

【别名】软紫草，硬紫草，滇紫草。

【来源成分】紫草科植物新疆紫草或内蒙紫草的干燥根。用现代工艺提取有效成分。含乙酰紫草醌、紫草醌、酰化紫草素、脂肪酸、鞣酸、树脂,多糖类、无机盐、紫草烷、异丁醌、紫草红等。

【性味归经】性寒,味甘、咸。归心、肝经。

【功效】清热解毒,凉血活血,除湿消肿,生肌敛疮,润肤止痒。用于药疹、皮肤溃疡、脓疱疮、烧伤、口疮等。

【用法】内服5~9g。制成5%~10%紫草油、油膏、软膏外用。用于化妆品,制成唇膏、面乳、乳膏、浴油,发油等,具有抗脂溢、祛粉刺、防治黄褐斑、生发作用。紫草红作为天然色素,添加于外用药及化妆品。煎水浸泡治疗皮肤黏膜念珠菌病。

【药理学作用】

1. 抗真菌　文献报道,紫草中的萘醌具有很强的抗真菌作用,对念珠菌病有显著的治疗作用[13]。宫毓静[2]使用体外半固体药基法进行抗真菌药敏试验,证实10mg/ml的紫草95%乙醇粗提物对啤酒酵母和威克海姆原藻两种真菌均有较强的抑制作用。体外实验证明,醇提紫草对红色毛癣菌、石膏样毛癣菌、近平滑念珠菌、白念珠菌、光滑念珠局、热带念珠菌有抑菌作用[14]。

2. 其他　紫草有抑菌、抗炎、促进愈合、收敛、抗病毒、抗肿瘤、润肤祛斑、祛痘作用。

防　风

【来源成分】伞形科植物防风的干燥根。含酚类物质、甘露醇、有机酸、多糖类。

【性味归经】性温,味辛、甘。归膀胱、肝、脾经。

【功效】祛风解表,胜湿止痉。为风药中之润剂,可通治一切风邪,祛风之力强于荆芥,能入骨肉,善搜筋骨之风,故诸风之证皆可配用。有解热发汗作用,能促进汗腺分泌和皮肤血液循环。治外感风寒,头痛,目眩,项强,风寒湿痹,关节酸痛,四肢挛急,破伤风。皮肤科取其祛风胜湿之功,可达止痒止痛之效。

【用法】内服3~10g。配蝉衣、猪牙皂、天麻,用荆芥酒送下,可治一切风、疥、癣、疮、皮肤瘙痒、荨麻疹等瘙痒性皮肤病;配羌活,可祛上半身风,用于头面部湿疹、皮炎等病;配独活可祛下半身风,用于下肢湿疹、皮炎;配当归、丹皮可祛血中之风,用于玫瑰糠疹、多形红斑;配黄芩、黄连、桑叶可祛热风,用于风热性荨麻疹。

【药理学作用】镇痛、镇静、抗过敏、解热作用。

【注意事项】血虚痉急或头痛不因风邪者忌服。

丁　香

【别名】丁子香，支解香、雄丁香，公丁香。

【来源成分】本品为桃金娘科植物丁香的干燥花蕾。当花蕾由绿色转红时采摘，晒干。

【性味归经】辛，温。归脾、胃、肺、肾经。

【功效】温中降逆，补肾助阳。用于脾胃虚寒，呃逆呕吐，食少吐泻，心腹冷痛，肾虚阳痿。

【用法】内服，煎汤；或入丸、散。外用：研末调敷。

【药理学作用】

1. 抗真菌　宫毓静[2]使用体外半固体药基法进行抗真菌药敏试验，证实10mg/ml的丁香95%乙醇粗提物对白念珠菌、啤酒酵母和威克海姆原藻3种真菌均有较强的抑制作用。陈洁等[1]参照CLSI推出的M38-A2方案，采用微量稀释法对丁香的体外抗真菌活性进行测试，发现丁香对新型隐球菌和红色酵母菌都有一定的抑菌活性。叶其馨等[15]采用培养基药物浓度稀释法对11种中药提取物进行体外抗真菌实验，发现丁香（50 μg/ml）对絮状表皮癣菌、石膏样小孢子菌和红色毛癣菌有体外抑菌活性。李大宁[10]使用流式细胞术测定丁香酚对白念珠菌胞核的作用，FCM检测结果显示，随着药物浓度的升高，白念珠菌的S-Gz-M比例呈降低趋势。提示白念珠菌受到丁香酚的抑制。乙醇浸剂1∶100、丁香油及丁香酚1∶8000~1∶16 000对星形奴卡菌、许兰黄癣菌、石膏样小孢子菌及腹股沟表皮癣菌等有抑制作用。

2. 其他　丁香有抗菌、驱虫、健胃、止痛等作用。

羌　活

【别名】川羌。

【来源成分】伞形科植物羌活或宽叶羌活的干燥根茎及根。含挥发油。

【性味归经】性温，味辛、苦。归膀胱、肾经。

【功效】祛风胜湿，疏散表寒，并可通畅血脉，托里排脓，发溃生肌。可治由风寒湿引起的皮肤瘙痒、疼痛、风水水肿及痈疽疮毒不溃等。

【用法】内服3~10g。

【药理学作用】

1. 抗真菌作用　羌活对皮肤表浅真菌有抑制作用：宫毓静[2]使用体外半固体药基法进行抗真菌药敏试验，证实10mg/ml的羌活95%乙醇粗提物对啤酒酵母和威克海姆原藻两种真菌均有较强的抑制作用。

2. 其他　羌活对痢疾杆菌、大肠杆菌、伤寒杆菌、绿脓杆菌和金黄色葡萄球菌等，均有明显抑制作用。另有解热、抗炎、镇痛、抗心律失常等作用。

牡 丹 皮

【别名】丹皮

【来源成分】毛茛科植物牡丹的干燥根皮。含牡丹酚、牡丹酚原苷及挥发油。

【性味归经】性凉，味辛、苦。归心、肝、肾经。

【功效】清热凉血，活血消瘀，长于凉血热，行血滞。用于温毒发斑，吐血衄血，痈肿疮毒，跌扑伤痛。

【用法】内服10~15g。

【药理学作用】

1. 抗真菌　牡丹皮浸液在试管内对铁锈色小芽孢菌等10余种皮肤真菌有抑制作用，体外实验对马拉色菌有抑菌作用[16]。宫毓静[2]使用体外半固体药基法进行抗真菌药敏试验，证实1mg/ml的牡丹皮95%乙醇粗提物对白念珠菌、啤酒酵母和威克海姆原藻3种真菌均有较强的抑制作用。牡丹皮中含有没食子酸成分，没食子酸具有抗菌、抗病毒、抗真菌作用，其对白念珠菌生物膜的发育有明显的干预作用，表现为对白念珠菌的早期黏附有明显的抑制功能。牡丹皮抗白念珠菌的作用可能与牡丹皮中含有没食子酸有关，但不排除牡丹皮中其他成分具有抗菌活性[17]。

2. 其他　丹皮在试管里对葡萄球菌、大肠杆菌有抗菌作用，并能降低血管的通透性，消水肿。

菊 花

【别名】杭菊花，白菊花，滁菊花，贡菊花，甘菊花等。

【来源成分】菊科植物菊的干燥头状花序。含17种氨基酸、微量元素、挥发油、黄酮类、维生素、腺嘌呤等。

【性味归经】性微寒，味甘、苦。归肺、肝经。

【功效】疏散风热，明目解毒，并可疏肝益肾。分有白菊、黄菊、野菊三种。疏散风热多用黄菊，平肝益肝多用白菊，清热解毒多用野菊。

【用法】内服10g。黄菊花配桑叶、防风、薄荷可治一身之风、皮肤瘙痒，如急性荨麻疹、皮肤瘙痒症；黄菊花配龙胆草、石膏可治目赤面肿，如头面部湿疹、过敏性皮炎等；野菊花配双花、蒲公英、赤芍治头面丹毒、疖肿；配熟地、山药、山茱萸等可治疗肝肾不足引起的眼、口溃烂生疮，如白塞病。制成溶液外用。

【药理学作用】

1. 抗真菌　1∶4的水浸剂对皮肤表浅真菌有抑制作用。宫毓静[2]使用体外半固体药基法进行抗真菌药敏试验，证实10mg/ml的野菊花95%乙醇粗提物对威克海姆原藻有较强的抑制作用。

2. 其他 菊花有抗菌、抗炎、活血、美容作用。对金黄色葡萄球菌、乙型链球菌有抑制作用。高浓度的水浸液有抗病毒作用，菊花并有增强毛细血管抵抗力和降低血管通透性作用。

苦 参

【别名】野槐，苦骨，凤凰瓜，牛参。

【来源成分】豆科植物苦参的干燥根。含苦参碱，氧化苦参碱、异苦参碱等22种生物碱，苦参醇、苦参啶醇、新苦参醇、异苦参酮等。

【性味归经】性寒，味苦。归心、脾、肾、大肠、膀胱经。

【功效】清热燥湿，祛风杀虫。用于痤疮、酒渣鼻、皮肤瘙痒症、银屑病、湿疹、皮炎、扁平疣、滴虫性阴道炎等。

【用法】内服5~10g。因其以清利湿热为专长，又有除湿止痒杀虫的作用，故皮肤科临床上配白鲜皮、防风、刺蒺藜治疗神经性皮炎、皮肤瘙痒症、慢性荨麻疹等疾病；配车前子、防己可治湿热下注之腿足肿胀湿烂；配丹皮、赤芍可治玫瑰糠疹；配黄柏可治下焦湿热、外阴湿烂，如白塞病、阴囊湿疹等：苦参煎汤外洗或研末外用均有较好的止痒杀虫效果。制成散剂、溶液、酊剂、软膏、油膏、乳膏、乳液外用。

【药理学作用】

1. 抗真菌 8%煎剂、1：3水浸剂时对皮肤表浅真菌有抑制作用。体外实验中，对红色毛癣菌、石膏样毛癣菌、白念珠菌、新型隐球菌、镰刀、尖孢镰刀、白念珠菌、标准22019近平滑念珠菌、热带念珠菌、克柔念珠菌、疣状瓶霉、曲霉、红色酵母菌均有抑菌作用[1,8,18]。

2. 其他 苦参有抗菌、抗炎、抗麻风、抗过敏反应、杀虫、抗肿瘤作用。醇浸膏有抗滴虫的作用，其含的氧化苦参碱有抑制变态反应的作用。

地 肤 子

【别名】扫帚子，地葵，地麦，益明，落帚子。

【来源成分】藜科植物地肤的成熟果实。含三萜皂苷、脂肪油、生物碱、黄酮、维生素A。

【性味归经】性寒，味甘、苦。归肾、膀胱经。

【功效】清热利湿，祛风止痒。去皮肤中积热，除皮肤外湿痒，可治风疹、疮毒、疥癣等病。

【用法】内服9~15g。配猪苓、泽泻、车前子可清利下焦湿热，利湿止痒，治疗湿疹、疱疹样皮炎、荨麻疹等；配白鲜皮、黄柏、苦参可治疗由湿热引起的皮肤瘙痒、亚急性湿疹、急性荨麻疹、神经性皮炎等；配苦参、土荆皮、百部、明矾等煎水外洗，可治疗阴部瘙痒、湿疹、手足癣、皮肤瘙痒症等.制成溶液、乳膏，用于湿疹、皮炎。制成沐浴剂，用于洗浴、痱子。

【药理学作用】

1. 抗真菌 地肤子对真菌有一定抑制作用，体外实验中，水浸剂1：3对许蓝黄癣菌、奥杜盎小芽孢癣菌、铁锈色小芽孢菌、羊毛状小芽孢菌、红色酵母菌等有抑制作用[1]。

2. 其他 地肤子有抗组胺、抑菌作用。

蛇 床 子

【来源成分】伞形科植物蛇床的干燥成熟果实。挥发油中含左旋蒎烯、并撷草酸、龙脑酯及蛇床子素等。

【性味归经】性温，味辛、苦；有小毒。归肾经。

【功效】温肾助阳，祛风燥湿杀虫。用于皮肤瘙痒症、癣、阴囊湿疹、外阴瘙痒、阴道炎等。

【用法】用量5~10g。配菟丝子、五味子，可治阳痿不起、妇人阴中肿痛、男子阴部湿痒及恶疮；配苦参、百部、白矾煎水外洗治疗阴囊湿疹、女阴湿疹、表皮癣菌病等。蛇床子煎水湿敷可抑制渗出、消炎，治疗急性渗出性皮肤病。

【药理学作用】

1. 抗真菌 体外实验提示，蛇床子对红色毛癣菌、威克海姆原藻、啤酒酵母、新型隐球菌、红色酵母菌、镰刀、尖孢镰刀、白念珠菌、标准22019近平滑念珠菌、热带念珠菌、克柔念珠菌、疣状瓶霉、曲霉有较强的抗真菌活性[1,2,8,9]；醇提蛇床子对石膏样小孢子菌、红色毛癣菌、须癣毛癣菌、犬小孢子菌和絮状表皮癣菌有较强的杀菌作用[7]。

2. 其他 蛇床子还有抗菌、抗滴虫、有雄性激素样、局部麻醉作用等药理作用。

【注意事项】阴虚火旺或下焦有湿热者不宜内服。

白 鲜 皮

【别名】北藓皮，白膻，白羊鲜，八股牛。

【来源成分】芸香科植物白鲜的干燥根皮。含白鲜碱、白鲜内酯、谷固醇、黄柏酮、胆碱、皂苷、挥发油等。

【性味归经】性寒，味苦。归胃、脾、膀胱经。

【功效】清热燥湿，祛风解毒，止痒消肿。用于湿热疮毒，黄水淋漓，湿疹，风疹，疥癣疮癞，风湿热痹，黄疸尿赤。用于湿疹，手足癣，皮肤瘙痒症等。

【用法】内服15~30g。外用制成溶液、粉剂、软膏、酊剂、浴液。

【药理学作用】

1. 抗真菌　其1∶4的水浸剂对毛发真菌有抑制作用，为治疗皮肤瘙痒及真菌感染之要药，单用有效。体外实验提示，白鲜皮对红色酵母菌、威克海姆原藻等有一定抑制作用[1,2]。

2. 其他　白鲜皮有抗过敏、抗真菌作用，使心血搏出量增强，可收缩血管。

首　乌　藤

【别名】夜交藤。

【来源成分】蓼科植物何首乌的干燥藤茎。

【性味归经】性平，味甘。归心、肝经。

【功效】养血安神，祛风止痒，通络。用于失眠多梦，血虚身痛，风湿痹痛；外治皮肤瘙痒。

【用法】内服9~15g。

【药理学作用】

1. 抗真菌　宫毓静[2]使用体外半固体药基法进行抗真菌药敏试验，证实10mg/ml的夜交藤95%乙醇粗提物对白念珠菌和啤酒酵母均有较强的抑制作用。

2. 其他　夜交藤有抗慢性炎症、抗菌作用和镇静催眠等作用。对金黄色葡萄球菌、大肠杆菌、卡他萘瑟氏球菌、流感杆菌、肺炎链球菌有抑制作用。

金　银　花

【别名】银花，二花，双花，禹花等。

【来源成分】忍冬科植物忍冬的干燥花蕾或带初开的花。用现代工艺制成提取液、粉。含绿原酸、环己六醇、木樨草素、肌醇、皂苷、鞣质等。

【性味归经】性寒，味甘。归心、胃、肺经。

【功效】清热解毒，可治诸疮痈肿、疖毒，又可治外感发热、咳嗽，炒炭可清血分毒热，亦可止血。

【用法】内服15g。鲜品捣烂，可外敷疮肿。制成溶液、乳膏剂外用。

【药理学作用】

1. 抗真菌　于军等[8]进行的体外抗菌实验证实金银花对新型隐球菌、镰刀、尖孢镰刀、白念珠菌、标准22019近平滑念珠菌、热带念珠菌、克柔念珠菌、疣状瓶霉、曲霉均有抑制作用。

2. 其他　金银花有抗菌、消炎、解热、抗病毒作用。对葡萄球菌、溶血性链球菌及沙门菌属等多种细菌有抑制作用。并可抑制铁锈色小芽孢菌等皮肤真菌。用于湿疹、皮炎、痈、疖、丹毒、痤疮等。

连 翘

【别名】旱连子，大翘子。

【来源成分】木樨科植物连翘的干燥果实。含连翘酚、黄酮醇苷、青连翘皂苷等。

【性味归经】性寒，味苦。归肺、心、小肠经。

【功效】清热解毒，散结消肿，善清心而散上焦之热，有散诸经血结气聚和排脓的作用，偏于治血分，又有透肌解表、清热逐风、托毒外出之功。连翘心可清心火、解毒，为疮家要药。

【用法】内服6~15g。配金银花与其用途相仿，唯其配黄连、黄芩消炎作用更强；配蒲公英、贝母、夏枯草，可软坚散结治疗淋巴腺结核、皮肤结核、结节性红斑等病；配黄柏、生甘草可治口舌生疮。

【药理学作用】

1. 抗真菌　宫毓静[2]使用体外半固体药基法进行抗真菌药敏试验，证实10mg/ml的连翘95%乙醇粗提物对啤酒酵母有较强的抑制作用。

2. 其他　有抗菌作用，对葡萄球菌、链球菌、大肠杆菌等有抑制作用，有强心利尿作用，并对流感病毒及结核杆菌有明显的抑制作用，有兴奋中枢神经的作用。治外感发热，咽喉肿痛，水肿，淋病，疮痈疖毒，瘰疬瘿瘤，斑疹，丹毒，痢疾，便血等。

紫花地丁

【别名】地丁，独行虎，地丁草，堇堇菜，剪刀花。

【来源成分】堇菜科植物紫花地丁的干燥全草。含苷类、黄酮类、蜡等。

【性味归经】性寒，味苦、辛。归心、肝经。

【功效】清热解毒，凉血消肿。善治诸疮毒症、痈疽发背、丹毒等一切化脓感染性疾患。

【用法】内服15~30g，鲜者可用60~90g。

【药理学作用】

1. 抗真菌　宫毓静[2]使用体外半固体药基法进行抗真菌药敏试验，证实10mg/ml的紫花地丁95%乙醇粗提物对威克海姆原藻有较强的抑制作用。水浸剂（1∶4）在试管中对紫色毛癣菌有抑制作用。

2. 其他　有抑菌、消肿、消炎、清热作用。

马 齿 苋

【别名】马齿草，马齿菜，长寿菜等。

【来源成分】马齿苋科植物马齿苋。含大量的去甲基肾上腺素和多量钾盐，二羟基苯乙胺、二羟基苯丙氨酸及维生素A、B_1、B_2、C、P等，尚含生物碱和蒽醌苷。

【性味归经】性寒，味酸。入大肠、肝经。

【功效】清热解毒，散血消肿，最善解痈肿毒热。可治疗痈肿热疮、丹毒、瘰疬等。

【用法】内服15~30g。

【药理学作用】

1. 抗真菌　对多种致病性皮肤真菌有不同程度的抑制作用，宫毓静[2]使用体外半固体药基法进行抗真菌药敏试验，证实10mg/ml的马齿苋95%乙醇粗提物对威克海姆原藻有较强的抑制作用。

2. 其他　有抗菌作用，对痢疾杆菌，大肠杆菌、金黄色葡萄球菌均有抑制作用，并有利尿、收缩血管及抗组胺作用。可抑制过度增生的纤维母细胞及肿瘤细胞生长，对机体代谢、免疫系统有一定影响。

射　干

【来源成分】鸢尾科植物射干的根茎。

【性味归经】性寒，味苦。归肺经。

【功效】清热解毒，消痰利咽。治喉痹咽痛，咳逆上气，痰涎壅盛，瘰疬结核，疟毒，妇女闭经，痈肿疮毒。

【用法】内服3~9g，煎汤或入丸、散；鲜者捣汁。外用：研末吹喉或调敷。

【药理学作用】

1. 抗真菌　对石膏样小孢子菌和红色毛癣菌有较强的抗菌活性[9]，于军等[8]进行的体外抗菌实验证实射干对新型隐球菌、镰刀、尖孢镰刀、白念珠菌、标准22019近平滑念珠菌、热带念珠菌、克柔念珠菌、疣状瓶霉、曲霉均有抑制作用。

2. 其他　有抗菌、抗病毒、抗炎、利尿、促进唾液分泌的作用。

赤　芍

【别名】赤芍药。

【来源成分】毛茛科植物芍药或川赤的干燥根。含芍药苷。

【性味归经】性微寒，味苦。归肝经。

【功效】清热凉血，散瘀止痛。用于温毒发斑，吐血衄血，目赤肿痛，肝郁胁痛，经闭痛经，痈肿疮疡。

【用法】内服6~12g。

【药理学作用】

1. 抗真菌　对某些致病性表浅真菌亦有抑制作用。

2. 其他 芍药主要有解痉作用，动物实验证实它可使狗后肢血流量增加，有镇痛、镇静、抗惊厥作用。体外实验芍药煎剂在试管内对金黄色葡萄球菌及志贺痢疾杆菌有抑制作用。其酊剂能抑制铜绿假单胞菌，其1∶40的煎剂对疱疹病毒有抑制作用。

茜 草

【别名】红茜根，血见愁。

【来源成分】茜草科植物茜草的干燥根及根茎。含紫茜素。

【性味归经】性寒，味苦。归肝经。

【功效】凉血止血，活血祛疲，通经活络。

【用法】内服10~15g。

【药理学作用】

1. 抗真菌 宫毓静[2]使用体外半固体药基法进行抗真菌药敏试验，证实10mg/ml的茜草95%乙醇粗提物对威克海姆原藻有较强的抑制作用。

2. 其他 可缩短出凝血时间，有止血作用，对金黄色葡萄球菌、白色葡萄球菌及流感杆菌均有一定的抑制作用，并有止咳祛痰作用。

地 骨 皮

【别名】地骨，枸杞根。

【来源成分】茄科植物枸杞或宁夏枸杞的干燥根皮。含桂皮酸及多量酚类物质。

【性味归经】性寒，味甘。归肺、肝、肾经。

【功效】清热凉血，善清肺热，并能清骨中之热，泄火下行。有解热及扩张血管的作用。

【用法】内服10~15g。地骨皮煎水外洗可治阴痒。

【药理学作用】

1. 抗真菌 宫毓静[2]使用体外半固体药基法进行抗真菌药敏试验，证实1mg/ml的地骨皮95%乙醇粗提物对威克海姆原藻、10mg/ml的地骨皮95%乙醇粗提物对啤酒酵母均有较强的抑制作用。对红色毛癣菌、石膏样毛癣菌、白念珠菌均有抑菌作用[18]。

2. 其他 解热、镇痛、降血压、免疫调节作用。

知 母

【别名】羊胡子草，地参等。

【来源成分】百合植物知母的干燥根茎。

【性味归经】性寒，味甘、苦。入肺、胃、肾经。

【功效】清热泻火，滋阴润燥，可清热除烦、泻肺、止渴，长于清肺胃气分之热，并可滋肾。

【用法】内服3~10g(鲜品30~60g)，煎汤或捣汁。外用：捣敷。

【药理学作用】

1. 抗真菌　体外实验显示，对新型隐球菌、红色酵母菌和红色毛癣菌有较强的抑制作用[1,9]。宫毓静[2]使用体外半固体药基法进行抗真菌药敏试验，证实1mg/ml的知母95%乙醇粗提物对白念珠菌和啤酒酵母、10mg/ml的知母95%乙醇粗提取物对威克海姆原藻均有较强的抑制作用。

2. 其他　对葡萄球菌、伤寒杆菌有较强的抑制作用，并有解热作用。

石 菖 蒲

【别名】菖蒲。

【来源成分】天南星植物石菖蒲的干燥根茎。含挥发油，油中主要成分为细辛脑。

【性味归经】性温，味苦、辛。归心、胃经。

【功效】化湿开胃，开窍豁痰，醒神益智，杀虫止痒。有抗真菌、止痒作用，用于湿疹、皮肤瘙痒症等。

【用法】内服3~9g。外用制成溶液。

【药理学作用】

1. 抗真菌　宫毓静[2]使用体外半固体药基法进行抗真菌药敏试验，证实1mg/ml的菖蒲95%乙醇粗提物对威克海姆原藻、10mg/ml的菖蒲95%乙醇粗提物对啤酒酵母和白念珠菌均有较强的抑制作用。

2. 其他　有镇静、扩张冠状血管、促进消化液的分泌及制止胃肠异常发酵，并有缓解肠管平滑肌痉挛的作用。所含的α-细辛醚有平喘作用，能对抗组胺引起的支气管收缩，并有镇咳作用。

龙 胆 草

【别名】龙胆。

【来源成分】龙胆科植物条叶龙胆、龙胆、三花龙胆或坚龙胆的干燥根及根茎。

【性味归经】性寒，味苦。归肝、胆经。

【功效】泻肝胆实火，清热燥湿，长于除下焦湿热。

【用法】内服5~10g。配黄芩、苦参、黄柏、栀子等可治疗带状疱疹、急性湿疹、阴囊湿疹等多种湿热所致皮肤病。龙胆单味水煎可作湿敷，治疗急性渗出性皮肤病。煎水浸泡治疗皮肤黏膜念珠菌病。

【药理学作用】

1. 抗真菌　在试管内该药对石膏样毛癣菌,星形奴卡菌等皮肤真菌有抑制作用,并有健胃利胆作用。

2. 其他　利胆和保肝作用、利尿、抗菌作用。试管法证明龙胆煎剂对铜绿假单胞菌,变形杆菌,伤寒杆菌,痢疾杆菌,金黄色葡萄球菌等有不同程度的抑制作用。

夏枯草

【别名】铁色草。

【来源成分】唇形科植物夏枯草的干燥果穗。夏枯草苷、生物碱及维生素B、C、K等。

【性味归经】性寒,味苦、辛。归肝、胆经。

【功效】清肝,散结,补养血脉。皮肤科临床取其散结的作用,配活血药可达软坚之效。

【用法】内服10~15g。

【药理学作用】

1. 抗真菌　水浸剂(1∶4)在试管内对某些常见的致病性皮肤真菌也有抑制作用。

2. 其他　有抗菌作用,对铜绿假单胞菌、结核杆菌、葡萄球菌和链球菌有抑制作用。

白术

【别名】山姜,冬白术。

【来源成分】菊科植物的干燥根茎。含挥发油1.4%,苍术醇、苍术酮等,并含有维生素A。

【性味归经】性温,味苦、甘。入脾、胃经。

【功效】健脾益胃,燥湿和中,亦有固表止汗、安胎的作用。主要用于脾胃气虚、运化失常,可去诸经中湿而理脾胃。

【用法】内服5~10g。

【药理学作用】

1. 抗真菌　水浸剂在试管内对絮状表皮癣菌、星形奴卡菌有抑制作用。宫毓静[2]使用体外半固体药基法进行抗真菌药敏试验,证实10mg/ml的白术95%乙醇粗提物对威克海姆原藻有较强的抑制作用。

2. 其他　有利尿、降血糖、抗凝血和强壮作用,久服可使小白鼠体重增加。

苍　术

【别名】茅术，山刺叶，赤术，仙术。

【来源成分】菊科植物茅苍术或北苍术的干燥根茎。含维生素A、D及挥发油，油中含苍术醉、苍术酮。

【性味归经】性温，味辛、苦。归脾、胃、肝经。

【功效】健脾燥湿，祛风除湿，并可发汗，因其气辛烈，故强胃健脾，善治上中下之湿，宣化痰饮，芳香辟秽，但不宜用于内有热象的症候并可驻颜润肤，乌发黑发。

【用法】内服5~10g。配白术、茯苓、泽泻，可健脾燥湿，治疗一切蕴湿不化，下肢肿胀、脘腹胀满的病，如天疱疮湿盛型、慢性湿疹、带状疱疹脾湿型、银屑病寒湿型；配厚朴、陈皮、车前子可治脾为湿困的皮肤病伴有食欲不振、胸闷恶心、腹胀泄泻、舌苔白腻等，如湿疹、疱疹样皮炎；配黄柏可清热燥湿，治疗湿热下注之女阴溃疡，下肢皮肤湿痒。制成溶液、酊剂、软膏。用于湿疹、银屑病、脂溢性皮炎、扁平苔藓等。可作为化妆品的香料、防腐剂。

【药理学作用】

1. 抗真菌　宫毓静[2]使用体外半固体药基法进行抗真菌药敏试验，证实10mg/ml的苍术95%乙醇粗提物对威克海姆原藻有较强的抑制作用。

2. 其他　动物试验有显著的排盐（钾、钠、氯）作用。

藿　香

【别名】土藿香。

【来源成分】唇形科植物广藿香、藿香的全草。含挥发油，主要为甲基胡椒酚。

【性味归经】性微温，味辛。入脾、胃、肺经。

【功效】芳香化湿，祛暑辟秽，和中止呕，又有健胃作用，可助脾胃正气。皮肤科临床常用于暑湿引起的皮肤病。煎水浸泡治疗皮肤黏膜念珠菌病。

【用法】内服3~10g，鲜者加倍。

【药理学作用】

1. 抗真菌　广藿香对皮肤癣菌有较强的抑制作用。广藿香对白念珠菌、新型隐球菌、申克氏孢子丝菌、羊毛状小孢子菌，石膏样小孢子菌，黑根霉菌、许兰毛癣菌、红色毛癣菌、石膏样毛癣菌等多种真菌都有明显的抑制作用[18,19]，广藿香酮是抗真菌的主要成分之一。另外，广藿香所含的桂皮醇亦有较强的抗真菌活性，万分之一浓度即可抑制霉菌生长。杨得坡等研究发现广藿香油能完全抑制浅部皮肤真菌如红色癣菌、犬小孢子菌和絮状表皮癣等癣菌的生长繁殖，而且还具有抗皮肤细菌活性[20]。宫毓静[2]使用体外半固体药基法进行抗真菌药敏试验，证实10mg/ml的藿香95%乙醇粗提物对白念珠菌、啤酒酵母和威克海姆原藻3种真菌均有较强的抑制作用。

2. 其他　抑制胃肠道的过激蠕动，促进胃液分泌，帮助消化，有抗菌作用，对金黄色葡萄球菌、大肠杆菌、铜绿假单胞菌等亦有抑制作用。

甘　草

【别名】国老，甜草，美草，蜜甘，粉草，棒草。

【来源成分】豆科植物甘草、胀果甘草、光果甘草的干燥根及根茎。用现代工艺提取有效成分，制成溶液、浸膏、单体。含甘草甜素、甘草酸、甘草酸二钾、甘草次酸、甘草酸苷，甘草多糖，甘草黄酮，维生素、微量元素等。

【性味归经】性平，味甘。入心、肺、脾、胃经。

【功效】补脾益气，清热解毒，祛痰止咳，调和诸药。具有糖皮质激素样作用，抗炎、抗过敏、抗菌、抗病毒、润肤。甘草甜素对某些毒物有类似葡萄糖醛酸的解毒效用。炙用，治脾胃虚弱，食少，腹胀便溏，劳倦发热，肺痨咳嗽，心悸，惊痫，脉结代。生用，治咽喉肿痛，胃痛反酸，肺燥，痈肿疮毒，小儿胎毒，药物及食物中毒，调和诸药。

【用法】内服1.5~9g，大量可用至20g，煎汤或入丸散。制成溶液、酊剂，用于皮炎、湿疹、皲裂、皮肤溃疡等。可用于防晒、增白、调理、抗过敏、止痒、护肤、生发。

【药理学作用】

1. 抗真菌　宫毓静[2]使用体外半固体药基法进行抗真菌药敏试验，证实10mg/ml的甘草95%乙醇粗提物对啤酒酵母和威克海姆原藻2种真菌均有较强的抑制作用。

2. 其他　提取物广泛用于膏霜，乳液、水、露、浴液各类化妆品中，有广泛的药用功能，还有中和、解除或降低化妆品的有毒物质，防止其他添加剂的毒性和过敏反应。

当　归

【来源成分】伞形科植物当归的干燥根。用现代工艺制成提取液、浸膏、粉。含挥发性成分、糖类、维生素、棕榈酸、亚油酸、17种氨基酸、20多种微量元素等。

【性味归经】性温，味甘、辛。归肝、心、脾经。

【功效】补血活血，调经止痛，祛斑增白，润泽皮肤，美发固发。可破恶血养新血，补五脏生肌肉，为常用之补血药。当归头补血，当归身养血，当归尾活血。用于皮肤瘙痒症、皲裂、鱼鳞病、面部黑变病等。

【用法】内服5~10g。制成溶液、软膏、油剂、乳膏剂。广泛用于化妆品，做添加剂，可制成面膜、乳液、浴液，用于美白、护肤、美发。

【药理学作用】

1. 抗真菌 宫毓静[2]使用体外半固体药基法进行抗真菌药敏试验，证实10mg/ml的当归95%乙醇粗提物对威克海姆原藻有较强的抑制作用。

2. 其他 有抗菌、抗炎，促进伤口愈合、扩张头皮及皮肤毛细血管、促进血液循环、滋润毛发、美白祛斑作用。抑制酪氨酸酶活性，减少黑色素形成，祛斑作用明显。

肉 桂

【别名】官桂，桂皮，牡桂，紫桂，玉桂，肉桂皮。

【来源成分】樟科植物肉桂和大叶清化桂的干燥树皮。含挥发油，主要是桂皮醛、乙酸桂皮酯、苯甲醛、香豆素及鞣质等多种成分。

【性味归经】性大热，味甘、辛，有小毒。归肾、脾、心、肝经。

【功效】温中补阳，散寒止痛，可暖脾胃，除积冷，入血分通血脉，守而不走，并可引火归原，可治阳虚火衰，阴疮及虚阳浮越，上热下寒。用于冻疮、硬皮病、皮肤瘙痒症、斑秃等。

【用法】内服1~4.5g。制成散剂、配剂、溶液、油膏、硬膏外用。

【药理学作用】

1. 抗真菌 宫毓静[2]使用体外半固体药基法进行抗真菌药敏试验，证实1mg/ml的肉桂95%乙醇粗提物对白念珠菌和威克海姆原藻、10mg/ml的肉桂95%乙醇粗提物对啤酒酵母均有较强的抑制作用。

2. 其他 有抑菌、扩血管、生发、中枢性及末梢性的扩张血管作用，能增强血液循环。

明 矾

【别名】白矾，矾石，石涅，羽涅，理石。

【来源成分】天然明矾石加工制成的结晶体。含水硫酸铝钾，煅后则失去结晶水，称枯矾。

【性味归经】性寒，味酸、极涩，有毒。归脾、肺、肝、大肠经。

【功效】外用燥湿止痒，解毒杀虫；内服止血止泻，祛除风痰。外治用于湿疮，疥癣；内服用于久泻不止，便血，崩漏，癫痫发狂。枯矾收湿敛疮，止血化腐。有收敛、止汗、杀菌、止血、防腐作用，用于湿疹、皮炎、手足癣、臭汗症等，预防稻田皮炎。

【用法】内服0.6~1.5g。制成粉剂、溶液、醋剂、粉剂、软膏等。

【药理学作用】

1. 抗真菌 明矾对红色毛癣菌、石膏样毛癣菌、白念珠菌均有抑菌作用，其中对石膏样毛癣菌、白念珠菌抑菌作用最好。[18]枯矾煎水浸泡治疗皮肤黏膜念珠菌病，对表皮癣菌、毛霉菌及白念珠菌等真菌高度敏感。

2. 其他　主要为抗菌作用，明矾对多种革兰氏阴性、阳性球菌和杆菌都有抑制作用。另明矾还具有收敛、固脱、凝固蛋白及利胆作用等。

五　倍　子

【别名】五棓子，文蛤，分角倍，肚倍，独角倍。

【来源成分】漆树科植物盐肤木或青麸杨叶上干燥虫瘿，即五倍子蚜虫寄生所形成的囊状赘生物。含五倍子鞣酸、没食子酸，树脂，淀粉等。

【性味归经】性寒，味苦、酸、涩。归肺、肾、大肠经。

【功效】收敛止痛。用于湿疹、手足癣、痈疖、神经性皮炎、瘢痕疙瘩等。

【用法】内服3~6g。制成溶液、粉剂、软膏、黑布膏药，外用适量。

【药理学作用】

1. 抗真菌　宫毓静[2]使用体外半固体药基法进行抗真菌药敏试验，证实1mg/ml的五倍子95%乙醇粗提物对白念珠菌有较强的抑制作用。

2. 其他　有抗菌、收敛、软化瘢痕作用。

茯　　苓

【别名】茯菟，云苓。

【来源成分】多孔植物真菌茯苓的干燥菌核。含茯苓聚糖和三萜类化合物乙酰茯苓酸等。

【性味归经】性平，味甘、淡。归心、脾、肺经。

【功效】健脾和胃，渗湿利水，为除湿之圣药；茯苓中心之木为茯神，可宁心安神、止痒；茯苓之皮名茯苓皮，利水消肿作用更强。

【用法】内服10~15g。

【药理学作用】有利尿、抗菌作用，能降低胃酸及血糖。

茵　　陈

【别名】茵陈蒿，绵茵陈。

【来源成分】菊科植物茵陈蒿的幼嫩茎叶及滨蒿的去根幼苗。含香豆精、茵陈酮、茵陈素挥发油等。

【性味归经】性凉，味苦、辛。归肝、脾、膀胱经。

【功效】清热利湿，利水止痒。

【用法】内服10~15g。煎水外洗，烟熏驱虫。

【药理学作用】

1. 抗真菌　宫毓静[2]使用体外半固体药基法进行抗真菌药敏试验，证实10mg/ml的茵陈蒿95%乙醇粗提物对威克海姆原藻有较强的抑制作用。

2. 其他　有抑菌、抗病毒、利胆、降脂、降压、利尿、保肝、镇痛、解热作用，在试管内对金黄色葡萄球菌有明显的抑制作用，其挥发油在试管内对皮肤致病性真菌有抑制作用。

防　己

【别名】解离，石解。

【来源成分】防己科植物的干燥根，分木防己及汉防己两种。含生物碱，汉防己尚含黄酮苷、酚类、有机酸、挥发油等。

【性味归经】性寒，味苦。归肺、膀胱经。

【功效】利水消肿，祛风止痛。汉防己功能清热除湿行水，专长于泻下焦湿热，治下肢水肿、湿热脚气、疥癣疮肿。

【用法】内服10~15g。

【药理学作用】

1. 抗真菌　宫毓静[2]使用体外半固体药基法进行抗真菌药敏试验，证实1mg/ml的防己95%乙醇粗提物对威克海姆原藻、10mg/ml的防己95%乙醇粗提物对啤酒酵母和白念珠菌均有较强的抑制作用。

2. 其他　有镇痛、抗炎及抗过敏作用。

黄　精

【别名】萎蕤，土灵芝，太阳草，兔竹，垂珠，鹿竹，黄芝，玉竹黄精，鸡头参等。

【来源成分】百合科植物黄精、滇黄精或多花黄精的干燥根茎。含黏液质、淀粉及糖类、多种氨基酸、烟酸等。

【性味归经】性平，味甘。归脾、肺、肾经。

【功效】滋肾润肺，补脾益气，驻颜乌发，固齿牢牙。

【用法】内服10~30g。黄精捣碎，用95%酒精浸1~2天，蒸馏去大部酒精浓缩外用，可治疗表皮癣菌病：制成醋剂、溶液、配剂、乳膏、浴液，用于足癣、脓疱疮等。

【药理学作用】

1. 抗真菌　黄精醇水提溶液2%以上的浓度，便开始对紫色毛癣菌、红色表皮癣菌、石膏样毛癣菌、柯氏表皮癣菌等多种真菌有抑制作用。

2. 其他　有抗衰老、乌发、抗菌、抗真菌作用。试管内对抗酸杆菌有抑制作用，有报道对金黄色葡萄球菌有抑制作用。

桂 枝

【来源成分】樟科植物肉桂的干燥嫩枝。含挥发油，其主要成分是桂皮醛及桂皮油。

【性味归经】性温，味辛、甘。归心、肺、膀胱经。

【功效】温经通脉，发汗解肌，并可调和营卫，祛皮肤风湿，通心阳，专行上部肩臂，能引药至痛处，除关节间痰凝血滞。

【用法】内服5~10g。

【药理学作用】

1. 抗真菌 宫毓静[2]使用体外半固体药基法进行抗真菌药敏试验，证实1mg/ml的桂枝95%乙醇粗提物对白念珠菌、10mg/ml的桂枝95%乙醇粗提物对啤酒酵母和威克海姆原藻均有较强的抑制作用。

2. 其他 有抗菌作用，对金黄色葡萄球菌、沙门菌属、大肠杆菌等均有抑制作用。另对流感病毒有抑制作用，有利尿作用，桂皮醛可刺激汗腺分泌，扩张皮肤血管，桂皮油有健胃、镇痛及强心作用。

花 椒

【别名】川椒，蜀椒，秦椒，汉椒，点椒。

【来源成分】芸香科植物青椒或花椒的干燥果实。紫红色花椒果皮称椒红，去皮种子称椒目，叶称椒叶。挥发油中含柠檬烯、植物固醇、月桂烯、辣薄荷酮、芳樟醇、爱草脑等。

【性味归经】性温，味辛。归脾、胃、肾经。

【功效】温中止痛，杀虫止痒。皮肤科用于神经性皮炎、皮肤瘙痒症、疥疮、癣、脂溢性脱发等。

【用法】内服3~6g。制成散剂、酊剂、溶液外用。

【药理学作用】

1. 抗真菌 川椒对红色毛癣菌、石膏样毛癣菌、白念珠菌均有抑菌作用。[18]

2. 其他 有抗菌、杀疥螨、扩血管、表面麻醉作用。

菟 丝 子

【别名】菟丝实，黄藤子。

【来源成分】旋花科植物菟丝子的干燥成熟种子。含树脂苷、糖类及维生素A类物质。

【性味归经】性温，味甘。归肝、肾、脾经。

【功效】补肝肾，益精髓，明目，既可补肾阳又可养肌，强阴，坚筋骨。

【用法】内服10~15g。

【药理学作用】

1. 抗真菌　对石膏样小孢子菌和红色毛癣菌有较强的抗菌活性[9]。

2. 其他　有壮阳作用、对内分泌的调节作用。抗菌作用：体外实验表明，100%菟丝子煎剂对金黄色葡萄球菌、福氏痢疾杆菌和伤寒杆菌有抑制作用。

百　部

【别名】百部根，大百部，百部草。

【来源成分】百部科植物直立百部、蔓生百部或对叶百部的干燥块根。含百部碱、原百部碱等。

【性味归经】性温，味甘、苦。归肺经。

【功效】润肺，下气，止咳，杀虫，灭虱，止痒。治各种咳嗽，痰稀，肺痨，痢疾，钩虫，蛔虫，蛲虫，阴虱，疥癣，皮肤瘙痒。

【用法】内服3~9g，煎汤，浸酒或入丸、散。制成10%溶液、50%配剂外用。

【药理学作用】有抗菌、抗病毒、杀寄生虫、灭昆虫作用。用于虱病、疥疮、湿疹、足癣、皮肤瘙痒症、滴虫性阴道炎等。

大　风　子

【别名】大风子仁。

【来源成分】大风子科植物大风子的成熟种子。大风子油含大风子酸及副风子酸。

【性味归经】性热，味辛，有毒。归肝、脾、肾经。

【功效】祛风燥湿，攻毒杀虫。

【用法】内服1.5~3g，入丸、散。外用：捣敷，煅存性研末敷。大风子油用于麻风溃疡及酒渣鼻。烟熏剂，用于银屑病、神经性皮炎等。

【药理学作用】

1. 抗真菌　大风子对红色毛癣菌、石膏样毛癣菌、白念珠菌均有抑菌作用，其中对红色毛癣菌抑菌作用最好[18]。

2. 其他　有抗菌、杀虫、止痒作用。

木　鳖　子

【别名】木别子，土木鳖等。

【来源成分】葫芦科植物木鳖的干燥成熟种子，含木鳖子素。

【性味归经】性温，味苦、微甘，有毒。归肝、脾、胃、大肠经。

【功效】消肿，解毒，生肌。用于疮疡肿毒、瘰疬、干癣、秃疮、皮肤癌等。

【用法】内服0.9~1.2g。散剂醋调敷或制成软膏外用。

【药理学作用】

1. 抗真菌　宫毓静[2]使用体外半固体药基法进行抗真菌药敏试验，证实10mg/ml的木鳖子95%乙醇粗提物对威克海姆原藻有较强的抑制作用。

2. 其他　有解毒、消肿、止痛等作用。

苦 楝 子

【来源成分】楝科植物川楝或楝，干燥果实为苦楝子，含苦楝子酮、苦楝子醇、苦楝子内酯，儿茶精、多种脂肪酸；其树皮及根皮为苦楝皮，含川楝素、苦楝酮、苦楝萜内酯、苦楝三醇等。

【性味归经】性寒，味苦，有小毒。归肝、脾、胃经。

【功效】止痒，杀虫，收湿。外用主治癣、外阴瘙痒症、滴虫性阴道炎、疥疮等。

【用法】内服4.5~9g。制成溶液、乳膏、软膏、配剂外用。

【药理学作用】

1. 抗真菌: 苦楝醇浸剂（1∶4）在试管中对黄色毛癣菌，同心性毛癣菌，许兰氏黄癣菌，奥杜盎氏小芽孢癣菌，铁锈色小芽孢癣菌，羊毛状小芽孢癣菌，红色皮肤癣菌，星形奴卡氏菌等均有一定的抑菌效果。

2. 其他　有抗真菌、杀滴虫作用，内服用于蛲虫。

乌 梅

【别名】酸梅，乌梅肉。

【来源成分】蔷薇科植物梅的干燥近成熟的果实。入外治药均去核取肉，生用，或炙为炭用。含枸橼酸、苹果酸。

【性味归经】性温，平，味酸、涩。归肝、肺、脾、大肠经。

【功效】软坚消肿，敛疮蚀肉，止血杀虫。

【用法】内服6~12g。外用治疗胼胝、鸡眼、扁平疣、寻常疣、亦用于痈疽、溃疡等。

【药理学作用】

1. 抗真菌　宫毓静[2]使用体外半固体药基法进行抗真菌药敏试验，证实10mg/ml的乌梅95%乙醇粗提物对啤酒酵母有较强的抑制作用。

2. 其他　有抗菌、抗过敏、腐蚀作用。

红 花

【别名】草红花，红蓝。

【来源成分】菊科植物红花的干燥花。含红花黄色素及红花苷。

【性味归经】性温，味辛。归心、肝经。

【功效】活血通经，祛瘀止痛，散肿消斑，能通男子血脉，通妇人经水。皮肤科临床常用红花治疗气滞血瘀，经络阻隔，凝聚肌肤血脉引起的皮肤病。

【用法】内服3~9g。1%红花酒外擦可促进皮肤血液循环，预防褥疮。

【药理学作用】

1. 抗真菌　宫毓静[2]使用体外半固体药基法进行抗真菌药敏试验，证实10mg/ml的红花95%乙醇粗提物对威克海姆原藻有较强的抑制作用。

2. 其他　对血管、肠管、气管平滑肌有不同程度的兴奋作用，对子宫有收缩作用，对冠状动脉有扩张作用。

虎　　杖

【别名】苦杖，酸杖，苦杖根，酸汤秆，杜牛膝，阴阳莲等。

【来源成分】蓼科植物虎杖的干燥根和茎。含蒽醌类化合物大黄素、大黄素甲醚、黄酮苷、虎杖苷等。

【性味归经】性寒，味苦、酸。归肝、胆、肺经。

【功效】清热解毒，燥湿消肿。用于烧伤、天疱疮、皮肤溃疡、各种阴道炎、银屑病等。

【用法】内服9~15g。制成溶液、油剂、酊剂、乳膏外用。

【药理学作用】

1. 抗真菌　于军等[9]进行的体外抗菌实验证实虎杖对新型隐球菌、镰刀、尖孢镰刀、白念珠菌、标准22019近平滑念珠菌、热带念珠菌、克柔念珠菌、疣状瓶霉、曲霉均有抑制作用。

2. 其他　有抗菌、止血、抗炎作用。虎杖提取物蒽醌对银屑病有比较显著疗效。

血　　竭

【别名】麒麟竭，骐竭，血结，血力花。

【来源成分】棕榈科植物麒麟血树果实及树干提取的树脂。含血竭红素、血竭素、安息香酸、肉桂酸等。

【性味归经】性平，味甘、咸。归心、肝经。

【功效】活血散癖，敛疮生肌，止血定痛。用于跌扑折损，内伤瘀痛，外伤出血不止。用于痈、皮肤溃疡、褥疮、尖锐湿疣等。

【用法】内服研末1~2g，或入丸剂。制成散剂、膏药、药捻外用。

【药理学作用】

1. 抗真菌　抗真菌作用：血竭水浸剂（1：2）在试管内对堇色毛癣菌、石膏样毛癣菌、许兰氏黄癣菌等多种致病真菌有不同程度的抑制作用[22]。

2. 其他　有止血作用。

皂　角

【别名】皂荚，大皂角。猪牙皂荚习称小皂角，简称牙皂。

【来源成分】豆科植物皂角树成熟果实。含多种皂苷。粗煤焦油加皂角，乳化，制成药用煤焦油。

【性味归经】性温，味辛、咸，有小毒。归肝、胃经。

【功效】祛风止痒，拔毒消肿，杀虫除垢。有乳化作用，古时用于制造外用药物的乳化剂，传承至今。用于疥疮、痈疽肿毒、面部黑变病、痤疮等。

【用法】制成散剂、溶液、软膏、配剂。皂角提取物用于化妆品中。

【药理学作用】

1. 抗真菌　皂角对红色毛癣菌、石膏样毛癣菌、白念珠菌均有抑菌作用，其中对石膏样毛癣菌抑菌作用最好[18]。

2. 其他　皂角具有抗菌、抗炎、抗病毒、免疫调节、抗凝血和抗癌等作用。

姜　黄

【别名】宝鼎黄，黄姜，片姜黄。

【来源成分】姜科植物姜黄的根茎。含姜黄素和4.5%~6%挥发油，挥发油中含姜黄酮、姜黄烯及少量水芹烯。

【性味归经】性温，味苦、辛。入脾、肝经。

【功效】活血行气，通经止痛。其苦能泻热，辛能散结，可破血除风热，消痈肿。古人用之治风寒湿气手臂痛，可兼理血中之气。皮肤科临床常用之为治疗上肢皮肤病的引经药。用于痤疮、足癣、痱子等。

【用法】内服3~9g。制成配剂、乳膏、乳液、浴液外用。姜黄提取的色素可作为着色剂。

【药理学作用】

1. 抗真菌　其水浸剂对紫色毛癣菌、腹股沟表皮癣菌等12种皮肤真菌有不同程度的抑制作用。宫毓静[2]使用体外半固体药基法进行抗真菌药敏试验，证实10mg/ml的姜黄95%乙醇粗提物对啤酒酵母有较强的抑制作用。

2. 其他　姜黄有抗菌、利胆和镇痛作用，对金黄色葡萄球菌有抗菌作用。

丹　参

【别名】赤参，紫丹参，红根，活血根，靠山红，血参根。

【来源成分】唇形科植物丹参的干燥根及根茎。现代工艺提取有效成分，制成粉剂、浸膏、溶液。含丹参酮Ⅰ、丹参酮ⅡA、丹参酮ⅡB、隐丹参酮、丹参新酮,丹参醇,丹参酸,原儿茶酸,原儿茶醛,丹参素,维生素,微量元素等多种成分。

【性味归经】性微寒,味苦。归心、肝经。

【功效】祛瘀止痛,活血调经,养心除烦,凉血消痈。

【用法】内服10~20g。制成酊剂、乳膏、软膏、头油、发乳、香波、护肤、祛粉刺、祛斑化妆品外用,用于痤疮、黄褐斑、斑秃、脂溢性脱发等。

【药理学作用】

1. 抗真菌　张金茹[23]体外抑菌实验表明丹参水煎剂(1∶3)的总丹参酮对某些皮肤真菌均有不同程度的抑制作用。

2. 其他　改善微循环,降低血黏稠性,抗炎润肤,生发乌发。对革兰氏阳性菌,痤疮棒状杆菌有抑制作用。改善微循环,促进黑色素生成,补充微量元素,止痒祛屑,促进头发生长,防止白发、黄发、头发干燥。

土茯苓

【别名】土萆薢。

【来源成分】为百合科植物土茯苓的根茎。含生物碱、挥发油、鞣酸等。

【性味归经】甘、淡、平。归肝、胃经。

【功效】解毒、除湿、利关节,又可解汞毒,能治疗梅毒、疔疮、痈肿、瘰疬等。并能解汞中毒。

【用法】内服15~60g。

【药理学作用】抗炎、抗心肌缺血、β-受体阻滞作用、细胞免疫抑制作用、利尿、镇痛、抗菌。

白蔹

【别名】白根。

【来源成分】葡萄科植物白蔹的干燥根。含黏液质、淀粉、苷类、固醇类等。

【性味归经】性寒,味苦。归心、胃经。

【功效】清热解毒,消痈散结,敛疮生肌,润肤泽面。用于疔疮痈疽发背,疔疮,瘰疬,水火烫伤。

【用法】内服4.5~9g。制成面膜粉、油膏、软膏。

【药理学作用】对真菌、金黄色葡萄糖球菌有抑制作用,刺激皮脂腺分泌。用于冻疮、手足皲裂、痤疮、下肢溃疡、老年皮肤瘙痒症、黑变病等。

二、抗真菌治疗常用复方

（一）内服方

1. 清热泻脾散

【组成】山栀（炒）、石膏（煅）、黄连（姜炒）、生地、黄芩、赤苓。

【用法】灯心为引，水煎服。

【功效】清脾泄热。

【主治】鹅口疮属心脾积热者。

【来源】《医宗金鉴》卷五十一。

2. 导赤散

【组成】生地黄、木通、生甘草梢、竹叶。

【用法】水煎服。

【功效】清心利水养阴。

【主治】鹅口疮属心脾积热者。

【来源】《小儿药证直诀》。

3. 知柏地黄丸

【组成】知母、熟地黄、黄柏、山茱萸（制）、山药、牡丹皮、茯苓、泽泻。

【用法】水煎服。

【功效】滋阴清热。

【主治】鹅口疮属虚火上炎者。

【来源】《医方考》。

4. 消风散

【组成】当归、生地、防风、蝉蜕、知母、苦参、胡麻、荆芥、苍术、牛蒡子、石膏、甘草、木通。

【用法】水煎服。

【功效】清热除湿，消风止痒。

【主治】随证加减治疗手足癣之风湿蕴肤证、马拉色菌毛囊炎。

【来源】《外科正宗》。

5. 当归饮子

【组成】当归、生地、白芍、川芎、何首乌、荆芥、防风、白蒺藜、黄芪、生甘草。

【用法】水煎服。

【功效】健脾养血润燥。

【主治】随证加减治疗手足癣属脾虚血燥者；体股癣属血虚风燥，兼染虫邪者。

【来源】《重订严氏济生方》。

6. 止带方

【组成】猪苓、茯苓、车前子、泽泻、茵陈、赤芍、丹皮、黄柏、栀子、牛膝。

【用法】水煎服。

【功效】清热利湿止带。

【主治】外阴阴道念珠菌病属湿热下注型。

【来源】《世补斋·不谢方》。

7. 五味消毒饮

【组成】金银花、野菊花、蒲公英、紫花地丁、紫背天葵。

【用法】水煎服。

【功效】清热解毒，消散疔疮。

【主治】外阴阴道念珠菌病属湿毒内蕴型。

【来源】《医宗金鉴》。

8. 革薢渗湿汤

【组成】革薢、薏苡仁、赤茯苓、黄柏、丹皮、泽泻、滑石、通草。

【用法】水煎服。

【功效】健脾燥湿，杀虫止痒。

【主治】外阴阴道念珠菌病属脾虚湿盛型。

【来源】《疡科心得集》。

9. 三仁汤

【组成】杏仁、滑石、白通草、白蔻仁、竹叶、厚朴、生薏仁、半夏。

【用法】水煎服。

【功效】清热利湿祛虫。

【主治】体股癣属湿热内蕴，复染虫邪之湿重于热者。

【来源】《温病条辨》。

10. 龙胆泻肝汤

【组成】龙胆草、黄芩、山栀子、泽泻、木通、车前子、当归、生地黄、柴胡、生甘草。

【用法】水煎服。

【功效】清热利湿祛虫。

【主治】体股癣属湿热内蕴，复染虫邪之热重于湿者。

【来源】《医方集解》。

11. 补肝汤

【组成】当归、白芍、麦冬、熟地、川芎、补骨脂、何首乌、枣皮、桑葚、枸杞子、甘草。

【用法】水煎服。

【功效】补养肝血。

【主治】甲真菌病属肝血亏虚者。

【来源】《三因极一病证方论》卷八。

12. 玉屏风散

【组成】黄芪、白术、防风。

【用法】水煎服。

【功效】补脾实卫，益气固表止汗。

【主治】甲真菌病气虚证。

【来源】《医方类聚》。

13. 苦参汤

【组成】苦参、蛇床子、白芷、金银花、野菊花、黄柏、地肤子、大菖蒲。

【用法】水煎服。亦可外洗。

【功效】清热除湿。

【主治】头癣属风湿毒聚者。

【来源】《疡科心得集·补遗》。

14. 驱毒汤

【组成】金银花、地丁、黄芩、牛蒡子、赤芍、甘草各10g，连翘、蒲公英各15g，蛇舌草、茵陈、薏仁、茯苓各15g。

【用法】水煎服200ml，每日1剂，分2次口服。

【功效】清热化湿，解毒散结。

【主治】头癣属湿热化毒者。

【来源】经验方。

15. 利湿清热汤

【组成】土茯苓20g、金银花15g、生地黄15g、薏苡仁20g、茵陈15g、白鲜皮12g、泽泻12g、川萆薢15g、侧柏叶12g、丹皮12g、淡竹叶10g、生甘草5g。

【用法】水煎服200ml，每日1剂，分2次口服。

【功效】利湿清热。

【主治】马拉色菌毛囊炎属湿热内蕴者。

【来源】经验方。

16. 枇杷清肺饮

【组成】枇杷叶、黄柏、黄连、人参、甘草、桑白皮、连翘、白芷、当归。

【用法】水煎服。

【功效】凉血清热。

【主治】随证加减治疗马拉色菌毛囊炎属肺热血热者。

【来源】《外科大成》。

17. 参苓白术散

【组成】白扁豆、白术、茯苓、甘草、桔梗、莲子、人参、砂仁、山药、薏苡仁。

【用法】水煎服。

【功效】健脾化痰，利湿清热。

【主治】随证加减治疗马拉色菌毛囊炎属脾虚痰湿者。

【来源】《太平惠民和剂局方》。

18. 三妙丸

【组成】炒黄柏、苍术、川牛膝

【用法】水煎服。

【功效】清热燥湿。

【主治】治疗癣菌疹属湿热蕴结者。

【来源】《医学正传》卷五。

19. 解毒消肿汤

【组成】赤小豆、马鞭草、败酱草、车前草各15g，生地、炒丹皮、当归尾、川牛膝各10g，赤芍、赤茯苓、生甘草各6g，金银花15g。

【用法】水煎服200ml，每日1剂，分2次口服。

【功效】清热解毒，化湿消肿。

【主治】癣菌疹属湿热化毒者。

【来源】经验方。

（二）外用方

1. 黄丁水洗剂

【组成】黄精30g、丁香15g。

【用法】煎水外洗、浸泡或湿敷，每日1~2次。

【功效】祛风除湿，散寒通脉。

【主治】手足癣。

【来源】经验方。

2. 苍肤子洗剂

【组成】苍耳子、地肤子、威灵仙、艾叶、吴茱萸各15g。

【用法】煎水外洗、浸泡或湿敷，每日1~2次。

【功效】清热燥湿杀虫。

【主治】手足癣。

【来源】经验方。

3. 克癣汤

【组成】黄柏15g、苦参20g、地肤子15g、白鲜皮15g、百部10g、土荆皮10g、花椒6g。

【用法】水煎20分钟后，待水温时将手或足放入浸泡30分钟，每日1次，连续治疗7天为一个疗程。

【功效】清热燥湿杀虫。

【主治】湿热型手足癣。

【来源】经验方[24]。

4. 舒郁清腑液

【组成】蛇床子20g、苦参15~20g、木槿皮10g、土荆皮10g、白花蛇舌草15、白矾15~20g。

【用法】水煎15分钟，去渣倒出药液，先熏后洗，每日2次。

【功效】清热燥湿，祛风杀虫止痒。

【主治】手足癣。

【来源】经验方[25]。

5. 复方苦参酊

【组成】苦参15g、芫花15g、水杨酸3g、苯甲酸6g、95%酒精100ml。

【用法】先将苦参、芫花加入95%酒精中浸泡1周，去渣取汁，然后放入水杨酸、苯甲酸备用，用时外涂患处，每日1至2次，1周为一个疗程。

【功效】解毒燥湿。

【主治】手足癣。

【来源】经验方[26]。

6. 苦黄汤

【组成】苦参20g、黄柏15g、明矾15g、王不留行30g、白鲜皮10g。

【用法】水煎15分钟，去渣倒出药液，先熏后洗，每日2次。。

【功效】清热燥湿。

【主治】手足癣。

【来源】经验方[27]。

7. 愈冰散

【组成】血竭、冰片、松香、乳香、没药。

【用法】上药分别研极细末，过120~140目铜筛。

【功效】活血止痛，消肿生肌。

【主治】浸渍糜烂型足癣。

【来源】经验方[28]。

8. 赤小豆膏

【组成】赤小豆、枯矾。

【用法】以赤小豆和枯矾各等份研成细末，过80目筛后黑醋调和如糊状，用瓷罐或广口玻璃瓶密闭收藏备用。每日以赤小豆膏敷脚部患处，范围尽量大些。干后再敷，次数不限。用纱布包裹以免药物脱落。

【功效】利湿解毒，生肌止痒。

【主治】足癣。

【来源】经验方[29]。

9. 狼冰散

【组成】狼毒、冰片、硫黄各10g。

【用法】研末，取凡士林软膏适量器皿内加热溶化，将以上药末加入搅拌文火煮匀，凉后待用。每晚外涂，用塑料袋套扎患手，次日早上擦去药膏。

【功效】杀虫解毒、散结止痛。

【主治】鳞屑角化型手癣。

【来源】经验方[30]。

10. 癣泡方

【组成】土荆皮30g、蛇床子15g、地肤子15g、皂角15g、花椒12g、大风子30g、白矾15g。

【用法】上药全部粉碎，制成散剂，封闭浸泡于1500ml白醋中，72小时后使用。治疗时将患足全部浸没于药液中，每日1次，每次30分钟，一剂药可连续使用3~5天，三剂药物为一个疗程。

【功效】清热祛湿、杀虫止痒。

【主治】丘疹鳞屑型足癣。

【来源】经验方[31]。

11. 苦参煎剂

【组成】苦参、黄柏、蛇床子、土荆皮、土茯苓、白鲜皮、百部、枯矾各15g。

【用法】水煎15分钟，去渣倒出药液，先熏后洗，每日2次。

【功效】清热解毒，祛风除湿，杀虫止痒。

【主治】手足癣。

【来源】经验方[32]。

12. 苦参洗剂

【组成】苦参、土茯苓各30g，白矾、地肤子、蛇床子、白鲜皮各20g，艾叶、白芷各15g，花椒10g。

【用法】日1剂，加水3000ml文火煎30分钟去渣滤液，温热浸泡足部30分钟。

【功效】清热解毒燥湿、祛风杀虫止痒。

【主治】角化过度型足癣。

【来源】经验方[33]。

13. 疡愈液

【组成】千里光15g、葫芦茶15g、地榆15g、冰片3g等。

【用法】加水1000ml，煮沸后再慢火煮20~30分钟，静置过滤备用，分成每瓶100ml。治疗时先用0.9%生理盐水清洗患处，待干，将浸有疡愈液的棉球或纱条覆盖于患处20~30分钟，每日2~3次，10日为一个疗程。

【功效】清热燥湿，杀虫止痒。

【主治】糜烂型足癣。

【来源】经验方[34]。

14. 二黄汤

【组成】黄花草30g、土黄连30g、苦参30g、地肤子30g、百部30g、明矾15g。

【用法】皮疹以水疱为主者加王不留行30g、葛根25g；以鳞屑角化为主者加丹参30g、当归20g、桃仁15g、红花15g；以浸渍为主者加葛根25g、石榴皮30g。分型不清者以基本方加王不留行30g、葛根25g、丹参30g、石榴皮30g；伴瘙痒者加冰片10g。每日1剂，水煎取药汁约800ml，温水浸泡患处，每天2次，每次20分钟，7天为一个疗程，较重者隔1星期可再治疗1个疗程。

【功效】清热燥湿，解毒止痒。

【主治】足癣。

【来源】经验方[35]。

15. 苦槿煎剂

【组成】苦参30g、苦槿皮30g、白鲜皮30g、蛇床子30g、地肤子30g、枯矾20g、海桐皮30g、鹤虱子30g、狼毒15g、大风子15g、甘草10g。

【用法】用2000ml水浸泡中药1小时，煎沸30分钟待温后泡患足30分钟左右，每日1~2次，每剂可连用2~3天，每次加热煮沸待温浸洗。10天为一个疗程，一般连用1~3个疗程。

【功效】清热燥湿，祛风杀虫，软化皮肤。

【主治】足癣。

【来源】经验方[36]。

16. 手足癣洗剂

【组成】蛇床子30g、苦楝皮20g、土荆皮20g、地肤皮15g、白鲜皮15g、苦参15g。

【用法】水煎15分钟，去渣倒出药液，先熏后洗，每日2次。

【功效】解毒、杀菌、敛湿。

【主治】手足癣。

【来源】经验方[37]。

17. 藿黄汤

【组成】藿香20g、黄精20g、天冬20g、麦冬20g、苦参20g、当归15g、伸筋草20g、透骨草20g、生山药20g、红花6g、白及15g、白蔹15g、艾叶15g、苦楝皮15g、土荆皮15g。

【用法】每天1剂，早晚各加水1500ml，文火煎20分钟，去渣后取汁1000ml，按1∶2比例加开水配成浸泡液，待降温后浸泡患处20分钟。

【功效】生肌敛疮、滋阴生津、杀虫止痒、祛风通络。

【主治】手足癣。

【来源】经验方[38]。

18. 复方黄松洗液

【组成】地肤子、千里光、黄柏、岗松油、大叶桉油、满山香油、蛇床子油。

【用法】温开水泡浸。原液每20ml加温水1000ml，2次/天。

【功效】清热、解毒、止痒。

【主治】手足癣。

【来源】经验方[39]。

19. 乌梅汤

【组成】乌梅15g，苦参、白鲜皮、蒲公英各30g，黄柏12g，雄黄6g。

【用法】加冷水500ml，浸泡20分钟，然后用武火煎煮25分钟后将药液倒出，浸泡患足，7天为一个疗程，连续治疗2周。

【功效】杀虫止痒，清热燥湿。

【主治】足癣。

【来源】经验方[40]。

20. 复方地骨皮洗剂

【组成】地骨皮30g、苦参30g、川楝子30g、地肤子30g、蛇床子30g、白鲜皮30g、透骨草30g、贯众30g、藿香10g、黄精10g、枯矾10g，加1500ml白醋，150g葱白。

【用法】浸泡72小时后泡洗患处，1次/天，30分钟/次。

【功效】活血润肤软皮，清热燥湿，解毒杀虫，祛风通络。

【主治】角化过度型足癣。

【来源】经验方[41]。

21. 足癣外洗Ⅰ号方

【组成】由苦参、黄柏、百部、苍术、蛇床子、地肤子、白鲜皮、土荆皮、茵陈、土萆薢、明矾。

【用法】水煎15分钟，去渣倒出药液，先熏后洗，每日2次。

【功效】清热解毒燥湿，祛风杀虫止痒。

【主治】足癣。

【来源】经验方[42]。

22. 消癣合剂

【组成】苦参、土荆皮、大风子仁、黄柏、白鲜皮各30g，川椒、蛇床子、明矾、藿香各20g，斑蝥0.5g（若轻度角化，斑蝥用量为0.5g；若中度干燥角化，皲裂不深，痒痛不甚者，斑蝥用量为1g；若干燥角化程度重，皲裂纵横，出血疼痛者，斑鳖用量为1.5g-2g）。

【用法】将上药先加5ml食醋浸泡15min，再加水1000~1500ml，浸泡1小时后煮沸，再用文火煮15分钟，过滤药液进行第2次煮沸，将两次药液混合后待温度不烫为度，浸泡皮损处至药液冷却，下次浸泡时再进行加热至所需温度，每日浸泡2次，每剂药浸泡1天，2周为一个疗程。

【功效】解毒软坚，杀虫止痒。

【主治】角化过度型足癣。

【来源】经验方[43]。

23. 醋泡方1

【组成】苦参30g、黄柏30g、大风子20g、百部30g、地肤子30g、蛇床子30g、土荆皮30g、藿香20g，取米醋4000ml。

【用法】放入玻璃容器中浸泡20天，去渣备用。每天取泡好的药汁500ml，加入开水1000ml配成浸泡洗剂。在适当温度下泡洗双足30分钟，治疗10天为一个疗程。

【功效】清热除湿，祛风杀虫止痒。

【主治】足癣。

【来源】经验方[44]。

24. 醋泡方2

【组成】黄柏30g、水杨酸30g、樟脑20g，米醋1L。

【用法】放盆中泡5天后，每天晚上将手浸泡0.5小时，每剂药可连泡2周。

【功效】润肤软坚，杀虫止痒。

【主治】角化型手癣。

【来源】经验方[45]。

25. 治癣1号方

【组成】广藿香15g、川椒10g、白矾20g、大黄15g、黄芩15g、黄柏15g、白鲜皮15g、甘草10g。

【用法】水煎外洗。

【功效】清热解毒，杀菌止痒。

【主治】股癣。

【来源】经验方[46]。

26. 癣药水1号

【组成】土荆皮10两、大风子肉10两、地肤子10两、蛇床子10两、硫黄5两、白鲜皮10两、枯矾2斤半、苦参10两、樟脑5两。

【用法】将土荆皮打成粗末，大风子肉捣碎，硫黄研细，枯矾打松，用50%酒精温浸。第1次加8升，浸2天后，倾取清液；第2次再加6升，再浸2天，倾取清液；第3次加6升，去滓取液。将3次浸出之药液混和。再以樟脑用50%酒精溶解后，加入药液中，待药液澄清，倾取上层清液备用。每天2~3次，直至新甲长出为止。

【功效】利湿杀虫。

【主治】甲真菌病。

【来源】经验方。

27. 癣药水2号

【组成】米醋1kg、百部240g、蛇床子240g、硫黄240g、土荆皮300g、白砒6g、斑蝥60g、白国樟36g、轻粉36g、或加水杨酸330g，冰醋酸100ml，醋酸铝60g。

【用法】先将白砒、硫黄、轻粉各研细末，再同其余药物和米醋浸在瓶中或缸中，1周后使用。每天2~3次，直至新甲长出为止。

【功效】利湿解毒，杀虫软坚。

【主治】甲真菌病。

【来源】经验方。

28. 雄百散

【组成】雄黄8g、苦参15g、蛇床子20g、白鲜皮15g、薄荷5g、百部5g。

【用法】上药研细末过筛，用凡士林和匀，装入干净玻璃瓶中备用。将患部用0.9%生理盐水洗净，然后用药膏涂抹患处，1天1次，6天为一个疗程。

【功效】祛风止痒，解毒杀虫。

【主治】头癣。

【来源】经验方[47]。

29. 复方土荆皮洗剂

【组成】土荆皮60g，苦参、生百部、蛇床子、川楝子各30g，苍术、白矾各20g

【用法】每剂加水2000ml，浸泡30分钟后煮沸10分钟，滤渣取液待温外洗，每日2次，每次30分钟。

【功效】清热利湿，杀虫止痒。

【主治】头癣。

【来源】经验方。

30. 汗斑散

【组成】密陀僧、乌贼骨各30g，硫黄、川椒各15g。

【用法】共研细末，用生姜片沾药粉外搽患处，早晚各1次。

【功效】杀虫。

【主治】花斑癣。

【来源】《青囊秘传》。

31. 冰硼散

【组成】硼砂15g、冰片1.2g、硫黄2g、枯矾1g。

【用法】共研末，用棉花沾药粉，轻轻摩擦患处，擦至微热为止。1日2次，5

日为一个疗程。

【功效】清热解毒，消肿止痛。

【主治】花斑癣。

【来源】经验方。

32. 三黄酊

【组成】黄连30g、黄芩30g、黄柏30g。

【用法】加入75%酒精200ml中浸泡1周，取药液涂于患处，每日2次。

【功效】清热解毒，利湿止痒。

【主治】花斑癣。

【来源】经验方。

33. 复方谷精草水煎剂

【组成】谷精草、茵陈、石决明、桑枝、白菊花各36g，木瓜、桑叶、青皮各45g。

【用法】共为粗渣，盛于布袋内，熬水配成50%的水煎剂备用。每日外涂1~2次，每周洗浴1~2次，14天为一个疗程。连续使用1~3个疗程。

【功效】祛湿止痒，收湿敛干，解毒杀虫，润肤祛癣。

【主治】花斑癣。

【来源】经验方。

34. 祛风除湿杀虫煎剂

【组成】苦参、百部、土荆皮、大风子、白鲜皮、蛇床子、黄柏、地肤子各30g。

【用法】上方加水1000ml，煮沸后再用文火煎煮20分钟放置微温时使用，外洗患处，每日1次。

【功效】祛风除湿杀虫。

【主治】花斑癣。

【来源】经验方。

35. 新肤愈散

【组成】黄芩、黄连、黄柏、大黄、百部、苦参、土荆皮、蛇床子、防风、白鲜皮。

【用法】散剂用茶包袋装好后，放入1000毫升沸水中浸泡直至水温冷却至皮肤接触无刺激，外洗皮损处10分钟，每日2次，连用2周。

【功效】清热燥湿，杀虫消斑。

【主治】花斑癣。

【来源】经验方。

36. 祛癣方

【组成】硫黄6g、蛇床子6g，随证加减土荆皮20g，百部20g，苦参20g，枯矾3g。

【用法】浸入75%酒精200ml中浸泡1周，外涂皮肤，2次/天，连用4周。

【功效】利湿杀虫。

【主治】花斑癣。

【来源】经验方。

参考文献

1. 陈洁,符纯美,晏继红,等. 传统中药的体外抗真菌作用研究. 西北药学杂志,2013,28(5): 495-497.
2. 宫毓静,安汝国,虞慧,等. 164种中药乙醇提取物抗真菌作用研究. 中草药,2002,33(1): 42-47.
3. 宫毓静,刘红,冯淑怡,等. 牡丹皮等10种中药对白色念珠菌浮游菌和生物膜作用的研究. 中国实验方剂学杂志,2011,17(23): 129-132.
4. Li E, Clark AM, Hufford CD. Antifungal evaluation of pseudolaric acid B, a major constituent of Psedolarix kaempferi. J Nat Prod,1995,58(1): 57-67.
5. Yang SP, Dong L, Wang Y, et al. Antifungal diterpenoids of pseudolarix kaempferi, and their structure-activity relationship study. Bio organic & Medicinal Chemistry,2003,11(21): 4577-4584.
6. 王玲,吕雪莲,孙令,等. 中药提取物对酵母菌抗真菌活性研究. 中国真菌学杂志,2009,4(1): 16-19.
7. 王玲,吕雪莲,孙令,等. 黄连等6味中药提取物对皮肤癣菌的抗真菌活性研究. 中国皮肤性病学杂志,2008,22(8): 498-500.
8. 于军,苏学今,王丽. 射干、金银花等八种中药抗真菌实验研究. 军医进修学院学报,2007,28(4): 299-300.
9. 周汛,李桂明. 23种中药对皮肤浅部真菌感染的体外抗真菌活性研究. 重庆医科大学学报,2008,33(11): 1390-1393.
10. 李大宁,吴建华,陈德利,等. 流式细胞术测定3种中药提取物对白念珠菌胞核的影响. 临床皮肤科杂志,2002,3(5): 287-289.
11. 郭志坚,郭书好,何康明,等. 黄柏叶中黄酮醇甙含量测定及其抑菌实验. 暨南大学学报:自然科学版,2002,23(5): 10.
12. 刘春平. 盐酸小檗碱抗5种皮肤癣菌实验观察. 临床皮肤科杂志,2005,34(1): 29.
13. 佐佐木健郎. 紫草成分的抗真菌活性及其对念珠菌性口腔疾患的改善作用. 国外医学(中医中药分册),2004,26(5): 310.
14. 凯赛尔·阿不都克热木,李治建. 紫草提取物体外抗真菌作用研究. 中国中医药科技,2011,18(4): 315-316.
15. 叶其馨,林吉,桂蜀华,等. 防风等11种中药体外抗真菌活性研究. 海南医学,2005,16(9): 161,184.
16. 郑晓晖,高进,郑义. 9种中药对马拉色菌分离株的抑菌实验研究. 中国中西医结合皮肤性病学杂志,2003,2(1): 16-18.
17. 汪长中,程惠娟,官妍,等. 没食子酸抑制白念珠菌生物膜作用的研究. 中国中药杂志,2009,34(9): 1137-1139.
18. 邱莹,于腾. 20种中药及其复方抗真菌实验研究. 济宁医学院学报,2007,30(3): 237-238.
19. 苏镜娱,张广文,李核,等. 广藿香精油化学成分分析与抗菌活性研究. 中草药,2001,32

(3): 204-205.
20. 杨得坡. 藿香和广藿香挥发油对皮肤癣菌和条件致病真菌的抑制作用. 中国药学杂志, 2000,35(1): 10-11.
21. 杨吉安,马玉花,苏印泉,等. 苦楝研究现状及发展前景. 西北林学院学报,2004,19(1): 115-118,122.
22. 江苏新医学院编. 中药大辞典. 上海: 上海人民出版社,1977 : 927.
23. 张金茹. 丹参药理作用及临床应用. 中国医学杂志,2006,4(8): 443-444.
24. 秦丽. 自拟克癣汤治疗湿热型手足癣30例疗效观察. 工企医刊,2008,21(5): 50-51.
25. 李子阳. 舒郁清腑液治疗足癣30例报告. 贵阳中医学院学报,2008,30(4): 35.
26. 邱桂仙. 复方苦参酊治疗手足癣50例. 四川中医,2008,26(3): 94.
27. 赵航. 苦黄汤浸泡治疗手足癣. 中国社区医师: 综合版,2008,10(11): 55-56.
28. 白彩萍. 愈冰散治疗浸渍糜烂型足癣31例. 中医外治杂志,2007,16(6): 64.
29. 黄有彬. 自拟赤小豆膏治疗脚气136例. 中医外治杂志,2006,15(2): 9.
30. 李军. 狼冰散治疗手癣. 新中医,2007,39(8): 27.
31. 兰建平. 癣泡方治疗丘疹鳞屑型足癣228例. 内蒙古中医药,2010,29(24): 9.
32. 舒慧敏. 自拟苦参煎剂浸泡治疗手足癣的疗效观察. 中国民族民间医药杂志,2011,20(12): 95.
33. 黄晓. 中药外洗联合复方土荆皮凝胶外用治疗角化过度型足癣56例疗效观察. 中国民族民间医药杂志,2011,20(15): 91.
34. 石喜榕. 疡愈液外用治疗糜烂型足癣158例. 广西中医学院学报,2012,15(1): 24-25.
35. 陈红路. 自拟二黄汤洗剂加味治疗足癣63例. 广西中医药,2012,35(3): 51.
36. 朱红军. 苦槿煎剂浸洗治疗足癣临床观察. 中医药临床杂志,2008,20(1): 47.
37. 弭坚. 中西医结合治疗手足癣109例. 山东中医杂志,2008,27(2): 114-115.
38. 高宇,钱桂萍. 中西药结合治疗角化过度型手足癣45例疗效观察. 中国中西医结合皮肤性病学杂志,2007,6(4): 247.
39. 谢友萍. 中西医结合治疗手足癣. 实用医技杂志,2006,13(21): 3891.
40. 武天兰. 中药浸泡加派瑞松霜治疗足癣150例. 山西中医,2006,22(2): 19.
41. 张艳丽,梁爱芳,杨小静. 中西医结合治疗角化过度型足癣临床疗效观察. 中外医疗, 2012(28): 121.
42. 赛锡彬,李克明,张红参. 足癣外洗Ⅰ号方结合西药治疗足癣临床观察. 广西中医药, 2013(1): 14-15.
43. 靳海荣. 消癣合剂联合尿素软膏治疗角化过度型足癣58例. 中医外治杂志,2014(1): 31-32.
44. 祝华. 醋泡方联合特比萘芬治疗足癣疗效观察. 中国实用医药,2014(5): 251.
45. 刘启民. 中西医结合治疗角化型手癣65例. 实用中医药杂志,2014. 30(2): 146,42.
46. 仲学龙,王春艳. 中西医结合治疗股癣435例临床观察. 中国全科医学,2005,8(14): 1194.
47. 杨衍增. 自拟雄百散治疗头癣10例. 中医外治杂志,2007,16(1): 46.

(谢 婷 贾淑琳 范瑞强)

下篇

各　论

第一章 头　　癣

头癣是指由皮肤癣菌感染头皮和毛发引起的一种传染性皮肤病。根据病原菌和临床表现的不同可分为黄癣、白癣和黑点癣三种。头癣好发于儿童，传染性较强，易在托儿所、幼稚园、学校及家庭中互相传染。主要通过被污染的理发工具传染，也可通过接触患癣的猫、狗等家畜而感染。中华人民共和国成立后国家对头癣进行了大力防治，头癣发病率大为下降，某些地方基本消灭。进入90年代以来，我国头癣发病率有上升趋势。马琳报道北京儿童医院1993—1994年头癣病例为93例，占皮肤病的0.16%，占儿童真菌病的30.7%。2003—2004年的头癣病例为495例，占同期皮肤患者的0.29%，占儿童真菌患者的47.6%。据我国多个地区的流行病学资料显示，白癣的发病呈上升趋势，临床较多见，黑癣及危害严重的黄癣发病较低，临床较少见。头癣相当于中医的“白秃疮”“肥疮”。

中医文献对头癣记录较早，我国最早的中医外科专著《刘涓子鬼遗方》中已有用雄黄、矾石、水银、黄柏等治疗头癣的记载。隋朝《诸病源侯论·白秃侯》中：“白秃之侯，头上白点斑剥……头发秃落，故谓之白秃也。”《诸病源侯论·赤秃侯》中又指出：“此由头疮、虫食，发秃落，无白痂，有汁，皮赤而痒，故谓之赤秃。”清代《外科真诠·肥疮》中云：“肥疮多生于小儿头上，乃真阴未足，阳火上浮所致。”宋代《圣济总录·赤秃》详尽描述了本病的病因病机，而且还介绍了四种民间单方，至今仍为临床应用。

【病因病机】

一、中医病因病机

中医认为本病主要是由腠理疏松，感受风湿热之邪，病邪上蹿头部，蕴积生虫，侵及皮毛所致；亦可因虫毒侵袭，接触传染而得；理发或者不洁衣帽、枕巾毒染而成。

二、西医病因病机

在北美、北欧以亲人性真菌为主，而南美、欧洲东部和南部则以亲动物性的真菌为主。而随着饲养宠物的热潮，亲动物性的致病菌导致的头癣也随之升温。中国的病原菌主要是犬小孢子菌、紫色毛癣菌，其次为许兰毛癣菌、断发毛癣菌、石膏样小孢子菌。亲人性皮肤癣菌的传染源为患者和无症状的带菌者。使用污染的理发工具、发刷、梳子和共用帽子都是常见的传染途径。亲动物性皮肤癣菌的传染源为带菌的动物。传染途径是直接接触猫狗等家庭宠物和偶尔地接触野生动物。真菌感染毛发视菌种分为：

1. 发外型　如小孢子菌感染。红色毛癣菌、疣状毛癣菌的孢子较大（4~8μm），菌鞘形成不完全。须癣毛菌的孢子较小，仅2~3μm大小。

2. 发内型　菌丝在发内，孢子较大，排成链状，充满整个毛发。因发内孢子压力使毛发直径增大，脆弱易断。致在头皮面上呈黑色小点，即黑癣，又称黑点癣。

3. 黄癣型　由黄癣菌引起，发内有分节菌丝，当其退化即残留气泡或气沟。毛发不断，可长达50~60cm，但常干灰或弯曲。

【临床表现】

1. 黄癣　相当于中医所称的“肥疮”“秃疮”“瘌痢头”。主要是由许兰毛癣菌（简称黄癣菌）所致。本病多见于儿童期发病，开始在毛根部见皮肤发红，然后出现一个与毛孔一致的小脓疱，脓疱干涸后形成黄痂，此即黄癣痂。黄癣痂脆而易碎，可覆盖整个头皮，痂中含有大量黄癣菌，中央可见一至数根毛发，痂之下为鲜红糜烂面或浅溃疡。病发常干枯发黄、弯曲，但并不折断。当毛囊受到破坏，形成萎缩性瘢痕时，则遗留永久性秃发。因黄癣痂较厚处易发生细菌继发感染，故病损处常散发出特殊的鼠尿臭味。自觉剧痒。黄癣伴发脓癣者少见。蝶形黄癣痂、萎缩性瘢痕、永久性秃发是黄癣的三大临床特征。

2. 白癣　亦称“蛀毛癣”，主要是铁锈色小孢子菌及犬小孢子菌所引起。本病主要发生于3-13岁少年儿童，男孩的发病率明显高于女孩。本病到成人后基本都能自愈，这可能是由于成人头皮的pH不适合病原菌生长的缘故。白癣的初期损害为脱屑性、红斑状小丘疹，中有头发穿出。丘疹向周围发展形成白色的斑片状、圆形或椭圆形损害，然后逐渐扩大，并相继在其周围出现卫星样分布的同样性质的小斑片，此皮损常被形象地称为“母子斑”。病发随之变成为无光泽，病发常在长出头皮0.5cm左右折断，并且易于拔除。母子斑、白色菌鞘和高位断发三点形成白癣的临床特点。由亲人性的小孢子菌感染时，炎症反应一般很轻，患者自觉稍有痒感。而由亲动物的小孢子菌感染时，常可致明显的炎症反应而并发脓癣，患者自觉疼痛。一般青春期后可自愈，不遗留瘢痕，但继发脓癣者，可遗留不同程度的瘢痕性秃发。

3. 黑癣病　主要是紫色毛癣菌和断发毛癣菌所引起。一般初发于儿童，开始时病损为小丘疹和炎症很轻的小鳞屑斑，常因散在分布而被忽略。鳞屑性斑片上的病发无明显菌鞘，而是刚出头皮即折断，使鳞屑斑片上呈现黑色小点，这也正是黑（点）癣名称的由来。黑癣发展很慢，可持续至成年，由于毛囊被破坏而形成片片瘢痕。患者自觉有轻度痒感。

白癣和黑癣可并发脓癣，此处的毛囊常可化脓而引起片状红肿的痈状隆起，切开后用力挤压，可引流出少量浆液或半透明的脓液。局部病发极易拔出，愈后可形成永久性脱发。

【实验室检查】

1. 真菌镜检　真菌直接镜检黄癣病发内可见发内菌丝或关节孢子，可有气沟和气泡，黄癣痂中可见鹿角状菌丝及孢子。黑癣病发内可见较大的呈链状的发内孢子，很少是发外型。白癣病发外可见成堆或镶嵌状排列的圆形孢子。

2. 真菌培养　真菌培养可确定真菌致病菌种。

3. 滤过紫外线灯检查（Wood氏灯）　黄癣呈暗绿色荧光，白癣呈亮绿色荧光，黑癣无荧光。

【鉴别诊断】

1. 银屑病　头皮银屑病损害为界清炎症明显的红斑，被覆银白色厚屑，毛发呈束状，但无断发，无菌鞘，真菌检查阴性。

2. 脂溢性皮炎　头皮有弥漫性鳞屑斑，边界不清，或覆有油腻性痂皮，伴脱发，但无断发及菌鞘。真菌检查阴性。

3. 头皮糠疹　常发生于头顶部、枕上方的灰白色糠状鳞屑，对称或成片发生，可能与卵圆形糠秕孢子菌感染有关。自觉症状较轻，头皮炎症不明显，需要与鳞屑型黄癣鉴别。患者头发生长正常真菌检查阴性，鳞屑中则可查到圆形或卵圆形糠秕状小孢子但无明显菌丝。

4. 细菌性脓疱疮　为葡萄球菌、链球菌感染或二者混合感染。主要表现为头皮和毛囊的炎性反应，周围淋巴结肿大，严重者常伴有体温升高，头发基本正常，真菌检查阴性。

【治疗】

一、中医治疗

中医治疗头癣主要采用外用方法。

(一)外治法

1. 剃、洗、搽 剃头: 尽可能把头发全部剪除,每周1次,共8次。洗头: 每天晚上用热水或硫磺皂洗头,然后外搽2.5%碘酊,连续1~2个月。或每天清晨头部皮损外用5%-20%硫磺霜外搽,连续1~2个月。煮沸消毒: 患者使用的物品应经常煮沸消毒。

2. 外洗 用下列中药煎水洗头: 黄连20g,藿香30g,大黄30g,紫草30g,明矾20g,黄精30g,煎水2000ml微温外洗患处。

3. 外涂 用上述中药外洗以后,局部外涂10%的硫磺膏或雄黄膏(雄黄5g,氧化锌10g,凡士林85g调成膏)。每天2~3次。注意用药必须用够疗程,一般需连续用药3~4周或更多时间。

4. 其他治疗

(1)鲜苦楝子(打碎)适量,放入棉油中熬枯去渣,取油外搽,每天2~3次。

(2)铜绿、松香各10g,黄蜡6g,香油煎熬去渣,取油外擦,每天1~2次,适用于黄癣。

(二)内治法

1. 辨证分型论治

(1)风湿毒聚

主证: 皮损广泛,蔓延浸淫,或大部分头皮、毛发受累,断发参差,白屑斑驳; 或黄癣堆积、毛发脱落。舌淡红苔薄腻脉濡。

治法: 清热除湿,消风止痒

方药: 消风散、苦参汤加减。苦参9g,金银花15g,菊花15g,黄柏9g,苍术9g,荆芥9g,防风9g,牛蒡子9g,地肤子15g,生甘草6g。

方解: 苦参、金银花清热解毒,黄柏、苍术、地肤子清热燥湿,荆芥、防风、牛蒡子疏风止痒,甘草调和诸药。

加减: 大便干结加大黄10g(后下); 口干可加天花粉、知母各15g; 透脓加皂角刺、白芷、穿山甲各10g。

(2)湿热化毒

主证: 毛囊隆起,焮红肿胀,上生脓点,压之溢脓、痛痒相兼,伴有口干、颈项淋巴结肿大,舌红苔薄黄脉细数。

治法: 清热化湿,解毒散结

方药: 驱毒汤加减。金银花、地丁、黄芩、牛蒡子、赤芍、甘草各10g,连翘、蒲公英各15g,蛇舌草、茵陈、薏仁、茯苓15g。

方解: 金银花、地丁、连翘、蒲公英、牛蒡子清热解毒,散结消肿; 赤芍清热活血; 蛇舌草、茵陈、薏仁、茯苓利湿解毒清热; 甘草清热解毒并调和诸药。

2. 中成药 防风通圣丸,适用实证者。

二、西医治疗

头癣的治疗以采取综合治疗方案为最佳。

（一）外治法

每天清晨头部皮损外用头癣软膏或其他抗真菌制剂，连续1~2个月。洗头：每天晚上用热水、硫磺皂、2%硫化硒或2%酮康唑洗剂洗头，然后外搽2.5%碘酊，连续1~2个月。剃头：尽可能把头发全部剪除，每周1次，其8次。煮沸消毒：患者使用的物品应经常煮沸消毒。

（二）内治法

口服抗真菌药物：目前还是首选灰黄霉素。成人量为每日0.6~0.8g，儿童15mg/（kg·d），分2~3次饭后口服，也可酌情1次顿服，连续2~4周。对灰黄霉素耐药者可试服伊曲康唑，成人每日100-200mg，饭后1次服，儿童5mg/（kg·d），最小剂量为100mg/d，晚饭后立即口服，连续服用4周；或者特比萘芬，成人每日250mg，儿童剂量按公斤体重计算：＜20kg者62.5mg/d；20~40kg者125mg/d；＞40kg者250mg/d，饭后1次口服，疗程30~90日。

【治疗难点分析】

中华人民共和国成立后国家对头癣进行了大力防治，头癣发病率大为下降，某些地方基本消灭。进入20世纪90年代以来，由于养宠物的家庭增多，我国头癣发病率有上升趋势，在儿童医院皮肤科病例较多见。所以皮肤科医生对于头癣的诊断存在漏诊及误诊的可能增大，临床上对于头癣诊断要从临床及病原学两方面进行把握。

目前由于头癣发病率下降，医生对于头癣的警惕放松，往往容易漏诊、误诊，从而导致治疗的延误。有时盲目的采用切开引流或手术清除，忽略了抗真菌治疗，导致病灶的扩大或伤口的不愈合。或延迟的抗真菌治疗，导致毛囊的永久性破坏，引起永久性脱发或瘢痕。

【中西医结合诊治思路】

中西医结合治疗头癣，可以缩短病程，改善症状，提高疗效。对于受损面积较少，症状轻微的，可以采用单纯中医或西医外洗、外搽等方案。对于受损面积较大，可以在西医治疗方案的基础上，采用辨证内服中药。

【预后及转归】

用足够剂量的灰黄霉素、伊曲康唑或特比奈芬，一般都可治愈不会复发。黄癣发展缓慢，多无自愈倾向，可形成永久性秃发。白癣不经治疗者，可在大约15岁时自然痊愈，不留疤。

【预防与调理】

一、预防

1. 养成良好的卫生习惯，保持皮肤清洁干燥，勤换衣洗被。

2. 头癣是传染性疾病，因此应避免与患癣病的患者直接接触。

3. 宾馆、旅店等公共服务场所所提供的供客人使用的被褥，应做到一人一套，避免传染，用后应消毒。

4. 无法分开的公共设施，如浴盆等，应注意使用前的消毒工作。

5. 已患各种真菌类疾病的患者，应及时治疗。

6. 避免与患癣病的动物接触，特别是猫、狗、兔等。

二、食疗

1. 富含维生素B_2、B_6的食物　富含维生素B_2的食物有动物肝、肾、心、蛋黄、奶类、鳝鱼、黄豆和新鲜蔬菜等；富含维生素B_6的食物除上述外，还有麦胚、酵母、谷类等。这一类食物可经常食用。辛辣和刺激性食物要远离。因为头皮屑产生较多时，会伴有头皮刺痒，而辛辣和刺激性食物有使头皮刺痒加重的作用。故应少吃或不吃辣椒、芥茉、生葱、生蒜、酒及含酒精饮料等。

2. 蔬菜粥　将50g菠菜洗净，沸水去味，切段备用。再将50g白米淘净，放入锅内，加上适量的水熬至米熟汤稠，再将菠菜放入粥内，继续熬至粥成。空腹时服用，每日一次，能够有效的缓解病情。适合“血虚风燥型”头癣。

3. 绿豆薏米汤　将200g薏米泡软、煮熟，再加上50g绿豆煮熟。坚持每日空腹饮用，7天为疗程。适合“湿热内蕴型”头癣。

【中西医结合研究进展】

王建荣[1]采用中药外洗，并随症状加减，组方药物有金钱草、土大黄、旱莲草、栀子、苦参、白鲜皮、土茯苓、百部、蒲公英、地丁、土荆皮、蛇床子，如有丘疹性脓疱疹可加黄柏、地榆；每一天一剂（一剂熬3次），一次煎药液700ml左右洗头，每次洗加敷共30分钟，每日两次，共8周，洗后外搽联苯卞唑乳膏（北京四环制药厂制造），如有炎性毛囊丘疹者，加用氯碘羟喹乳膏（天津药业集团有限公司制造），炎性毛囊丘疹消退后继续用联苯卞唑乳膏外搽，共8周；每周剪（剃）一次头发，共8周；患者使用过的毛巾、帽子、枕巾、梳子、理发工具等生活用品定期每次用1：200的84消毒液浸泡半小时，共8周；治愈率为100%。

杨衍增[2]使用自拟雄百散（雄黄8g，苦参15g，蛇床子20g，白鲜皮15g，薄荷5g，百部5g等。将上药研细末过筛，用凡士林和匀，装入干净玻璃瓶中备用。）将患部用0.9%生理盐水洗净，然后用药膏涂抹患处，1日1次，6天为一个疗程。在涂抹过程中患者忌食辛辣刺激之物。本组10例患者中，不到1个疗程治愈2例，1个疗程治愈2例，2个疗程治愈3例，3个疗程治愈3例，总有效率100%。

周敬等[3]人对湖北赤壁地区头癣病原进行了回顾性分析，对2001年1月—2012年12月在皮肤科门诊及住院的296例儿童头癣患者进行分析。结果，男140例，女156例；年龄3月~14岁；主要病原菌为紫色毛癣菌129株（43.58%）、犬小孢子菌122株（41.22%）、须癣毛癣菌19株（6.42%）。结论鄂南赤壁地区儿童头癣的病原菌主要为紫色毛癣菌和犬小孢子菌；紫色毛癣菌的构成随年龄增长有增高趋势。

王庄斐等[4]对广州地区儿童头癣的感染情况、分析感染的危险因素进行了分析，214例头癣患儿中，真菌培养阳性201例（93.93%），其中白癣157例（78.11%），居首位，脓癣26例（12.93%），黑点癣18例（8.95%），未发现黄癣。病原菌中犬小孢子菌167株（83.08%），为主要致病菌，紫色毛癣菌19株（9.45%），须毛癣菌10株（4.98%），其他5株（2.49%）。结论：加强头癣防治知识的普及教育，科学饲养管制宠物，对儿童不良生活习惯、行为等进行干预，保护易感染人群，才能做到早预防、早发现、早诊断、早治疗的目的。

肖开提·阿布都拉等[5]用维医治疗102头癣患者，痊愈的为55例，占54%；显效者为35例，占34.3%；有效者为12例，占11.7%；总有效率为100%。方法如下：内服药物①异常血液质型脓性头癣患者：以改善消化功能、调节体液、畅通阻塞、消炎为目的，给予依提热皮里散、卡斯那蒸露、曲比亲蜜膏、克比热提片、赛帕尔吉利糖浆、玫瑰花糖浆，按性别及年龄调选药物剂量。②咸味黏液质型头癣患者：镇静艾比吉德瓦尔丸、驱白马白热斯丸、曲比亲蜜膏、克比热提片、依提热皮里散、吾西巴糖浆等药物，按性别及年龄调选药物剂量。外治：患者入院后将患处剃光头发，每日用硫磺香皂洗头1次，针对脓疱用新日扑软膏涂抹，沙布浸泡于5%马木然其液后，外敷病变处2小时，30分钟用5%马木然其汤剂打湿，此方法维持至脓肿被软化，癣脱落，出血情况改善。此后每日2次用克经热提软膏涂抹患处。头部皮肤完整性恢复后，脱发或掉发的部位用艾木拉孜软膏涂抹1日2次，之后给予He-Ne光治疗。

李土生[6]采用中西医结合治疗30例头癣，总有效率94%。方法：中药复方土荆皮洗剂（土荆皮60g，苦参、生百部、蛇床子、川楝子各30g，苍术、白矾各20g），每剂加水2000ml，浸泡30分钟后煮沸10分钟，滤渣取液待温外洗，每日2次，每次30分钟，洗后用土荆皮酊与克霉唑癣药水交替外擦，每日2次，枕巾、帽子、手帕等用具定期煮沸灭菌，10天为一个疗程。

张晶等[7]探讨了伊曲康唑治疗儿童头癣的疗效和安全性。方法：采用伊曲康唑治疗56例头癣患儿，用量为5mg/（kg·d），最大剂量为100mg，晚饭后立即1口服，连续服用4周；为了不影响其生物利用度而不拆开胶囊，凡用量不足100mg/d者，采用间隔交替给药。并设灰黄霉素对照组。结果：治疗4周后的治愈率、总有效率和真菌清除率分别为60.7%、87.5%和71-4%：停药4周后上述指标分别为80.3%、94.6%和94.6%；所有患儿服药期间均无明显不良反应。结论：伊曲康唑治疗儿童头癣疗效确切，安全性好。

燕丽等[8]对北京地区儿童头癣患者进行了调查、分析，发现临床结果：392例患者，镜检阳性349例（89%）：发外孢子型340例，发内孢子型9例；349例镜检阳性者中，培养阳性为291例；43例镜检阴性者中，有9例培养阳性；培养阳性率为76.5%。主要致病菌为犬小孢子菌，占绝对优势。24株菌的MFC：7种药的MFC几何均数为：阿莫罗芬0.029 μg/ml，特比萘芬0.062 μg/ml，环吡酮胺0.841 μg/ml，灰黄霉素1.414 μg/ml，联苯苄唑2.059 μg/ml，伊曲康唑2.594 μg/ml，酮康唑3.776 μg/ml。

【古文献选读】

《诸病源候论·白秃候》："白秃之候，头上白点斑剥，初似癣而上有白皮屑，则生痂成疮，遂至遍头。洗刮除其痂，头皮疮孔如箸头大，里有脓汁出，其细微难见。……乃至自小及长大不瘥，头发秃落，故谓之白秃也。"

《医宗金鉴·外科心法要诀·秃疮》："此症头生白痂，小者如豆，大者如钱，俗名钱癣，又名肥疮，多生于小儿头上，瘙痒难堪，却不疼痛。日久蔓延成片，发焦脱落，即成秃疮，又名癞头疮。"

《外科真诠·头项部》：肥疮多生小儿头上，乃真阴未足，阳火上浮所致，初发小吻，瘙痒难堪，上结黄痂，宜先用细茶汁洗去黄痂，徐用大皂散搽之。大皂散：大皂荚三钱、煅龟板三钱、生苍术五钱。"

参考文献

1. 王建荣. 中西药外用治疗头癣的临床疗效. 中国现代医生，2009，（25）：155，157.

2. 杨衍增. 自拟雄百散治疗头癣10例. 中医外治杂志,2007,16(1): 46.
3. 周敬,雷玲,谢平忠,等. 湖北赤壁地区296例儿童头癣临床及病原菌分析. 皮肤病与性病,2014,36(1): 1-3.
4. 王庄斐,余美嫦,陈少霞. 儿童头癣感染原因分析及控制措施. 吉林医学,2012,33(29): 6373-6374.
5. 肖开提·阿布都拉,阿依努尔·阿布都热依木. 维医治疗102例脓性头癣临床报告. 中国民族医药杂志,2011. 17(5): 15-16.
6. 李土生. 土荆皮洗剂结合西药外用治疗小儿头癣60例. 陕西中医,2010,(7): 832.
7. 张晶,张玉锁. 口服伊曲康唑治疗儿童头癣疗效及安全性观察. 中国医药导报,2009,6(2): 167-168.
8. 燕丽,刘伟,张霞,等. 北京地区儿童头癣病原菌及其药物敏感性分析. 中华皮肤科杂志,2007,40(8): 495-496.

（陈信生 范瑞强）

第二章　手　足　癣

手癣为手掌的皮肤癣菌感染。手癣在全世界广泛流行，我国有较高的发病率，双手长期浸水和摩擦受伤及接触洗涤剂、溶剂等是手癣感染的重要原因。男女老幼均可以染病，多发单侧，也可以波及双手。患者以青、中年妇女为多。属于中医的鹅掌风。

足癣是指由皮肤癣菌引起的足部真菌感染，主要累及趾间、足跖及侧缘。仅感染足背的皮肤癣菌病通常称为体癣。足部也可见到由非皮肤癣菌如念珠菌引起的感染.此时应称之为足部皮肤念珠菌病。在人群中的发病率约为15%，在我国南方尤为常见。在有些常穿着胶鞋的工种中，患病率可达80%以上。相当于中医的"脚湿气""臭田螺"等。红色毛癣菌为手足癣的主要致病菌。

手癣在中医学中早有记载，如明朝《外科正宗·鹅掌风》中云："鹅掌风由阳明胃经火热血燥，外受寒凉所凝，致皮肤枯槁，又或时疮余毒未尽，亦能致此，初起红斑白点，久则皮肤枯厚破裂不已，二矾汤熏洗即愈。" 清朝《医宗金鉴·外科心法要诀》记载："鹅掌风……初起紫白斑点，叠起白皮，坚硬且厚，干枯燥裂，延及遍手。外用二矾散洗之，三油膏擦之，内服祛风地黄丸料，加土茯苓、白鲜皮、当归为佐，作丸服之甚效。"

足癣在中医学中亦有记载，明《外科正宗·臭田螺、田螺泡》记载："臭田螺乃足阳明胃经湿火攻注而成，多生足趾脚丫，白斑作烂，先痒后痛，破流臭水，形似螺黡，甚者脚面俱肿，恶寒发热。" 清《医宗金鉴·外科心法要诀》记载："臭田螺，此证由胃经湿热下注而生。脚丫破烂，其患虽小，其痒搓之不能解，必搓之皮烂，津腥臭水觉痛时，其痒方止，次日仍痒，经年不愈，极其缠绵。"

【病因病机】

一、中医病因病机

中医认为本病主要是由于手部外感风湿热之邪、蕴积生虫、侵害皮肤所生。久之，脾虚血燥，肌肤失养所致。或因水湿浸渍，坐卧湿地，或地居湿地，外染湿毒，循经下注于足，郁结而成。或肾虚则经络空虚，风湿或湿热外邪，乘虚侵肤，两者相互搏结于肌肤。

二、西医病因病机

手足癣的病原菌以红色毛癣菌为主,其次为石膏样毛癣菌、须癣毛癣菌,絮状表皮癣菌、玫瑰色毛癣菌等。手癣发病与密切接触有关,多来自于搔抓足癣,股癣和头癣等的直接接触传染或甲癣的蔓延。

【临床表现】

手足癣临床表现相似,可分以下几个类型:

水疱型　多发生在夏季,症状是指(趾)间、掌缘、足底出现米粒大小,深在性水疱,疏散或成群分布,疱壁较厚,内容清澈,不易破裂,或伴有红斑。数日后干燥脱屑,相互融合形成多房性水疱,撕去疱壁,可见蜂窝状基底及鲜红色糜烂面,剧烈瘙痒。水疱可自行吸收,形成鳞屑脱落,皮损继续向四周扩展。如继发细菌感染,疱液化脓变浊,疱壁溃破后出现糜烂或肿胀,影响用手或行走活动。

丘疹鳞屑型　多见于指(趾)间,以丘疹脱屑为主,伴有红斑。皮损边界清楚,常见于边缘处附着小片状鳞屑。自觉症状可轻微痒或剧痒。

浸渍糜烂型　表现为局部表皮角质层浸软发白。由于走动时不断摩擦表皮脱落,露出鲜红色糜烂面;严重者趾缝间、趾腹与足底交界处皮肤均可累及,瘙痒剧烈,多发于3、4、5趾缝间。常见于多汗者。多数患者有不同程度的瘙痒,还常继发细菌感染而出现恶臭。常继发细菌感染发生丹毒、蜂窝织炎。

鳞屑角化型　本型多见于病程过长者,累及整个掌跖甚至向手足背蔓延,角质增厚、脱屑、干燥为特点,冬季足跟及掌缘可伴皲裂,伴发甲真菌病的比例也相当高,多数为红色毛癣菌所致,顽固而难以根治。

混合型　具有以上4型中2型或2型以上者。

【实验室检查】

1. 真菌镜检　可见菌丝或关节孢子。
2. 真菌培养　为红色毛癣菌或石膏样毛癣菌等。

【鉴别诊断】

1. 手部湿疹　手足部湿疹与手足癣都是常见的手足部皮肤疾病。湿疹患者属过敏体质,由于手部常接触外界各种致敏因子,如消毒液、洗涤剂、化工用品等而引发。皮疹表现为暗红斑,皮肤表面干燥、粗糙,也可角化肥厚,冬季常伴有皲裂,有程度不一的瘙痒,皮肤发生皲裂时有疼痛。

2. 剥脱性角质松解症　又名层板状出汗不良,是一种表浅的掌跖部角质剥脱性皮肤病,皮损初起为针头大白点,由表皮角层松解形成,渐扩大脱屑,无丘疹和水疱,也无瘙痒,双手对称发生,多见于青少年,常有季节性复发倾向。

3. 汗疱疹　多发生在手足多汗的人。典型损害为位于表皮深处的米粒大小水疱,略高出皮面,无炎症,常对称分布于手掌、手指侧面及指端,少见于手背和足部,可定期反复发作。真菌检查阴性。

4. 掌跖脓疱病　损害开始于掌部和跖部,或掌跖同时患病,在手部以掌中或鱼际部为重,在足部则以足跟和足弓为多。在红斑基础上发生小而深的脓疱,或先为水疱而后为脓疱。本病经常反复发作,时轻时重,除瘙痒外还有较明显的痛感,无全身症状,皮损真菌检查为阴性。

5. 进行性对称性红斑角化病　本病为常染色体显性遗传病,好发于手、足背部和四肢伸侧面,常有轻度瘙痒,局限于双足时需与足癣鉴别,该病皮损为边缘鲜明的红斑,伴有角化过度和鳞屑,有时边缘色素加深,皮屑中查不到真菌。

【治疗】

中医治疗手足癣多采用外治法,一般不需要内服。

一、中医治疗

(一)外治法

1. 各型手足癣均可采用中药浸泡患处: 黄丁洗剂(黄精30g、丁香15g,煎水外洗、浸泡或湿敷,每日1~2次。); 或苍肤子洗剂(苍耳子、地肤子、威灵仙、艾叶、吴茱萸各15g,煎水外洗、浸泡或湿敷,每日1~2次。); 或藿香30g、黄精15g、大黄30g、皂角刺15g,煎水加白醋100ml,浸泡患处。每日1次,每次30~40分钟。或紫草、大黄、土荆皮、藿香各30g,枯矾、椒目各20g,射干25g,煎水2000ml微温浸泡患足30分钟,每天1次。或葛根30g,白矾15g,千里光30g,共研成细粉末,使用时用开水冲泡后,微温浸泡患足,每天1次,每次30分钟。或土荆皮30g,蛇床子30g,黄柏20g,没食子15g,枯矾15g,水煎后微温浸泡患足30分钟,每天2次。或黄柏30g,丁香20g,枯矾15g,茵陈蒿30g,黄精30g,水煎成药液1000ml,加食醋1000ml浸泡患足30分钟。

2. 皮损以水疱为主,可选用复方土荆皮酊或一号癣药水或二号癣药水外用。或射干100g,丁香20g,黄连50g,冰醋酸、甘油各50ml,60%酒精1000ml浸泡中药1周后外搽皮损。或黄精、丁香、藿香各50g,75%酒精和食用醋各500ml浸泡1周后外搽皮损。

3. 皮损以浸渍腐白为主,先用石榴皮水洗剂,泡脚,后用花蕊石散或龙骨散外扑。

4. 皮疹以糜烂、红肿、渗出为主,选用大黄、黄柏、紫草、地肤子、苦参、石榴皮各30g,野菊花、甘草各15g,水煎外洗,继用青黛散、植物油调成糊状,外涂患处。

5. 皮疹以干燥、脱屑和皲裂为主,选用疯油膏、润肌膏、红油膏、雄黄膏等外搽,每天1~2次。

6. 足癣合并细菌感染者宜先治疗细菌感染,可用:野菊花、蒲公英、紫草、黄柏、大黄各30g煎水外洗患处,外搽黄连膏或四黄膏。

7. 其他疗法

(1)热烘法:先涂疯油膏或红油膏,继用电吹风吹烘患处,每天1次,每次20~30分钟。

(2)穴位注射法:选合谷、内关穴,采用当归注射液,针刺得气后,各推1ml,每周2次。

(二)内治法

1. 辨证论治分型

(1)风湿蕴肤

主证:初发时可见针帽大的水疱,抓破后滋水外渗,水疱干涸脱皮,留下环状鳞屑,自觉瘙痒,舌淡红苔薄白或黄,脉浮数或濡。

治法:清热除湿,消风止痒

方药:消风散加减

方药:石膏30g(先煎),防风15g,苍术15g,苦参10g,黄柏9g,荆芥9g,防风9g,牛蒡子9g,地肤子15g,生甘草6g,通草10g。

方解:荆芥、防风为君药,荆芥味辛性温,善去血中之风。防风,能发表祛风,胜湿,长于祛风,二药相伍,疏风以止痒。苦参、苍术为臣,苦参性寒,善能清热燥湿,止痒,苍术燥湿、辟秽、发汗、健脾。佐以牛蒡子疏散风热、透疹、解毒。石膏、地肤子清热泻火,通草利湿热甘草清热解毒,又可调和诸药,用为佐使。诸药合用,于祛风之中伍以除湿、清热、养血之品,使风邪去,湿热除,血脉和,则瘙痒自止。

加减:身热、口渴者,宜重用石膏,加银花、连翘以疏风清热解毒;湿热偏盛而兼胸脘痞满,舌苔黄腻者,加薏米、车前子以清热利湿;皮疹红赤,烦热,舌红或绛者,宜重用生地,或加赤芍、紫草以清热凉血。

(2)脾虚血燥

主证:病程迁延日久或失治,皮纹宽深,肥厚粗糙,皲裂,宛如鹅掌,自觉痒痛，影响工作，舌淡红苔干燥少津，脉虚细。

治法：健脾养血润燥

方药：当归饮子加减

当归、川芎、甘草各6g，何首乌、黄精、熟地、灼白芍各15g，山药、麦冬、石斛、炒扁豆、玉竹各12g。

方解：方中当归、川芎、何首乌、黄精、熟地、炒白芍、麦冬、石斛、玉竹养血润燥；山药、炒扁豆健脾益气；甘草调和诸药。

加减：大便干结者，加生大黄10g（后下），紫草根10g；瘙痒甚者，加乌梢蛇10g、炙僵蚕12g；久痒不瘥者，重用当归、首乌，另加熟地10g；伴感染化脓者，加金银花15g、连翘10g、栀子10g；伴有渗出者，加炒苍术10g、黄柏10g、生薏苡仁30g。

2. 中成药

（1）四妙丸，一次6g（1袋），每日2次。7日为一个疗程，2~4个疗程，适用于湿热下注型足癣。

（2）湿毒清胶囊，每次3~5粒，每日3次，7日为一个疗程，2~4个疗程，适用于血虚湿蕴足癣。

（3）润燥止痒胶囊，一次4粒，每日3次，2周为一个疗程，1~2个疗程，适用于血虚风燥型足癣。

（4）百癣夏塔热片，每次2~3片，每日2~3次，1周为一个疗程，适用实热证手足癣。

二、西医治疗

根据不同皮损采用相应的抗真菌外用药；或口服抗真菌药物；或二者联合用药。

（一）外治法

1. 乳膏或霜剂或软膏　用于红斑、鳞屑、角化性皮损。有单纯抗真菌制剂：1%联苯苄唑霜、3%克霉唑霜、1%益康唑霜、2%咪康唑霜、酮康唑奈替芬乳膏，每天1~2次外搽患处，可连用4~6周。复合类制剂（抗真菌药物、糖皮质激素，或和抗生素）：复方酮康唑、曲咪新、曲安奈德益康唑乳膏主要用于手足癣合并湿疹化。一般可连续使用2周，最多不超过4周。

2. 溶液剂　特比萘芬溶液、克霉唑溶液，用于水疱、红斑性皮损。每天2次。

3. 洗剂　用于水疱、浸渍、糜烂性皮损，1%利凡诺溶液、2‰醋酸铅溶液、1：5000高锰酸钾溶液沐足，每次15~20分钟，每天1~2次。

4. 粉剂　伴有手足多汗或浸渍发白性皮损，可选用粉剂。达克宁（硝酸咪康唑）粉、咪康唑粉、联苯苄唑粉等。

5. 具有软化、剥脱作用制剂，主要用于角化性足癣。复方水杨酸软膏、12%水杨酸、6%乳酸软膏。

（二）内治法

1. 特比萘芬 250mg/d，连续7~14天。

2. 伊曲康唑 100~200mg/次，2次/天，连用7~14天。

3. 氟康唑 50mg/d或150mg/w，连续2~6周。

（三）联合方法

口服加外用。常用方法1+1疗法，即口服抗真菌药特比萘芬或伊曲康唑1周，加外用抗真菌制1周。

【治疗难点分析】

一、本病能否根治

本病短期消除症状容易，但很容易复发。症状复发到底是没有治愈还是再感染临床很难区别。坚持正确的治疗本病是可以治愈的。寻找可以根治足癣的治疗新药物和新方案是患者和医生共同愿望。

二、耐药菌株的处理

越来越多的研究表明，耐药菌株在不断增多。对耐药机制的研究和处理也是目前该领域的研究热点。中医药如何提高抗菌疗效及发挥抗耐药作用也是同样值得研究和思考的。

【中西医结合诊治思路】

1. 对于轻中度的手足癣（病程小于3个月，皮损面积局限，无合并症），可选用中药泡洗+外用抗真菌西药。

2. 对于顽固性，反复发作的手足癣（病程大于3个月，皮损面积较大，反复发作者），可选用中药泡洗+口服抗真菌，或中药泡洗+口服抗真菌+外用抗真菌西药，或中药泡洗+口服抗真菌+中药外用剂。

3. 对于合并细菌感染，仅局部红肿热痛，无全身症候，如发热、淋巴结肿大，可选用中药泡洗+复合类制剂外用药（抗真菌+抗细菌）；如合并有全身症状，可选用中药泡洗+口服抗真菌西药+口服抗细菌西药+中药辨证汤剂口服+复合类制剂外用药（抗真菌+抗细菌）。

4. 合并湿疹化的手足癣，可选用中药泡洗+中药辨证汤剂口服+复合类外用药(抗真菌+抗细菌+类固醇)。

【预后及转归】

手足癣是一种慢性传染病。由于多数癣病患者不影响日常生活和活动能力,所以有些人即使已发现自己身上长癣也未必会尽快就诊。手足癣也可引起身体其他部位的真菌感染,如甲癣、手癣、体股癣等。足癣还可以引起一些过敏反应如癣菌疹。足癣也可引起比较麻烦的一些并发症,如丹毒、蜂窝织炎等细菌性感染,局部出现红肿热痛。

有人认为足癣无法治愈,更无法根治,所以任其发展、传播而不医治,这也是一种误区。由于没有接受正规、规范诊断和治疗,往往导致误诊、误治,或者没有接受正确的治疗方案,或没能按疗程用够药,仅简单涂一些外用药,以致足癣貌似无法痊愈。如果接受正规的诊断和治疗,足够的疗程,大部分患者均可治愈。足癣的复发有时更多是再次感染。

【预防与调理】

一、预防

1. 平时要讲究个人卫生,不要用公用拖鞋、脚盆、擦布等,鞋袜、脚布要定期灭菌保持足部清洁干燥。

2. 手足多汗和损伤,往往是脚癣或手癣最多见的诱因之一,平时要减少化学性、物理性、生物性物质对手足皮肤的不良刺激。患者少饮刺激性饮料,如浓茶、咖啡、酒类等,因为这些饮料激惹汗腺的分泌与排出,给皮肤癣菌的易感性提供了有利的环境。

3. 晚上洗脚或洗澡后,要揩干趾缝间的水分,扑上消毒抑菌粉(薄荷脑0.1g,麝香草酚碘化物2g,硬脂酸锌4g,碳酸镁2g,硼酸15g,滑石粉加至100g),目的在于尽量保持各趾间的干燥,以防止皮肤癣菌的再感染。

4. 鞋袜、脚布要定期灭菌,保持足部清洁干燥浴室、游泳池等公共场所是传染足癣的主要地方,应严格执行消毒管理制度。

5. 如患有灰指甲、鹅掌风、股癣,应积极治疗,以防经手传染于阴股部。

二、食疗保健

1. 鲤鱼赤小豆汤

配方:鲤鱼250g,赤小豆50g,陈皮5g,小蒜50g,生姜10g。

制法: 鲤鱼一条约250g，宰杀洗净下锅，加上赤小豆50g，小蒜50g，陈皮5g，生姜10g，水适量煮熟，吃肉喝汤。

服法: 每周2次。

功效: 祛湿解毒。

适用人群: 平素湿热体质，足部多汗者。

2. 花生眉豆鸡爪汤

配方: 花生仁150g，眉豆100g，红枣10枚，鸡脚爪100g。

制法: 花生仁150g，眉豆100g，红枣10枚，鸡脚爪100g，共入锅加水煮熟烂服食。

服法: 每周2次。

功效: 健脾祛湿。

适用人群: 平素脾虚湿重者。

3. 冬瓜薏米水鸭汤

配方: 水鸭500g，薏米50g，冬瓜300g，陈皮10g，生姜2片。

制法: 水鸭、冬瓜、薏米备好(水鸭买的时候已切好块)。锅里下清水烧开后放入姜和料酒，把洗净去皮的水鸭放入焯烫至水再次沸腾，捞出冲净去浮沫沥水备用。薏米隔晚泡发好洗净沥水，陈皮洗净备用。冬瓜去皮切成长方块，砂锅里放入鸭块、薏米、陈皮、姜片，烧开后改小火煲1个半小时。之后放冬瓜和冬瓜皮转大火煲开，改小火继续煲半小时。加盐放温后即可食用。

服法: 每周2次。

功效: 滋阴清热祛湿。

适用人群: 阴虚夹湿者。

4. 黄豆肉排汤

配方: 黄豆100g，肉排骨250g。

制法: 黄豆先浸15分钟，肉排骨洗净后用少许盐腌半小时，然后斩开放入煲中，加入黄豆、水4至5碗，文火煲至2小时，拭豆稔即汤成，食饮随意。

服法: 每周2次。

功效: 清热祛湿解毒。

适用人群: 肠胃燥结大便不畅者尤适用。

5. 白玉猪小肚汤

配方: 白茅根60g，玉米须60g，红枣10个，猪小肚500g。

制法: 将猪小肚洗净切块，用盐、生粉拌擦，再冲洗干净。先放入开水锅煮15分钟，取出在清水中冲洗。红枣去核后，与白茅根、玉米须一起洗净，用清水稍浸泡片刻，再与猪小肚一起放入瓦罐内，加入清水8碗左右。大火煮沸后，改用小火煲2个小时，可加入适量食盐和少量生油。

服法: 每周1~2次。

功效: 祛湿消肿。

适用人群: 湿热体质者。

6. 红豆糙米饭

配方: 红豆30g,糙米30g,黄豆30g,南杏30g。

制法: 将红豆、糙米、黄豆、南杏洗净,入小杯清水浸泡4小时,再用电锅隔水蒸30分钟。出锅时加红糖1匙拌均匀即可食用。

服法: 可常食。

功效: 祛湿消肿解毒。

适用人群: 湿热体质者; 患有足癣的孕妇亦可。

7. 蒜头草龟汤

配方: 大蒜头100g,草龟500g。

制法: 将草龟洗净切块,蒜头微捣烂,放入锅中,清炖乌龟至肉熟,再酌情加少量盐和植物油以调味。

服法: 饮汤吃肉,每周1~2次。

功效: 滋阴解毒消肿。

适用人群: 对足癣引起的肿胀有消退作用,对老年人更为适宜。

8. 青鱼煮韭黄

配方: 青鱼500g,韭黄250g。

制法: 将青鱼洗净切块或整条鱼放入炒锅内轻煎,然后加入韭黄一起煮熟,加适量盐和调料即可。

服法: 可佐为菜食,可常吃。

功效: 补肾温阳益肝健胃。

适用人群: 平素偏虚寒体质者。

9. 黄豆米皮糠

配方: 黄豆100g,米皮糠160g。

制法: 将黄豆与米皮糠用水炖熟吃。

服法: 可作为佐食,每周1~2次。

功效: 健脾行气消肿。

适用人群: 脾虚湿困的体质。

10. 甲鱼龙眼粥

配方: 龙眼肉20g,甲鱼肉30g,糯米50g。

制法: 龙眼肉、甲鱼肉、糯米,同煮成粥,食前加调料适量。

服法: 可作为早餐或晚餐,常食。

功效: 滋阴润燥。

适用人群：皮肤干燥，足部脱屑较多者。

【中西医结合研究进展】

一、临床研究

（一）中医治疗

刘德宝[1]自拟方治疗手足癣，有一定效果。其组成是大风子（打碎）30g，红花、五加皮、花椒、白矾、防风、荆芥各15g，牙皂（打碎）10g，取老陈醋1000ml，置于能密封的玻璃瓶或塑料瓶内浸泡上药，24时后即可使用。若能将药材粉碎后浸泡更好。以上1剂为1只手或1只脚的浸泡用量。

秦丽[2]自拟克癣汤治疗：黄柏15g、苦参20g、地肤子15g、白鲜皮15g、百部10g、土荆皮10g、花椒6g，水煎20分钟后，待水温时将手或足放入浸泡30分钟，每日1次，连续治疗7天为一个疗程。2个疗程后观察疗效。治疗湿热型手足癣30例，取得良好疗效。

李子阳[3]自拟舒郁清腑液（蛇床子20g、苦参15~20g、木槿皮10g、土荆皮10g、白花蛇舌草15g、白矾15~20g）煎液去渣，取其热而泡洗患足，泡洗30分钟左右为宜，泡洗患足后，30例中治愈28例，好转1例，无效1例。

邱氏[4]对50例手足癣患者均采用复方苦参酊治疗。复方苦参酊组成：苦参15g，芫花15g，水杨酸3g，苯甲酸6g，95%酒精100ml。先将苦参、芫花加入95%酒精中浸泡1周，去渣取汁，然后放入水杨酸、苯甲酸备用，用时外涂患处，每日1至2次，1周为一个疗程。结果：总有效率100%，痊愈（手足癣消失，再未复发）38例，显效（手足癣消失，1年内未见复发）8例；好转（手足癣有一定减轻）4例。结论：复方苦参酊对手足癣有较好的治疗作用。

赵航[5]使用苦黄汤（苦参20g，黄柏15g，明矾15g，王不留行30g，白鲜皮10g）治疗足癣，每天用药1份，熬水半盆，趁半温时将手或脚浸泡30分钟，每日泡2次，疗效显著。

李卫红等[6]观察了姜黄酊与派瑞松（曲安奈德益康唑）霜对丘疹鳞屑型足癣的疗效。方法：将符合入选标准的146例患者随机分组，治疗组清洁局部后将姜黄酊纱敷于患处，10~20分钟/次，2次/天。对照组予派瑞松按说明书外用。3周为一个疗程。结果：治疗组总有效率为97.15%，真菌清除率为96.70%，对照组总有效率为90%，真菌清除率为93.30%，治疗组优于对照组。结论：姜黄酊治疗丘疹鳞屑型足癣安全有效。

乔志芬等[7]自拟中药（枯矾25g，地肤子、蛇床子、苦参、白鲜皮、黄柏各20g）于500ml食用白醋中浸泡，每天搅拌一次，一周后取汁外擦患处，每日3次，连用一周。40例患者中，36例用药3周后，症状消失，2年后随访无复发，4例患者用药3周后症状消失，一年后有所复发。

张书强[8]自拟中药外洗治疗（苦参60g，黄精60g，川楝子40g，徐长卿40g，贯众30g，白鲜皮20g，金银花20g，明矾20g，米醋2000ml）。先将上药放醋中浸泡30分钟，煎煮40分钟，再浸泡24小时，滤渣取液，睡前浸泡患处1小时，14天为一个疗程。糜烂型浸泡后外擦滑石粉以保持干燥；鳞屑角化型浸泡后外用凡士林软膏，保持皮肤湿润，防止皮肤发生皲裂。67例中，痊愈30例，占44.78%；显效21例，占31.34%；好转16例。占23.88%。总有效率100%。

白彩萍[9]自拟愈冰散（血竭、冰片、松香、乳香、没药，上药分别研极细末，过120~140目铜筛），治疗31例患者，29例1周治愈，1例2周治愈，1例连续治疗1个月后好转。总有效率达100%。在治疗过程中无1例发生不良反应。

陶永臻等[10]自拟复方苦参汤（苦参50g，土荆皮50g，百部50g，地肤子50g，蛇床子50g，白矾30g，甘草10g）加水2500ml，浸泡20分钟后，文火煎煮20分钟，得药液约1000ml，趁温热浸泡患病手足。每次20分钟，每天泡2次，20天为一个疗程。58例患者，治疗1个疗程后，痊愈36例（62.1%）；好转19例（32.75%）；无效3例，皆为鳞屑角化型。总有效率94.85%。起效时间3~5天，治愈时间12~20天，平均16.8天。

黄有彬[11]自拟赤小豆膏治疗脚气136例，以赤小豆和枯矾各等份研成细末，过80目筛后黑醋调和如糊状，用瓷罐或广口玻璃瓶密闭收藏备用。每日以赤小豆膏敷脚部患处，范围尽量大些。干后再敷，次数不限。用纱布包裹以免药物脱落。因赤小豆其性最黏，干后难揭，为了延长药物疗效可在赤小豆膏干时用药棉蘸醋润之。20天为一个疗程，2个疗程后评定疗效。其中痊愈105例，有效31例，总有效率100%。

李军[12]对鳞屑角化型手癣以自拟狼冰散局部外用治疗，疗效肯定。狼冰散配方：狼毒、冰片、硫黄各10g，研末，取凡士林软膏适量器皿内加热溶化，将以上药末加入搅拌文火煮匀，凉后待用。每晚临睡前用半边莲60g，煎汤待温，浸泡患手15分钟后擦干，再涂上药膏，用塑料袋套扎患手，次日早上擦去药膏。治疗10天为一个疗程，轻者治疗1疗程，重者治疗2疗程，多能痊愈。

刘敏[13]用中药治疗手癣，疗效满意。中药浸泡法：取荆芥18g、防风18g、红花18g、地骨皮18g、皂角30g、明矾18g、醋1500ml。将全部药材浸泡于醋中，夏天浸泡3天，冬天浸泡5天，治疗时用醋汁药液浸泡手部，每次浸泡30分钟，治疗完毕后将醋汁倒回，以备下次再用，7天为一个疗程。治疗56例，治愈51例（91.0%）；显效3例（5.4%）；无效2例（3.6%）。总有效率96.4%。

徐树槐[14]采用中西医结合治疗手癣疗效显著。治疗组给予中药（茯苓30g，黄柏30g，蛇床子30g，苦参30g，丹参、地肤子、苍耳子各20g，花椒、苦楝皮、白鲜皮各15g，冰片、明矾各10g）水煎泡手，每日1剂，日用3次，外涂达克宁霜（硝酸咪康唑）。7天为1疗程，一般治疗3个疗程。对照组仅外涂达克宁霜。治疗组治愈14例，显效13例，无效1例，总有效率96.4%，对照组治愈8例。显效9例，无效7例，总有效率为70.8%。2组总有效率比较，差异有显著性意义。

李玉芬[15]观察了羊蹄根联合食醋治疗手癣45例的疗效。观察组：先将新鲜羊蹄根洗净，取50~100g捣成汁，加适量食醋调匀，涂于患处；或取干品30g研成末，食醋18g调匀，浸泡5~6小时后涂于患处，每次30分钟，每日2次。对照组：用克霉唑软膏涂抹患处，每日2次，糜烂者配合口服酮康唑胶囊0.2g，每日2次，治疗7天。结果：观察组45例，痊愈35例，显效7例，有效3例，无效0例；对照组42例，痊愈10例，显效12例，有效11例，无效9例。观察组疗效优于对照组，两组之间比较有显著性差异（$P<0.01$）。

李淑华等[16]观察了乌梅金银花治疗手足癣90例的疗效，乌梅、金银花（乌梅25g，金银花50g）头煎30分钟，复煎25分钟，将两煎所得滤液约20~30ml过滤去渣。用棉签蘸此液涂搽患处，每日5次。5~7日治愈（手足部癣均消失）的30例，占33.33%；8~10日治愈的35例，占38.89%；11~15日治愈的20例，占22.22%；16~20日好转（癣较以前减少或症状减轻）的5例，占5.56%。

何斌[17]观察了用艾烟熏灸治疗浸渍糜烂型足癣的疗效。方法：治疗组采用艾灸疗法，患者采取坐位，清洗患处，将药艾条点燃后，左手辅助暴露患处，右手持艾条，距皮肤1~2cm，以患处为中心在1~2cm的范围进行回旋灸、烟熏。每处烟熏10~20分钟，以患者感到局部灼热、能耐受为度，每日1次。对照组曲安奈德益康唑乳膏外搽。结果治疗组总有效率为87.94%；对照组总有效率为58.55%，两组差值经t检验，$P<0.05$，具有显著性差异，说明艾烟熏治疗疗效更佳，对瘙痒、丘疹水疱及浸渍糜烂症状改善优于外用曲安奈德益康唑乳膏。

兰建平[18]观察了癣泡方治疗丘疹鳞屑型足癣的疗效。癣泡方组成：土荆皮30g，蛇床子15g，地肤子15g，皂角15g，花椒12g，大风子30g，白矾15g。将上药全部粉碎，制成散剂，封闭浸泡于1500ml白醋中，72小时后使用。治疗时将患足全部浸没于药液中，每日1次，每次30分钟，一剂药可连续使用3~5天，三剂药物为一个疗程。使用前亦可将药液稍加热，治疗结束后将药物封闭放于阴凉通风处。患足有破溃、糜烂、红肿等时禁用。结果：228例患者，250例3剂后治愈，8例4剂后治愈，总治愈率达100%，在治疗过程中无1例发生不良反应。

舒慧敏[19]观察了自拟苦参煎剂（苦参、黄柏、蛇床子、土荆皮、土茯苓、白鲜皮、百部、枯矾各15g）浸泡治疗手足癣的疗效。方法：将镜检确证的120例手癣和120例足癣患者分别随机分为治疗组和对照组，治疗组120例，用自拟中药浸泡患处；对照组120例，用达克宁（硝酸咪康唑）霜治疗，疗程2周。结果：手癣治疗组有效率91.67%，对照组为68.33%；足癣治疗组有效率95.00%，对照组为81.67%。结论：自拟苦参煎剂治疗手足癣疗效优于达克宁霜。

黄晓[20]观察了中药外洗联合复方土荆皮凝胶外用治疗角化过度型足癣的疗效。方法：治疗组56例，采用自拟中药苦参洗剂（苦参、土茯苓各30g，白矾、地肤子、蛇床子、白鲜皮各20g，艾叶、白芷各15g，花椒10g），日1剂，加水3000ml文火煎30分钟去渣滤液，温热浸泡足部30分钟，蘸干水分后外用复方土荆皮凝胶1次/天，疗程2周。对照组50例，局部外用复方土荆皮凝胶1次/天，疗程2周。结果：治疗2周末，治疗组有效率为100.0%，真菌清除率为91.1%，对照组有效率为80.0%，真菌清除率为78.0%；停药2周末，治疗组有效率为100.0%，真菌清除率为83.9%，对照组有效率为76.0%，真菌清除率为70.0%；两组有效率和真菌清除率比较，差异均有统计学意义（$P<0.05$）。结论：联合中药外洗治疗角化过度型足癣疗效好于单用外涂药物，且起效快，效果较好。

芦士奎[21]自拟中药洗液治疗足癣126例，中药处方蛇床子、百部、大风子、木鳖子、苦参、皂角、枯矾各15g，川椒、黄柏各10g。以上诸药加2500ml凉水浸泡20分钟，以武火煮开后改用小火再煮10~15分钟。滤除药渣，加陈醋30~50ml。趁热熏蒸患处，待凉后浸洗患处。每天2次，治疗4天为一个疗程，治疗2个疗程后观察疗效。治愈109例（占86.51%），好转15例（占11.90%），无效2例（占1.59%），总有效率98.41%。

石喜榕[22]观察了用疡愈液治疗糜烂型足癣的疗效，疡愈液组成：千里光15g，葫芦茶15g，地榆15g，冰片3g等。制备：上方放入1000ml水中，煮沸后再慢火煮20~30分钟，静置过滤备用，分成每瓶100ml。治疗时先用0.9%生理盐水清洗患处，待干，将浸有疡愈液的棉球或纱条覆盖子患处20~30分钟，每日2~3次，10日为一个疗程。158例糜烂型足癣治疗时间最长3个疗程，最短5天，治愈147例，显效7例，无效4例，治愈率93%，有效率97%。

陈红路[23]用自拟二黄汤治疗足癣63例，二黄汤：黄花草30g，土黄连30g，苦参30g，地肤子30g，百部30g，明矾15g。皮疹以水疱为主者加王不留行30g、葛根25g；以鳞屑角化为主者加丹参30g、当归20g、桃仁15g、红花15g；以浸渍为主者加葛根25g、石榴皮30g。分型不清者以基本方加王不留行30g、葛根25g、丹参30g、石榴皮30g；伴瘙痒者加冰片10g。每日1剂，水煎取药汁约800ml，温水浸泡患处，每天2次，每次20分钟，7天为一个疗程，较重者隔1星期可再治疗1个疗程。全部病例经1~2个疗程治疗均获效，其中痊愈43例，占68.3%；好转17例，占27.0%；无效3例，占4.8%。

陈和平等[24]通过与复方土荆皮酊治疗足癣的临床对照，观察复方薰衣草酊对足癣等皮肤癣病的疗效。方法：将122例手足股癣患者随机分为两组，对照组用复方土荆皮酊涂抹，实验组用复方薰衣草酊（薰衣草油5g，土荆皮10g，百部20g，阿里红20g）喷洒。结果：①实验组治愈率（73.4%）高于对照组

（36.2%），$P<0.01$。②实验组总有效率（89.1%）高于对照组（58.6%），$P<0.01$。结论：复方薰衣草酊治疗真菌感染治愈率高，临床疗效确切。

（二）中西医结合治疗

陈林峰[25]采用中药浸泡加西药达克宁（硝酸咪康唑）霜治疗足癣。中药：苦参30g、侧柏叶30g、白矾15g、皂矾15g、儿茶10g、米醋250g。每日1剂，加水3000ral，煎液去渣待温，然后浸泡患处，时间约为30分钟。患处浸泡且待药液自然干燥后外搽达克宁霜，每天1次。对照组温水洗净患处后外搽达克宁霜（西安杨森制药有限公司生产），每天1次。治疗组156例，痊愈101例，有效率98.72%；对照组132例，痊愈48例，有效率83.33%。

龚五洲等[26]观察了中药"湿癣洗剂"联合克霉唑软膏治疗手足癣疗效。方法：将112例患者随机分为两组，治疗组62例给予"湿癣洗剂"薰洗联合克霉唑软膏外涂治疗，对照组50例予克霉唑软膏外涂。结果：治疗组疗效明显优于对照组，有著性差异（$P<0.01$）；治疗组复发率低于对照组，两组比较有统计学意义（$P<0.05$）。结论："湿癣洗剂"薰洗联合克霉唑软膏外涂治疗手足癣疗效明显优于单用克霉唑软膏外涂。

谭志平等[27]观察了含有水杨酸的中药癣药水，对股癣、手足癣、鹅掌风、脚湿气治疗的效果。方法通过不同药物制剂治疗股癣、手足癣多个病例，分析不同药物制剂的差异并进行比较。结果：含有水杨酸的中药癣药水制剂，其治疗效果最好。结论：使用含有水杨酸的中药癣药水，作用迅速，治疗效果明确，不易复发。

陈洁等[28]观察盐酸特比萘芬口服联合中药复方透骨草浸泡治疗角化过度型足癣的临床疗效。方法：采用观察口服兰美抒（特比奈芬）联合中药浸泡（联合组）及单用兰美抒口服或中药浸泡治疗角化过度型足癣的临床疗效。结果：用药后2周联合组、兰美抒组的痊愈率、有效率均明显优于中药组；联合组的痊愈率、有效率略高于兰美抒组，但两者差异无显著性。真菌学评价：用药后2周联合组真菌清除率80%，兰美抒组70%，中药组50%。联合组真菌清除率显著高于中药组（$P<0.05$）。除中药组1例患者出现接触性皮炎外，其余患者均未见显著不良反应。结论：中西医结合治疗角化过度型足癣的临床效果好，且具有良好的安全性。

赵百宝[29]自拟中药（百部、苦参、黄柏、蛇床子、半枝莲、大风子、土荆皮、土茯苓、白鲜皮、枯矾各30g）上药加水3000ml，煎取药液1000ml，待水温适中时浸泡患处，浸泡后将药液留置，药渣于10小时内加水1500ml，再煎取药液500ml，与浸泡过的药液混合后再浸泡患处。每天1剂，每次泡20~30分钟，连用5天为一个疗程，较重者可连用10天。44全部病例经5~10天治疗后，其中治愈21例，显效16例，有效6例，无效1例，总有效率为97.7%。

朱红军[30]观察了苦槿煎剂（苦参30g，苦槿皮30g，白鲜白鲜皮30g，蛇床子30g，地肤子30g，枯矾20g，海桐皮30g，鹤虱子30g，狼毒15g，大风子15g，甘草

10g。)浸洗治疗足癣临床疗效。用2000ml水浸泡中药1小时,煎沸30分钟待温后泡患足30分钟左右,每日1~2次,每剂可连用2~3天,每次加热煮沸待温浸洗。10天为一个疗程,一般连用1~3个疗程可痊愈。对照组外涂达克宁(硝酸咪康唑)霜,每日2次,涂抹面积略大于皮损面积。方法:将80例患者随机分为2组,治疗组50例给予苦槿煎剂浸洗,对照组30例予达克宁霜外涂,观察治疗效果。结果:2组显效率有非常显著性差异,治疗组优于对照组;治疗组复发率低于对照组,但2组比较尚无统计学意义。结论:苦槿煎剂浸洗治疗足癣疗效确切。

弭坚[31]自拟手足癣洗剂(蛇床子30g,苦楝皮20g,土荆皮20g,地肤皮15g,白鲜皮15g,苦参15g),水煎15分钟,去渣倒出药液,先熏后洗,每日2次。外用药同时服用祛湿化毒丸,每日3次,每次10g,用竹叶汤送服。服药20天为一个疗程,3个疗程痊愈,疗程不需间隔,可连续服用。局部外用西药兰美抒(特比奈芬软膏),然后再用TDP灯局部照射,使药物充分吸收。此109例中,治愈65例,好转31例,无效13例,总有效率89%;109例患者随访到42例,随访最长18年,最短半年,复发5例,经2次治疗痊愈。

高宇等[32]自拟中药藿黄汤外洗(藿香20g,黄精20g,天冬20g,麦冬20g,苦参20g,当归15g,伸筋草20g,透骨草20g,生山药20g,红花6g,白芨15g,白蔹15g,艾叶15g,苦楝皮15g,土荆皮15g),每天1剂,早晚各加水1500ml,文火煎20分钟,去渣后取汁1000ml,按1∶2比例加开水配成浸泡液,待降温后浸泡患处20分钟。洗后外用1%环吡酮胺软膏,早晚各1次。7天为一个疗程,治疗4个疗程,4周总有效率达91.1%,与口服2周特比萘芬疗效相当(90.2%)。

谢友萍等[33]将20例患者随机分为两组,一组为单用西药治疗,一组为中西药联合治疗。西药组主要使用硝酸咪康唑乳青、益康唑酊剂;中药组主要使用复方黄松洗液(地肤子、千里光、黄柏、岗松油、大叶桉油、满山香油、蛇床子油)加温开水浸泡。原液每20ml加温水1000ml,2次/天。后用硝酸咪康唑乳涂擦。经临床对照中西医结合组较单纯西药组。

武天兰[34]使用中药乌梅汤(乌梅15g,苦参、白鲜皮、蒲公英各30g,黄柏12g,雄黄6g),加冷水5000ml,浸泡20分钟,然后用武火煎煮25分钟后将药液倒出,浸泡加外用派瑞松(曲安奈德益康唑)霜,7天为一个疗程,连续治疗2周。治疗足癣患者150例,痊愈127例,显效18例,好转5例,无效0例,总有效率达100%。

麦丽霞等[35]观察了中药外洗联合维A酸乳膏外用治疗角化过度型足癣的临床疗效。方法:将角化过度型足癣患者126例随机分为两组。治疗组63例,用自拟中药方(苦参、地肤子、黄柏、白鲜皮、土荆皮、透骨草、蛇床子、威灵仙、白矾各30g,芒硝20g),1剂/天,前八种药物水煎2次取汁2000ml,白矾及芒硝直接倒入煮好的药汁中溶解,然后浸泡患处30分钟,1次/天外洗,维A酸乳膏外搽治疗;对照组63例,外用克霉唑霜及尿素软膏。疗程8周。结果:治疗组总有效率为85.7%，对照组为66.7%。两组比较差异有统计学意义（$P<0.05$）。真菌清除率治疗组为92.1%，对照组为77.8%，两组比较，差异有统计学意义（$P<0.05$）。结论：中药外洗联合维A酸乳膏外用治疗角化过度型足癣的临床疗效较好。

张艳丽等[36]观察了中西医结合治疗角化过度型足癣的临床疗效。方法将120例患者随机分为治疗组和对照组。对照组口服盐酸特比萘芬片250mg，1次/天，连用2周；治疗组在此基础上加用中药复方地骨皮洗剂。方药组成：地骨皮30g、苦参30g、川楝子30g、地肤子30g、蛇床子30g、白鲜皮30g、透骨草30g、贯众30g、藿香10g、黄精10g、枯矾10g，加1500ml白醋，150g葱白，浸泡72小时后泡洗患处，1次/天，30分钟/次，1剂药用1周，共4周。分别在2周、4周统计疗效。结果治疗组痊愈率、总有效率均优于对照组；复发率低于对照组。结论：中西医结合治疗角化过度型足癣起效迅速，治愈率高，复发率低。

赛锡彬等[37]观察了足癣外洗Ⅰ号方结合西药治疗足癣的临床效果。方法：将70例患者随机分为2组，治疗组用足癣外洗Ⅰ号方外洗（由苦参、黄柏、百部、苍术、蛇床子、地肤子、白鲜皮、土荆皮、茵陈、土萆薢、明矾组成）并外擦1%硝酸咪康唑乳膏；对照组单纯用1%硝酸咪康唑乳膏外擦治疗。治疗15天，随访2个月，对比两组疗效。结果：治疗组显效率达到91.4%，对照组显效率达71-4%，差异具有显著意义（$P<0.05$）；主要症状积分比较，两组治疗前后自身对比及治疗后组间比较，差异均有显著性意义（$P<0.01$或0.05）；复发率比较，差异也有显著性意义（$P<0.05$）。结论：足癣外洗Ⅰ号方结合西药治疗足癣疗效显著，值得推广。

朱金鸽等[38]观察中药洗剂联合萘替芬酮康唑乳膏治疗手足癣临床疗效。方法：将112例患者随机分为两组，治疗组62例给予中药洗剂（苦参30g，蛇床子30g，白鲜皮30g，黄柏20g，百部30g，地肤子30g，土荆皮30g，常规煎药后，取药液1500ml，倒入盆内加食用陈醋50ml搅匀，将双手或双足放入浸泡，每天早晚各一次，每次浸泡不得少于0.5小时，1剂/2天），联合萘替芬酮康唑乳膏外涂治疗，对照组50例给予萘替芬酮康唑乳膏，治疗2周后判定疗效并比较。结果：治疗组疗效明显优于对照组，有显著性差异（$P>0.05$）。结论：中药浸泡联合萘替芬酮康唑乳膏治疗各种手足癣，疗效明显优于单用萘替芬酮康唑乳膏。

陈福祥[39]观察中西医结合外治疗法治疗角化型手足癣的临床疗效。方法：将61例患者分为中西医结合治疗组（治疗组）41例，以中药浸泡，中药处方：黄柏、苦参、蛇床子、百部、大黄、黄精、白矾各30g，樟脑5g，水杨酸粉45g，食用醋250ml。加水1000ml煎至400ml，待水温合适时，将患病手足浸泡于药液中，15~30分钟/次，1~2次/天；盐酸阿莫罗芬乳膏外涂患处。西药治疗组（对照组）20例，仅用0.25%盐酸阿莫罗芬乳膏外涂。观察5项主症及真菌学检查等指标。

结果：治疗组愈显率为88.2%，对照组愈显率60.0%，两组愈显率比较差异具有统计学意义（$P<0.05$）。结论：中西医结合外治疗法治疗角化型手足癣疗效明显优于单纯西药治疗。

靳海荣[40]观察了消癣合剂联合尿素软膏外用治疗角化过度型足癣的临床疗效。方法：将角化过度型足癣患者112例随机分为两组。治疗组58例，用尿素软膏封包后，中药方泡洗，药物组成：苦参、土荆皮、大风子仁、黄柏、白鲜皮各30g，川椒、蛇床子、明矾、藿香各20g，斑蝥0.5g（若轻度角化，斑蝥用量为0.5g；若中度干燥角化，皲裂不深，痒痛不甚者，斑蝥用量为1g；若干燥角化程度重，皲裂纵横，出血疼痛者，斑蝥用量为1.5~2g）。将上药先加5ml食醋浸泡15分钟，再加水1000~1500ml，浸泡1小时后煮沸，再用文火煮15分钟，过滤药液进行第2次煮沸，将两次药液混合后待温度不烫为度，浸泡皮损处至药液冷却，下次浸泡时再进行加热至所需温度，每日浸泡2次，每剂药浸泡1天，2周为一个疗程。待皮损完全消退，自觉症状消失，真菌镜检阴性后再继续用药2个疗程。对照组54例，外用硝酸咪康唑乳膏及尿素软膏。疗程8周，观察两组治疗前后真菌学检查及不良反应情况。结果：治疗组总有效率为84.48%，对照组为62.96%，两组比较，差异有统计学意义（$P<0.01$）。真菌清除率治疗组为79.31%，对照组为59.26%，差异有统计学意义（$P<0.05$）。结论：消癣合剂联合尿素软膏外用治疗角化过度型足癣得到满意的临床疗效。

祝华[41]运用中西医结合外治法治疗足癣80例，采用醋泡方（药苦参30g、黄柏30g、大风子20g、百部30g、地肤子30g、蛇床子30g、土荆皮30g、藿香20g，取米醋4000ml，放入玻璃容器中浸泡20天，去渣备用。每天取泡好的药汁500ml，加入开水1000ml配成浸泡洗剂）。嘱患者在适当温度下泡洗双足30分钟，治疗10天为一个疗程，连续治疗4个疗程。联合特比萘芬软膏外治法治疗。结果在治疗4个疗程后，综合评定疗效，治愈率86.25%，总有效率95%。结论：醋泡方联合特比萘芬治疗足癣，真菌清除率高，疗效显著，适合临床推广。

刘启民[42]观察中西医结合治疗65例角化型手癣的临床疗效。方法：用中药醋剂浸泡结合1%特比奈芬软膏外涂患处。中药醋泡方（黄柏30g、水杨酸30g、樟脑20g，用米醋1L放盆中泡3~5天后）每天晚上将手浸泡0.5小时，每剂药可连泡2周。治疗期间每周随访1次，共治疗4周，治疗结束1周后作真菌检查，随访2年。结果：痊愈率81.5%，总有效率95.4%，2年复发率10%。结论：中西医结合治疗角化型手癣有较好效果，且复发率低。

二、实验研究

彭华毅等[43]观察了足癣浸泡剂（由苦参、白癣皮、黄柏等中药组成复方）在临床上应用具有较好疗效，并用家兔进行皮肤急性毒性试验，观察给药后动物

14天内的中毒症状和死亡情况；家兔皮肤刺激性试验，采用同体左右侧自身对比，涂药期间每日观察局部皮肤红斑及水肿情况；豚鼠皮肤过敏性试验，三次致敏接触，隔14天后，再涂药激发接触，观察过敏反应。结果：皮肤急性毒性试验中各组动物均无出现中毒症状和死亡。体重增长正常。皮肤刺激性试验涂药后第一周内，给药侧有不同程度的红斑及水肿反应，1周后皮肤变光滑，未见色素沉着和皮肤粗糙等其他反应。皮肤过敏性试验中足癣浸泡剂组豚鼠皮肤未出现红斑及水肿等过敏反应。结论：足癣浸泡剂对家兔皮肤有轻度刺激性，未出现过敏症状及急性中毒症状。

彭华毅等[44]进行了足癣浸泡剂药效学的实验研究，方法：通过角叉菜胶引起的急性炎症反应大鼠模型，磷酸组胺引起的致痒反应豚鼠模型，观察足癣浸泡剂的抗炎、止痒作用；并对临床上最常见的5种致病性皮肤癣菌进行体外抗真菌敏感试验。结果：足癣浸泡剂3个剂量组，对大鼠急性炎症有明显抑制作用；能提高磷酸组胺引发的致痒阈；对临床常见的5种致病性皮肤癣菌均有杀菌作用。结论：足癣浸泡剂具有抗炎、止痒及抗真菌作用。

占萍等[45]对两足一手型手足癣患者致病菌种红色毛癣菌进行菌株水平的基因型分析，通过手足间菌株基因型异同推测手足间菌株传染途径。方法：扩增红色毛癣菌NTS区的串联重复系列TRS-1区，对临床分离菌株进行基因分型。结果：共分析了229株红色毛癣菌，包括从63例两足一手型手足癣患者手足部位分离到173株红色毛癣菌和15例两足两手型手足癣患者手足部获得56株红色毛癣菌。两组中，80%以上的患者手足部位菌株基因型相同，且两组患者基因型无统计学差异。结论：两足一手型手足癣患者手部菌株主要来自其感染的足部。

汪朝国等[46]进行了足癣灵的实验研究，经系列动物实验无明显毒性、皮肤刺激性、致敏性，安全可靠。抗真菌实验治疗，第一疗程（即7天），痊愈率达80%，动物实验有显著性差异，具有良好的治疗效果。

钱方等[47]观察了二大归芷膏对角化型手足癣患者的抗真菌治疗效果，方法用二大归芷膏与兰美抒（特比奈芬）软膏对照治疗角化型手足癣疗效判断，并且进行两组的真菌学实验分析。结果：治疗组的有效率为（41+42）/86=96.51%，对照组的有效率为（33+39）/86=83.72%；治疗组与对照组比较，说明用二大归芷膏治疗角化型手足癣疗效显著优于兰美抒软膏对照组。两组的真菌学实验分析：治疗组真菌清除率为100%，对照组真菌清除率为97.67%，二大归芷膏和兰美抒软膏对红色毛癣菌、须癣毛癣菌的最低抑菌浓度（MIC）无统计学意义。结论：二大归芷膏能有效的治疗角化型手足癣。且中药制剂的二大归芷膏与西药特比萘芬的浅部真菌的抑菌效果相同。

张升良[48]通过动物试验观察了中药手足乐的最低杀菌浓度及实验动物模

型的治疗作用。手足乐处方：苦参200g，土荆皮200g，百部150g，乌梅100g，白鲜皮100g，明矾150g，月石100g。以上药物粉碎混匀，分装成40袋。将手足乐10g置200ml、50℃蒸馏水中浸2小时，过滤、弃渣，水浴浓缩至100ml，制成10%浓度的药液，备用。观察手足乐方法通过平板打孔法检测手足乐的MIC，豚鼠右后足脱毛法观察止痒作用，小鼠耳壳法观察抗炎作用。结果：手足乐对金黄色葡萄球菌、白念珠菌，霉菌的最低杀菌浓度分别为0.3125%、0.3125%、0.6254%；对组胺豚鼠致痒、二甲苯小鼠耳壳致炎有抑制作用。结论：手足乐有抑菌、止痒和抗炎作用。

【古文献选读】

《医宗金鉴·卷六十七·手部·鹅掌风》："鹅掌风生掌心间，皮肤燥裂紫白斑，杨梅余毒血燥热，兼受风毒凝滞源。"

《理瀹骈文·六淫》："疠风、赤游、鹅掌风，当归、生地一两，麻黄，大风子仁、元参、防风、木鳖仁五钱，黄蜡熬涂。"

《外科正宗·鹅掌风》："鹅掌风由足阳明胃经火热血燥，外受寒凉所凝，致皮肤枯槁；又或时疮余毒未尽，亦能致此。初起红斑白点，久则皮肤枯厚破裂不已，二矾汤熏洗即愈。二矾汤：白矾、皂矾各四两，孩儿茶五钱，柏叶半斤。"

参考文献

1. 刘德宝. 醋药浸泡治手足癣. 养生月刊，2008，29(12)：1106-1107.
2. 秦丽. 自拟克癣汤治疗湿热型手足癣30例疗效观察. 工企医刊，2008，21(5)：50-51.
3. 李子阳. 舒郁清腑液治疗足癣30例报告. 贵阳中医学院学报，2008，30(4)：35.
4. 邱桂仙. 复方苦参酊治疗手足癣50例. 四川中医，2008，26(3)：94.
5. 赵航. 苦黄汤浸泡治疗手足癣. 中国社区医师：综合版，2008，10(11)：55-56.
6. 李卫红，徐植园. 姜黄酊治疗丘疹鳞屑型足癣疗效观察. 长春中医药大学学报，2008，24(1)：94-95.
7. 乔志芬，孙江涛. 中药浸泡治疗手足癣. 中国民族民间医药杂志，2008，17(1)：38.
8. 张书强，蔡爱妮. 中药外洗治疗手足癣67例. 中医外治杂志，2007，16(6)：37.
9. 白彩萍. 愈冰散治疗浸渍糜烂型足癣31例. 中医外治杂志，2007，16(6)：64.
10. 陶永臻，吴学兰，吴学桂. 自拟复方苦参汤浸泡治疗手足癣58例. 中国社区医师，2007，23(16)：41.
11. 黄有彬. 自拟赤小豆膏治疗脚气136例. 中医外治杂志，2006，15(2)：9.
12. 李军. 狼冰散治疗手癣. 新中医，2007，39(8)：27.
13. 刘敏. 中药浸泡治疗手癣56例. 华北煤炭医学院学报，2007，9(3)：386.
14. 徐树槐. 中西医结合治疗手癣28例疗效观察. 云南中医中药杂志，2004，25(4)：61.
15. 李玉芹. 羊蹄根联合食醋治疗手癣45例. 中国民间疗法，2012，20(10)：23.

16. 李淑华，王春兰，曹蕾. 乌梅金银花治疗手足癣疗效观察. 中国民间疗法，2010，18（4）：18.
17. 何斌. 艾烟熏治疗浸渍糜烂型足癣78例. 中医外治杂志，2010，（5）：7-9.
18. 兰建平. 癣泡方治疗丘疹鳞屑型足癣228例. 内蒙古中医药，2010，29（24）：9.
19. 舒慧敏. 自拟苦参煎剂浸泡治疗手足癣的疗效观察. 中国民族民间医药杂志，2011，20（12）：95.
20. 黄晓. 中药外洗联合复方土荆皮凝胶外用治疗角化过度型足癣56例疗效观察. 中国民族民间医药杂志，2011，20（15）：91.
21. 芦士奎. 自拟中药洗液治疗足癣126例. 中医外治杂志，2011，20（5）：39.
22. 石喜榕. 疡愈液外用治疗糜烂型足癣158例. 广西中医学院学报，2012，15（1）：24-25.
23. 陈红路. 自拟二黄汤洗剂加味治疗足癣63例. 广西中医药，2012，35（3）：51.
24. 陈和平，吴多江，宋辉，等. 复方薰衣草酊与复方土荆皮酊治疗足癣的临床对比观察. 四川医学，2013，34（6）：834-836.
25. 陈林峰. 中西医结合治疗手足癣156例. 湖南中医杂志，2007，23（5）：57.
26. 龚五洲，冯丽蓉. 中药“湿癣洗剂”联合克霉唑软膏治疗手足癣62例. 四川中医，2009，40（3）：37-38.
27. 谭志平，张鸥，黄嘉莉. 水杨酸在中药癣药水中的应用. 中国医学创新，2009，6（4）：12-13.
28. 陈洁，李斌，李福伦，等. 特比萘芬联合中药复方透骨草溶液治疗角化过度型足癣临床疗效观察. 中国皮肤性病学杂志，2009，23（1）：29-30.
29. 赵百宝. 中药浸泡治疗手足癣44例. 中国民间疗法，2008，16（3）：18.
30. 朱红军. 苦槿煎剂浸洗治疗足癣临床观察. 中医药临床杂志，2008，20（1）：47.
31. 弭坚. 中西医结合治疗手足癣109例. 山东中医杂志，2008，27（2）：114-115.
32. 高宇，钱桂萍. 中西药结合治疗角化过度型手足癣45例疗效观察. 中国中西医结合皮肤性病学杂志，2007，6（4）：247.
33. 谢友萍. 中西医结合治疗手足癣. 实用医技杂志，2006，13（21）：3891.
34. 武天兰. 中药浸泡加派瑞松霜治疗足癣150例. 山西中医，2006，22（2）：19.
35. 麦丽霞，杨广智，杨广惠. 中药外洗联合维A酸乳膏外用治疗角化过度型足癣的疗效观察. 中国医学创新，2012，9（21）：14-15.
36. 张艳丽，梁爱芳，杨小静. 中西医结合治疗角化过度型足癣临床疗效观察. 中外医疗，2012，（28）：121-121.
37. 赛锡彬，李克明，张红参. 足癣外洗Ⅰ号方结合西药治疗足癣临床观察. 广西中医药，2013，（1）：14-15.
38. 朱金鸽，刘丹，刘桥，等. 中药洗剂联合萘替芬酮康唑乳膏治疗手足癣疗效观察. 中医临床研究，2014，6（10）：97-98.
39. 陈福祥. 中西医结合外治疗法治疗角化型手足癣41例临床观察. 华夏医学，2014，（4）：76-78.
40. 靳海荣. 消癣合剂联合尿素软膏治疗角化过度型足癣58例. 中医外治杂志，2014，（1）：31-32.

41. 祝华. 醋泡方联合特比萘芬治疗足癣疗效观察. 中国实用医药,2014,(5): 251.
42. 刘启民. 中西医结合治疗角化型手癣65例. 实用中医药杂志,2014,30(2): 146.
43. 彭华毅,黄郑隽,朱惠,等. 足癣浸泡剂的皮肤毒理学试验. 海峡药学,2009,21(2): 29-30.
44. 彭华毅,黄郑隽,朱惠,等. 足癣浸泡剂药效学的实验研究. 海南医学,2009,31(1): 82-83.
45占萍,吕雪莲,佘晓东,等. 两足一手型手足癣致病菌种红色毛癣菌的基因型分析. 中国皮肤性病学杂志,2009,23(1): 3-5.
46. 汪朝国,冯平安. 足癣灵抗真菌实验研究. 安徽预防医学杂志,2009,6(2): 109-110.
47. 钱方,叶秋华. 二大归芷膏治疗角化型手足癣临床及实验研究. 湖南中医药大学学报,2008,28(1): 41-43.
48. 张升良. 手足乐治疗手足癣的实验研究. 现代中医药,2010(5): 83-84.

（陈信生　范瑞强）

第三章 体股癣

体癣是由致病性真菌寄生在人体的光滑皮肤上(除手、足、毛发、甲板、以及阴股部以外的皮肤)所引起的浅表性皮肤真菌感染,统称为体癣。属于中医的"圆癣""环癣""荷叶癣"等。

股癣是由致病性真菌侵犯腹股沟内侧所致环状或半环状皮损者统称为股癣,实际是体癣在阴股部位的特殊型。相当于中医的阴癣。

体癣在中医学中早有记载,如隋《诸病源候论》中首先提出了"圆癣"之名:"圆癣之状,作图文隐起,四畔赤,亦痒痛是也。其里亦生虫。"宋《圣济总录·诸癣》在总结前人基础上,加以概括并解释:"论曰癣之字从鲜,言始发于微鲜,纵而弗治,则浸淫滋蔓。"明清两代对本病的病名分类和施方更为切实可行,如明《普济方》又提出"荷叶癣""圈癣"等名,并收集验方近百种。

股癣在中医文献中亦有较早的记载,宋以前即有"阴癣"病名及其治法。宋《苏沈良方》中有"治阴癣"的记载。明清时对其证候描述尤为详尽,如清《续名医类案》说"两股间湿癣,长三四寸,下至膝,发痒时爬搔,汤火俱不解,痒定黄赤水出,又痛不可耐"。清《医部全录》还介绍了本病的针灸疗法。

【病因病机】

一、中医病因病机

中医认为体癣是由风、湿、热、虫侵袭皮肤而致。隋《诸病源候论·癣候》说:"癣病之状……有匡郭,里生虫,搔之有汁。此由风湿邪气,客于腠理,复值寒湿,与血气相搏,则血气否涩,发此疾也。"阐明了外因与内因的作用。本病每发于夏季,缘于湿热之邪侵袭肌肤,或接触虫邪,或环境多热挟湿,或肤热多汗。

中医认为股癣为湿热化虫、侵袭肌肤所致。亦可因夏日炎热,局部多汗潮湿,洗浴不勤,内裤污湿;或女子经期带多,股内湿邪难泻,闭而蕴热,湿热生虫,虫淫而致。或相互传染而生。

二、西医病因病机

体癣在我国主要是由红色毛癣菌、须癣毛癣菌、许兰毛癣菌、紫色毛癣菌、絮状表皮癣菌、铁锈色小孢子菌、石膏样小孢子菌及犬小孢子菌等所引起。发病可由于患者直接接触或间接接触患者污染的澡盆、浴巾等引起。更可由患者原有的手癣、足癣、股癣、甲癣、头癣等蔓延而来。发病与机体抵抗力密切有关。糖尿病、慢性消耗性疾病等患者较易患体癣。

股癣常由絮状表皮癣菌、须癣毛癣菌、红色毛癣菌等引起本病。有时，白念珠菌也好侵犯腹股沟部位而呈红斑脱屑性斑片，其边缘可有丘疱疹。本病在温热潮湿的季节易于发生，男性多汗者尤易发病。特殊工种如汽车司机、长期坐位者也易患本病。

【临床表现】

1. 体癣　由于致体癣的病原真菌种类较多，每个患者的体质与抵抗力又不相同，加上卫生习惯的差别等因素，体癣的临床症状多种多样。

当致病性真菌侵犯人体表皮角质层后，可引起很轻的炎症反应，发生红斑、丘疹、水疱等损害，继之脱屑。常呈环状，故俗称圆癣或钱癣，开始损害分开散布，当逐渐扩大后，可互相融合重叠。有时甚至泛发至全身，尤其是一些患有免疫缺陷或应用免疫抑制剂、糖皮质激素、抗肿瘤药物等患者，皮损可很广泛。由于机体防御力的作用，环形损害的中心可自愈脱屑，边缘高起成圈状，也可有活动性红斑、丘疹及水疱或脱屑，中央则平坦脱屑或有色素沉着。儿童的体癣可呈几个圈，彼此重叠形成花环状，形态甚为特殊。

红色毛癣菌所致的体癣常较易迁延泛发，在腰腹部、臂、躯干等部较为多见，常伴痒感；由须癣毛癣菌所致的体癣好侵犯面颊及下腿部，常呈环状或不规则形，一般炎症较显著，由于搔抓可产生脓疱或深位的损害，且局部可发生环状隆起的硬结。引起股癣的絮状表皮癣菌有时也可引起体癣。铁锈色小孢子菌、石膏样小孢子菌、犬小孢子菌、紫色毛癣菌等除引起头癣外，有时也可引起体癣。前三种小孢子菌引起的体癣好发于前额、面颊、颈、上肢以及躯干部，常呈环状或多环形；由石膏样小孢子菌和犬小孢子菌引起者损害较散发，炎症较显著，常呈潮红色；紫色毛癣菌所致体癣初发损害常呈淡红色小丘疹，逐渐扩展蔓延呈不规则形，其皮损也可有潮红的斑疹、丘疹或丘疱疹，形成地图样外观。

2. 股癣　常发生于阴囊对侧的大腿皮肤，一侧或双侧，多呈环状或半环状斑片。初于股上部内侧出现小片红斑，其上有脱屑，并逐渐扩展而向四周蔓延，边界清楚，其上有丘疹、水疱、结痂。中央部位可自愈，有色素沉着或脱屑，历久则于局部皮肤发生浸润增厚呈苔癣化，常伴有痒感。严重者常扩展波及股内侧、会阴或肛门周围，其下缘多甚清晰。有时尚可波及阴囊、阴茎根部等处。

【实验室检查】

1. 真菌镜检　可见菌丝或孢子。

2. 真菌培养　多为红色毛癣菌、须癣毛癣菌或絮状表皮癣菌等。

【鉴别诊断】

1. 体癣　应与玫瑰糠疹、银屑病、湿疹、神经性皮炎、叠瓦癣等鉴别。

（1）玫瑰糠疹（风热疮）：多发于胸胁与股内，斑疹数目较多，有母斑和子斑之分，常为圆形或椭圆形，其长轴与皮纹平行，呈淡玫瑰色，瘙痒不甚。急性起病，病程多在数周内，不易复发。

（2）银屑病（白疕）：好发于头皮与四肢肘膝，呈点状或斑片状，银白色鳞屑叠起，剥离鳞屑时有筛状出血点，无水疱，冬重夏轻，病程慢性，积年难愈。

（3）湿疹（湿疮）：任何年龄均可发病，皮损呈多形性，基本对称，病程较长，反复发作。急性者多以湿热为主，皮肤焮红作痒，甚则滋水淋漓；慢性者多以血虚为主，皮肤变厚粗糙，呈织席状。

2. 股癣　应与擦烂红斑、阴囊慢性湿疹、增殖性天疱疮等相鉴别。

（1）擦烂红斑（汗淅疮）：除阴股外，在腋窝与乳房下方等处亦可发生。表现为红斑、流脂及燥裂，局部有热痛感。

（2）阴囊慢性湿疹（肾囊风）：阴囊先发，然后延及阴股与会阴。初为红斑、丘疹，而后结痂肥厚。

【治疗】

一、中医治疗

体癣、股癣以外治为主，一般不需服中药汤剂，若皮损广泛，红斑、丘疹、水疱明显，甚或有脓疱，瘙痒明显者可辨证施以汤药。

（一）外治法

1. 体癣

（1）大黄30g，藿香30g，荆芥20g，紫草30g，苦参30g，土荆皮30g，黄柏30g，煎水外洗患处，每天1次。

（2）土荆皮30g，百部30g，丁香20g，黄精30g，75%酒精500ml浸泡1周后用药液外搽皮损，每天2~3次。

2. 股癣 外治方法同体癣。但应注意阴股部皮肤薄嫩，不宜用刺激性强的药物，否则会引起皮肤红肿及焮痛。宜选用刺激性小、浓度低的外用药，如霜剂、水溶液等温和无刺激性的剂型。若局部多汗潮湿，可外扑燥湿解毒药粉。若皮枯瘙痒严重，可外用羊蹄根散、止痒膏。

（二）内治法

1. 辨证论治分型

（1）湿热内蕴，复染虫邪

主证：红斑色鲜红，丘疹及水疱量多，甚或有脓疱，瘙痒较剧，伴纳差，口干不欲饮，舌红，苔白腻或黄腻，脉滑数。

治法：清热利湿杀虫

方药：湿重于热者，方选三仁汤加减（杏仁15g、滑石15g、白通草15g、白蔻仁15g、竹叶15g、厚朴15g、生薏仁30g、半夏10g）。热重于湿者，方选龙胆泻肝汤加减（龙胆草6g、黄芩9g、山栀子9g、泽泻12g、木通6g、车前子9g、当归3g、生地黄9g、柴胡6g、生甘草6g）。

（2）血虚风燥，兼染虫邪

主证：红斑、丘疹色淡，水疱量少，脱屑较多，伴皮肤干燥，头晕乏力，舌淡，苔薄白，脉细。

治法：养血祛风，润燥杀虫

方药：当归饮子加减（当归、川芎、甘草各6g，何首乌、黄精、熟地、白芍各15g，山药、麦冬、石斛、炒扁豆、玉竹各12g）。

2. 中成药

（1）四妙丸：一次6g（1袋），每日2次。7日为一个疗程，2~4个疗程，适用于湿热下注型。

（2）湿毒清胶囊：每次3~5粒，每日3次，7日为一个疗程，2~4个疗程，适用于湿毒蕴肤型。

（3）润燥止痒胶囊：一次4粒，每日3次，2周为一个疗程，1~2个疗程，适用于血虚风燥型。

（4）百癣夏塔热片：每次2~3片，每日2~3次，1周为一个疗程，适用实热证。

二、西医治疗

各型体癣的治疗，原则上以外用药物为主，包括复方水杨酸酊剂、复方苯甲酸软膏、复方间苯二酚涂剂、1%益康唑或3%克霉唑霜、20%土荆皮酊、2%咪康唑霜、联苯苄唑膏、酮康唑膏、舍他康唑膏、布替萘芬及特比萘芬膏等。

对全身泛发性体癣尤其是红色毛癣菌所致者的治疗，除外用药外，必要时也可短程口服氟康唑、伊曲康唑、特比萘芬等。

股癣的治疗与体癣同。由于阴股部的解剖生理特点，皮肤较娇嫩，应注意勿用过于刺激的癣药水，如酊剂，以免刺激皮肤。

【治疗难点分析】

一、复发问题

真菌感染皮肤是一个动态过程，随着体内环境的变化，人体免疫力即抵抗力的增强，其症状可以自行消失，但没有皮疹症状不等于没有感染，只是病原真菌暂时不活动，待机体抵抗力降低时，又可卷土重来。因此，有些真菌感染性皮肤病往往反复发作，很难根治就是因为这个原因。

现代医学研究认为，真菌感染性皮肤病反复发作的主要原因有：①治疗不彻底。②患者全身或局部免疫功能失调，主要与细胞免疫关系密切。中医认为真菌感染性皮肤病反复发作，主要是由于气血和肝脾肾三脏功能失调所致，或脾虚肝郁，或气血不足，或脾肾两虚。

针对以上原因，临床上有效地控制真菌感染性皮肤病复发必须做到以下方面：①治疗要彻底，包括选择敏感药物、足够疗程、避免复发（再感染）因素等。②调节改善患者全身或局部免疫功能，故对于一些反复发作，难以根治的真菌感染性皮肤病，可配合应用具有提高机体免疫功能作用的中药来治疗。

二、耐药菌株的处理

关于真菌耐药的原因，目前认为有几下几点：①菌种的变迁和表型转换，真菌本身不断适应宿主机体环境，从而可以在人体内长时间定植或感染。②抗真菌药不规范的使用，影响药物敏感性。③生物膜的形成是导致真菌耐药难以清除的主要原因之一。

针对以上真菌耐药的原因，防治耐药真菌感染的措施应包括：①合理正确使用抗真菌药物。②选择使用中药抗菌增效剂。

【中西医结合诊治思路】

1. 体癣的治疗效果较好，大部分都能取得治愈的效果，对于轻中度的体癣治疗主要是局部外洗外涂。泛发性体癣（皮损范围往往可以超过躯干1/3面积）采用中药外洗和外涂药膏同时，可配合选用特比萘芬、氟康唑和伊曲康唑等口服抗真菌西药治疗。

2. 股癣的治疗只有强调“精心”二字才能取得最为满意的疗效。诊断不明确者不应该随便用药。对于一般的股癣,治疗主要以外用药为主。若外用药物的疗效欠佳,而且皮损又较广泛者,可以配合口服氟康唑、伊曲康唑、特比萘芬抗真菌西药。

【预后及转归】

体股癣若治疗得当,患者注意个人卫生习惯,多能治愈。

【预防与调理】

1. 有手癣、足癣、甲癣、头癣等应同时积极治疗,防止互相传染。
2. 为保证根治,必须在皮疹消退后1周方可停用外用药。
3. 应注意个人卫生,不使用被污染的浴盆、浴巾。避免与患病动物接触等。夏天应着透气柔软衣物。
4. 浴盆等公共设施,尤其是托儿机构的公共用具应做定期消毒。
5. 有糖尿病等消耗性疾病应积极治疗。
6. 如无必要尽量避免系统及局部长期应用糖皮质激素、免疫抑制剂。

【中西医结合研究进展】

一、临床研究

(一)中医治疗

邵洪英等[1]对52例体股癣及66例手足癣共计118例患者给予清舒洗液治疗(主要成分有苦参、黄柏、败酱草、百部、蛇床子、地肤子、白鲜皮、三白草、土茯苓、白矾、车前子、苍术、薏苡仁等,功效为清热除湿、杀虫止痒),外用涂患处,4次/天,治愈76例,显效32例,进步10例,无效0例,治愈率为64.41%,总有效率为94.07%,认为清舒洗液对治疗体股癣、手足癣均具有良好的疗效。

尚静雯等[2]外用苦豆子油搽剂治疗股癣,早晚1次涂于患处,结果有效率为91.30%,无不良反应,认为该药对股癣疗效好,安全性高,值得临床推广应用。

史奇桓[3]以双桃酊湿敷治疗体癣,与酮康唑霜治疗组对比,治愈率和有效率无显著性差异,说明双桃酊对体癣有一定的疗效。

王白琳[4]采用中药(姜黄、苦参、白鲜皮、白芷、黄柏、黄连、丁香)煎成溶液浸泡治疗股癣取得满意疗效。

刘文慧等[5]对姜黄消痤搽剂治疗体股癣的临床疗效和安全性进行了多中

心、随机、阳性药物平行对照观察。方法：根据随机表将患者分为试验组和对照组，按2：1分配。试验组外用姜黄消痤搽剂（贵阳舒美达制药厂有限公司，国药准字Z20025149）。对照组外用1%联苯苄唑乳膏（北京四环制药厂），用法均为每日外用药2次，直接涂于患处，连用2周，停药后再随访2周。试验组的临床症状和体征的显效率为63.84%，对照组为64.12%，停药时分别为91.70%；停药后2周分别为97.69%和97.40%。

何志伦[6]采用纯中药治疗体癣18例。方法：内服剂：胡麻仁20g、苦参15g、蒺藜子20g、地肤子20g、威灵仙20g、野蜂房15g、丹皮20g、生地黄20g、赤小豆20g、土茯苓30g、蝉蜕10g、僵蚕20g、防风15g、夏枯草25g、黄芩20g、红藤30g。水煎服，二日一剂，日三次。外搽剂：百部50g、蛇床子50g、石菖蒲50g、花椒目50g、冰片10g、白矾50g水煎去渣取浓汁500g装入瓶内存储，每晚沐浴后取汁涂搽患处，待干后和衣。痊愈12例，显效6例。

宫志华[7]自制百冰消癣酊（白鲜皮30g，百部30g，白芷30g，大黄15g，地肤子15g，苦参15g，斑蝥1个，冰片20g，樟脑2g，密陀僧15g，羊蹄根15g，75%酒精1000ml）治疗股癣310例，取得了满意疗效。

杨小傲[8]采用蒜泥灸治疗体癣20例，取得较好疗效。具体方法：用紫皮大蒜捣研成泥，做成3mm厚，大小与皮损面积相当，将蒜泥饼敷贴在皮损处，外以消毒敷料固定。每次敷灸时间为5~20分钟，以局部发痒发赤及起疱疼痛为度。

杨凌阁[9]采用复方丁香搽剂（主要由公丁香、蛇床子、地肤子、苦参等组成）治疗体股癣及手足癣76例，痊愈48例，显效25例，有效3例，总有效率为100%，取得较好疗效。

李图刚[10]以中药浸剂海马酊外涂治疗体癣6例，具体成分为海金沙50g、马钱子10g、蜈蚣6条、全蝎5g，入75%酒精250ml中，浸泡1周并不断摇动。用时取棉签蘸药液涂患处。每日早、晚各1次，疗效满意。

罗文峰[11]采用中药制剂黄散（密陀僧、轻粉、硫黄、雄黄、蛇床子、枯矾、梅片共研细末）治疗体股癣，与1%联苯苄唑霜作对照比较。结果观察了可供疗效评价的体股癣病例85例，其中试验组45例，对照组40例，两组治愈率分别为80%和75%；有效率分别为97.78%和97.50%；两组真菌清除率分别为75.56%和75%；两组综合疗效有效率分别为91.11%和90%。两组临床疗效、真菌清除率、综合疗效比较差异均无显著性（$P>0.05$）。结论中药黄散治疗体股癣疗效确切，耐受性好，安全性高。

（二）中西医结合治疗

杨英川等[12]采用卡氏涂剂（（院内自制：成分间苯二酚、硼酸粉、丙酮、乙醇）与盐酸特比萘芬乳膏配合使用治疗股癣，对照组50例单纯用卡氏涂剂治疗，8周为一个疗程。结果治疗组有效率88.00%，对照组有效率64.00%，差异有统计学意义(χ^2=9.099, $P<0.05$)。结论卡氏涂剂与盐酸特比萘芬乳膏配合使用治疗股癣疗效好,副反应小,总有效率高,值得推广。

李仕国等[13]应用复方水杨酸醇溶液治疗体、股癣1806例,具体处方为茵陈100g、木槿皮100g、百部100g、黄柏100g、黄连100g、黄芩100g、水杨酸粉100g、95%酒精1000ml,取得了比较满意的疗效。

贾洁等[14]将81例体股癣患者分成治疗组和对照组,治疗组42例应用杀虫去癣汤联合盐酸特比萘芬乳膏治疗。对照组39例仅使用盐酸特比萘芬乳膏。连用四周后观察两组的疗效及不良反应。结果两组的痊愈率分别为80.95%和41.05%,总有效率分别为92.85%和66.67%。结论杀虫去癣汤联合盐酸特比萘芬乳膏治疗体股癣的疗效肯定。

陈永忠等[15]观察中药外洗联合1%硝酸咪康唑乳膏治疗手足癣及体股癣253例的临床疗效,对照组单纯外用1%硝酸咪康唑乳膏治疗,治疗组自拟中药洗方(组分: 黄连、黄柏、白鲜皮、蛇床子、地肤子各30g,黄精、苦参各20g)联合1%硝酸咪康唑乳膏治疗,2次/天,疗程均为2周。结果停药时和停药1周后治疗组中手足癣患者的总有效率分别为84%,94%,体股癣患者分别为89%,94%;而对照组中手足癣患者的总有效率分别为70%,71%,体股癣患者分别为71%,75%。治疗组的疗效优于对照组($P<0.05$)。结论中西医结合方法治疗手足癣及体股癣疗效优于单纯外用西药。

李金娥等[16]用复方土荆皮汤坐浴联合意比舒(曲安奈德益康唑)外涂治疗股癣,对照组单纯给予意比舒外涂治疗。结果治疗组和对照组总有效率分别为94%和66%,差异有显著性($P<0.05$),认为复方土荆皮汤坐浴联合意比舒外涂治疗股癣比单纯用意比舒治疗在临床上取得较为满意的效果。

周晓楠等[17]应用特比奈芬口服配合中药皮肤康洗液局部外洗治疗股癣150例,疗效满意。

仲学龙等[18]给予治癣Ⅰ号洗剂+派瑞松(曲安奈德益康唑)霜(治癣Ⅰ号洗剂外洗15~20分钟后外涂派瑞松霜,2次/天)治疗股癣435例,对照组320例仅给予外用派瑞松霜,2次/天。治癣Ⅰ号洗剂由中药广藿香15g、川椒10g、白矾20g、大黄15g、黄芩15g、黄柏15g、白鲜皮15g、甘草10g组成。

二、实验研究

项裕财[19]为探讨人与家兔对体癣具有互相感染性,用人体的体癣感染家兔,并观察用治疗人体体癣的方法治疗家兔的效果。先后用1%盐酸特比萘芬乳膏对患区进行涂布24小时后再用皮肤康洗液清洗,每周3次、连续3周痊愈。将人体感染的体癣做真菌培养,经显微镜检查到真菌菌丝或孢子,将真菌配成1~10悬液。用脱毛剂在普通家兔(雄性,年龄2年,体重4000g)脊柱两侧背部制备光滑无毛区，将制备好的人体体癣悬液用棉签均匀涂布其上，5天后出现类似人体体癣的临床症状，经真菌学检查培养确认，已感染真菌。以治疗人的方法对已感染体癣的家兔先用1%盐酸特比萘芬乳膏涂布24小时后用皮肤康洗液清洁，每周3次、连续3周痊愈。实验结果说明人体体癣可以感染家兔，用1%盐酸特比萘芬乳膏和皮肤康洗液对人体癣和家兔体癣的治疗效果都很好。

何定淑等[20]建立豚鼠足癣、体癣须癣毛癣菌感染模型，予1%硝矾散、2%硝矾散、4%硝矾散干预，观察硝矾散治疗豚鼠足癣、体癣须癣毛癣菌的疗效。结果2%硝矾散对豚鼠足癣的治愈率为40%，有效率为80%，对豚鼠体癣的治愈率为65%，有效率为90%。4%硝矾散对豚鼠足癣的治愈率为40%，有效率为75%，对豚鼠体癣的治愈率为55%，有效率为85%。与蒸馏水组比较差异有显著性（$P<0.01$），与1%足光粉比较差异无显著性（$P>0.05$）。研究表明2%~4%硝矾散治疗豚鼠须癣毛癣菌感染足癣、体癣有较好疗效。

【古文献选读】

1.《圣济总录·卷第一百三十七·诸癣》 论曰癣之字从鲜，言始发于微鲜，纵而弗治，则浸淫滋蔓，其病得之风湿客于腠理。搏于气血，气血痞涩，久则因风湿而变化生虫，故风多于湿，则为干癣。但有周郭，皮枯瘙痒，搔之白屑起者是也。湿多于风，则为湿癣，周郭中如虫行，浸淫赤湿，搔痒汁出是也，风折于气血，则为风癣，痹不知痛痒是也。如钱形则为圆癣。

2.《三因极一病证方论》 凡癣种类亦多，所谓苔癣、瓦癣、荷叶癣，虽以皮肤气血凝滞所为，或有风湿搏成者，或为人传染得之者，种状不同。治之各有方。

3.《冯氏锦囊秘录·外科大小合参·胎毒诸疮》 治癣。大黄、蛇床子、槿皮（各三钱）为末。先刮皮癣，后用米醋调药涂之。又方。治头面合页癣。用川槿皮，研细，醋调汤炖如胶，将癣抓破。搽敷即愈。

4.《诸病源候论·卷之三十五·疮病诸候（凡六十五论）》 圆癣之状，作圆文隐起，四畔赤，亦痒痛是也。其里亦生虫。

参考文献

1. 邵洪英，纪玉霞，梁学芹，等. 清舒洗液治疗体股癣和手足癣疗效观察. 北方药学，2014，11(1)：51.
2. 尚静雯，杜春伟. 苦豆子油搽剂治疗股癣疗效观察. 中国实用医刊，2013，40(17)：111.
3. 史奇桓. 白族药双桃酊治疗体癣50例. 中国民族民间医药杂志，2011，20(3)：10.
4. 王白琳. 复方姜黄溶液治疗股癣50例. 江西中医药，2010，(3)：64.

5. 刘文慧，尹磊，罗挺，等. 姜黄消痤搽剂治疗体股癣的临床疗效及安全性. 贵阳医学院学报，2009，34(5)：563-564.
6. 何志伦. 中药治疗“体癣”18例. 内蒙古中医药，2009，28(7)：13.
7. 宫志华. 百冰消癣酊治疗股癣310例. 中医外治杂志，2008，17(6)：20-21.
8. 杨小傲. 蒜泥灸治疗体癣20例. 中国民间疗法，2008，16(12)：10-11.
9. 杨凌阁. 复方丁香搽剂治疗体股癣和手足癣76例. 湖南中医杂志，2006，22(3)：72.
10. 李图刚. 中药浸剂海马酊治疗体癣. 中医外治杂志，2006，15(2)：21.
11. 罗文峰. 中药黄散治疗体股癣疗效观察. 中国中医药信息杂志，2005，12(7)：73-74.
12. 杨英川，石桂华，徐长宇. 卡氏涂剂联合1%盐酸特比萘芬乳膏治疗股癣疗效观察. 中国疗养医学，2013，22(11)：1004-1005.
13. 仕国，杨峰，殷敏敏. 中西医结合治疗体、股癣1806例. 中国医药指南，2012，10(32)：280-281.
14. 贾洁，韩焕莉. 杀虫去癣汤联合盐酸特比萘芬乳膏治疗体股癣临床观察. 当代医学，2012，18(16)：159.
15. 陈永忠，黄永革. 中西医结合治疗手足癣及体股癣的临床观察. 现代中西医结合杂志，2012，21(3)：284-285.
16. 李金娥，吕曹华，吴志华，等. 复方土槿皮汤联合意比舒治疗股癣疗效观察. 辽宁中医杂志，2008，35(5)：741-742.
17. 周晓楠，余土根. 特比奈芬片合中药外洗治疗股癣150例. 浙江中西医结合杂志，2006，16(5)：319-320.
18. 仲学龙，王春艳. 中西医结合治疗股癣435例临床观察. 中国全科医学，2005，8(14)：1194.
19. 项裕财. 盐酸特比萘芬乳膏和皮肤康洗液治疗人及家兔体癣实验观察. 包头医学院学报，2012，28(3)：15.
20. 何定淑，王淑美，何淑惠，等. 硝矾散抑制豚鼠须癣毛癣菌感染足癣、体癣疗效观察. 四川中医，2005，23(10)：31-33.

（梁海莹　范瑞强）

第四章　甲真菌病

甲真菌病是指由皮肤癣菌、酵母菌及非皮癣菌感染甲板或甲下所致的疾病。由皮肤癣菌感染所致的甲病，称之为甲癣。甲真菌病的发病率占自然人群的2%~5%，占皮肤真菌感染的30%。男女之比国外为0.5~2.7：1，国内为0.8~1.6：1。儿童甲真菌病少见，老年人多见。甲真菌病多伴发于其他皮肤真菌病，大约有30%的皮肤真菌病患者患有甲真菌病，约20%的指(趾)甲病变由真菌引起。

甲真菌病的感染与气候(温度、湿度)、穿鞋、遗传因素、卫生状况等有关。表现为甲颜色和形态异常。一般以1~2个指(趾)甲开始发病，重者全部指(趾)甲均可罹患。患病甲板失去光泽，日久甲板变脆而破损脱落。多呈灰白色，且失去光泽；甲板增厚显著，表面高低不平。相当于中医灰甲，又称“灰指甲”“油灰甲”“鹅爪风”。《外科证治全书》“油灰甲为鹅爪风。”《外科证治全书》“鹅爪风即油灰甲。用白凤仙花捣涂指甲上，日日易之。待至凤仙过时，灰甲即好。”记载了中医对该病的外用疗法。

【病因病机】

一、中医病因病机

本病外因虫淫，内因肝虚，邪乘虚而患。或患鹅掌风或脚湿气，手抓趾缝，染毒而生。

二、西医病因病机

本病的致病菌占首位的是皮肤癣菌，然后是酵母菌和非皮癣菌。皮肤癣菌因地区不同菌种也有差异。红色毛癣菌遍布世界各地，须癣毛癣菌见于亚洲、欧洲、美洲，紫色毛菌见于欧洲、非洲、中东，断发毛菌见于世界各国，麦格毛菌见于葡萄牙、西班牙，絮状表皮癣菌见于世界各国，但近年较少见。念珠菌甲病以白念珠菌为主，近年报告近平滑念珠菌发病率增高，其他还有克柔念珠菌、皱落念珠菌，光滑球拟酵母、热带念珠菌、伪热带念珠菌等。致病的霉菌有短帚霉、暗色柱顶孢、透明柱顶孢、曲霉、镰刀菌、头孢霉、链格孢、可可毛双孢、卡氏枝孢、新月弯孢、人甲棘壳孢、皮炎万孢等。柱顶孢为热带和亚热带地区的甲真菌病的常见致病菌。

真菌侵入甲板周围皮肤或甲下组织，然后分泌角质蛋白酶分解角质，破坏甲组织而引起感染。甲念珠菌病多见于机体免疫功能低下者，如皮肤黏膜念珠菌病，患者多伴有先天性免疫缺损，白念珠菌侵入甲沟、甲床和甲板而引起甲损害。也可见于血液循环障碍如雷诺病、糖尿病等患者。厨师、洗衣工、家庭主妇因指甲长期浸泡可引起甲沟炎，再发展到甲板而致病。

【临床表现】

甲真菌病的临床表现为甲板混浊、肥厚、表面凹凸不平、变色、甲板萎缩、脱落、翘起和甲沟炎。通常分为如下4型。

1. 远端侧位甲下甲真菌病。为最常见的一型。真菌先侵入远端甲和侧缘的皮肤角质层，再由此侵及甲下甲板。先引起甲皮质破坏，甲床下角质增生、增厚，甲板混浊，甲板变色。甲远端由于损伤边缘不规则，色素改变可由远端向近端甲床处蔓延而呈带状。由于甲板增厚，可形成甲板上翘，或引起甲分离。病程长则甲远端甲板缺失、松脆、脱落，近端残甲似树桩样残留。常见的病原菌为红色毛癣菌、石膏样癣菌、许兰毛癣菌、絮状表皮癣菌、黄癣菌、近平滑念珠菌、曲霉、青霉菌等。

2. 近端甲下甲真菌病。致病菌从甲沟部入侵，后延及甲下，逐渐导致甲质破坏，出现甲板混浊、增厚、粗糙凹凸不平等，常伴甲沟炎。致病菌主要为红色毛菌，也可为白念珠菌、絮状表皮癣菌、许兰毛菌等。

3. 白色浅表甲真菌病。真菌直接侵犯甲板表层，病损初起为小于1mm的白色岛屿，渐扩大融合成白色云雾状混浊，甲板表面凹凸不平或变形，也可崩解。多数由须癣毛菌感染所致，也可为白念珠菌、桃色小孢子菌、头孢霉、镰刀菌和曲菌等。

4. 全甲营养不良甲真菌病。可由上述三型病变加重、演变而来。全甲板侵蚀、破坏、脱落，甲床表面可见堆积的角质增生。近年来又发现由黑色真菌感染的甲真菌病，临床特点为甲板粗糙不平，甲板缺失或蚕蚀，甲板混浊，暗褐色。

【实验室检查】

1. 直接镜检 取材很重要，要刮到病灶处甲屑加10%~30%氢氧化钾，置镜下见菌丝、关节孢子或酵母样细胞为阳性。镜检一般只能确定真菌感染而不能辨别菌种。

2. 真菌培养　可确定致病菌种。如怀疑糠秕马拉色菌需用含油脂培养基培养。

3. 病理　用于直接镜检和培养阴性,但临床高度怀疑的病甲。病理检查除协助诊断外,对真菌分类有一定帮助。如皮肤癣菌多侵犯甲板中下层,菌丝沿甲板平行生长,可见关节孢子。念珠菌多侵犯甲板全层,有成群孢子及假菌丝。霉菌多见于甲板浅层,菌丝粗大不规则,有隔,色泽不均匀,排列紊乱。糠秕马拉色菌见颈圈的孢子。浅表白色甲真菌病的病理可见短的节状真菌体,虫蚀样或腕骨状改变,有时可见孢子头。

【鉴别诊断】

1. 银屑病甲病　躯干肢体有银屑病皮损,甲板为顶针甲,甲分离,甲增厚,甲混浊,甲变色,真菌学检查阴性。

2. 甲扁平苔癣　扁平苔癣可侵犯甲板,形成甲板变形、甲板萎缩,根据全身皮损,甲板改变及真菌学检查可以鉴别。

3. 慢性湿疹　身体其他部位有湿疹样改变,常侵及掌跖、指、趾,甲板灰暗,有纵横嵴沟,真菌检查阴性。

4. 白甲症　表现类似浅表白色甲真菌病,但表面光滑,白色云雾样改变见子甲板中,真菌检查阴性。

5. 连续性肢端皮炎　当起病在甲床部位,甲板可被破坏,但甲床上为稍红或潮红的小水疱,或小脓疱,连续性向外扩展,抗真菌药物治疗无效。

6. 甲营养不良症　指趾甲混浊、肥厚、变形、变色,自幼发病,或有家族史,而且一定是20个甲板全部受累,受累的严重程度相同,都是同时发病。

7. 先天性厚甲症　甲板高度混浊、变厚,但甲板表面光滑,它是自幼发病,有明确的家族史,也是20个甲板受累,患病程度一样。

【治疗】

一、中医治疗

中医治疗本病以外治为主,中医辨证内服可以调节体质,扶佐正气,增加抗病能力。

(一)外治法

1. 搽药法

（1）癣药水1号：先用锋利的刀片轻刮病甲，然后用毛笔或棉签蘸癣药水1号（土荆皮10两，大风子肉10两，地肤子10两，蛇床子10两，硫黄5两，白鲜皮10两，枯矾2斤半，苦参10两，樟脑5两，将土荆皮打成粗末，大风子肉捣碎，硫黄研细，枯矾打松，加50%酒精温浸。第1次加8升，浸2天后，倾取清液；第2次再加6升，再浸2天，倾取清液；第3次加6升，去滓取液。将3次浸出之药液混和。再以樟脑用50%酒精溶解后，加入药液中，俟药液澄清，倾取上层清液备用）涂患甲2-3次，疗程约3个月至半年，直至新甲长出为止。

（2）癣药水2号：先用锋利的刀片轻刮病甲，然后用毛笔或棉签蘸癣药水2号（米醋1kg，百部240g，蛇床子240g，硫黄240g，土荆皮300g，白砒6g，斑蝥60g，白国樟36g，轻粉36g，或加水杨酸330g，冰醋酸100ml，醋酸铝60g先将白砒、硫黄、轻粉各研细末，再同其余药物和米醋浸在瓶中或缸中，1周后使用）；涂患甲2-3次，疗程约3个月至半年，直至新甲长出为止。

（3）复方土荆皮酊：每日涂患甲2-3次，疗程约3个月至半年，直至新甲长出为止。

2. 浸泡法

（1）甲癣醋泡方：荆芥、防风、红花、地骨皮、明矾各20g，皂角、大风子各30g，米醋1500ml浸泡5天后用于浸泡患甲，每天2次，每次30分钟。

（2）花椒醋浸液：椒目15g，大风子、明矾各20g，皂角15g，雄黄5g，土荆皮30g，米醋1500ml浸泡1天后煮沸放凉，每天2次浸泡患甲，每次30分钟。

（3）甲癣浸泡方：大黄30g，大风子30g，土荆皮50g，椒目20g，紫草20g，明矾30g，水煎成1000ml浸泡患甲60分钟，每天2次。

3. 包敷法

（1）取风仙花30g、明矾9g、或土大黄3g、风仙花梗1棵，枯矾6g，捣烂如泥，包敷病甲，每天换1次。

（2）取白风仙花、鲜羊蹄根各半，捣碎后包敷病甲部，每日1次，需坚持用数月至数年。

4. 拔甲膏　蛇脱、川椒、地骨皮、杏仁、千金子、僵蚕、天南星、大风子、皂角、乌梢蛇、地肤子、威灵仙、五加皮、生草乌、蓖麻子、生川乌、风仙花、风仙子各适量制成膏药外敷患甲，直至患甲软化脱落为止。

（二）内治法

1. 辨证论治分型　肝血亏虚。

主证：病久迁延，爪甲枯暗，色泽灰白，甲壳缺损，或者甲壳空洞与甲床分离。

辨证分析：甲为肝之余，爪甲枯暗，色泽灰白为肝血亏虚之表现。

治法：补养肝血。

方药：补肝汤加减。

当归、白芍、麦冬、熟地、川芎、补骨脂各10g，何首乌、枣皮、桑葚子、枸杞子各15g，甘草6g。

方解：当归、白芍、麦冬、熟地、川芎、何首乌养血补血；枣皮、补骨脂、桑葚子、枸杞子滋补肝肾；甘草调和诸药。

加减：病甲在手指加桂枝、桑枝、姜黄；病甲在足趾加牛膝、青皮。

2. 中成药　玉屏风散颗粒，每次5g，每日3次。适用于体虚的甲真菌病患者辅助治疗。

二、西医治疗

西医治疗分为局部外用治疗和全身系统治疗。局部外用治疗的疗效不如系统抗真菌治疗效果好。但不提倡所有甲真菌病首选全身系统治疗，应根据不同甲真菌病的类型、患者基础体质、经济状况等因素来选择适合个体治疗方案。抗真菌治疗，应在明确真菌学证据后，特别是系统性抗真菌治疗。

外用药和口服药均可用于甲真菌病的治疗。治疗的首要目标是清除病原体，使镜检和培养结果转阴，这几乎是所有临床观察终点的主要指标；而临床好转和临床治愈是次要的终点判断标准，临床疗效是基于甲受损程度的严格评分标准来评判的。必须认识到真菌的清除并不总意味着甲恢复正常，因为甲可能在感染前就存在营养不良的情况。这种甲营养不良的病因包括外伤和非真菌感染引起的甲病。

（一）外治法

1. 5%阿莫罗芬搽剂　每周使用1~2次。在使用药品前，用药盒中的甲锉尽可能锉光受感染的指（趾）甲，包括指（趾）甲表面。然后清洁指（趾）甲，用一张药盒中的药签清洁指（趾）甲表面。将搽剂均匀涂布于整个指（趾）甲。使涂有搽剂的指（趾）甲干燥三分钟。对于指甲用药，一般需持续6个月，趾甲需持续9~12个月。每3个月观察治疗进展，在医生指导下用药。在治疗期间，避免使用指甲油或人工指甲。

阿莫罗芬搽剂是吗啉类广谱抗真菌药，它主要抑制次麦角类固醇转化成麦角甾醇所需的还原酶和异构酶，造成次麦角类醇蓄积，麦角类固醇大量减少，导致胞膜结构和功能受损，从而杀伤真菌。同时阿莫罗芬还造成异常几丁质沉积导致真菌生长障碍，还抑制NADH氧化酶和琥珀细胞色素C还原酶等活性，有极高的体外药理活性。

2. 8%环吡酮涂剂　用药第一月内，每隔日用药1次，第二月内每周至少涂药2次，第三月后每周涂药1次，每周1次用甲清洗剂清洁甲表面，疗程长短取决于感染严重程度，一般不超过6个月。用药前先将病甲剪去，用提供的甲锉使甲表面变粗糙。

3. 尿素软膏　用干净布保护起来正常甲，然后将10-20%尿素软膏涂于病甲上，塑料薄膜封包，固定好。每天换药1次，每次换药都要用小刀分离甲板，促使甲板与甲床分离。一般换药5~7次甲板即可软化与甲床分离。分离后，用小剪刀将甲板减成两半，局部用碘酒消毒，病甲拔除。然后再用外用抗真菌药物，直至新甲完全长出。

4. 30%冰醋酸溶液　用剪刀或甲锉去除病甲，外用30%冰醋酸溶液外搽病甲，每天2次。

5. 0.1%醋酸铅溶液　清洁病甲，然后用0.1%醋酸铅溶液浸泡患40%尿素软膏封包治疗　此尿素制剂是强烈角质溶解剂，应用时，要把病甲周围皮肤用纱甲约30分钟后用刀片将病甲刮薄，然后再外搽碘酊。每日1次，直至新甲长出。

（二）内服法

单纯局部外用药疗效有限、疗程长，对于持续6个月的局部单一疗法后仍无效的患者，可以选择口服抗真菌药治疗，另外，口服疗法还适用于甲受累个数大于2或受累面积大于50%、甲母质受累的远端甲下甲真菌病以及近端甲下甲真菌病、感染较深的白色浅表甲真菌病。

1. 伊曲康唑　200mg，每日2次，服药1周，停药3周为一个疗程。一般指甲真菌病为2个疗程，趾甲真菌病需3个疗程。伊曲康唑对酵母菌、皮肤癣菌和部分非皮肤癣菌的霉菌均有抗菌活性。在体外，没有特比萘芬抗皮肤癣菌的活性强，MIC高出10倍。通常认为伊曲康唑是一种抑菌药，但在比MIC高10倍的浓度时也有杀菌效力。伊曲康唑有抗白念珠菌活性，可用冲击疗法。缺点是其治疗甲癣不如特比萘芬，且疗程超过1个月要监测肝功能，目前未批准用于儿童，禁用于孕妇。它能增加抗凝剂（华法林），抗组胺药（特非那定和阿司咪唑），抗精神病药（sertindole），抗焦虑药（咪达唑仑），地高辛，西沙必利，环孢素和西伐他汀（增加肌病的危险）的毒性，如同时合用H_2阻滞剂，苯妥因和利福平会降低伊曲康唑的疗效。

2. 特比奈芬　指甲真菌病（成人量），第1周每日250mg，每日1次，第2~7周改为隔日1次，每次250mg；趾甲真菌病，第1周每次250mg，每日1次，第2~11周改为隔日1次，每次250mg。青少年，体重＞40kg（通常年龄＞12岁）：每次1片（0.25g）每天一次。儿童，体重20~40kg（通常年龄5~12岁）：每次半片（0.125g）每天一次。儿童，体重＜20kg通常年龄＜5岁：关于此组患者，从对照试验中获得的资料非常有限，所以药物只有在没有其他可选择的治疗方法以及潜在的治疗效益大于可能的危险情况才可使用。由于没有关于年龄小于2岁儿童口服特比萘芬的治疗经验，因此不被推荐用于这个年龄组。

特比萘芬是丙烯胺类药物，抑制角鲨烯环氧酶，从而阻断麦角固醇合成旁路中角鲨烯向角鲨烯环氧化物的转化。麦角固醇是真菌细胞壁的组成成分，其缺乏将使真菌生长受抑制，同时角鲨烯在细胞内堆积可导致真菌死亡。特比萘芬的最小抑菌浓度（MIC）非常低，约为0.004g/ml，与最小杀菌浓度（MFC）相当，是一种杀真菌药物。在体外，是目前最强的杀皮肤癣菌的药物。相对于灰黄霉素其治疗甲真菌病的治愈率高，疗程短，依从性好。缺点没有混悬液剂型，有特应性的肝和皮肤不良反应，1/400的人有可逆的味觉丧失。利福平能致其血浆浓度下降；西咪替丁则引起其浓度上升。

3. 氟康唑　150mg，每周1次，或100mg，每周2次，指甲真菌疗程为20周，而趾甲真菌病需24~40周。

4. 灰黄霉素　灰黄霉素有弱的抑真菌活性，其作用机制为抑制核酸合成，阻止细胞分裂及抑制细胞壁的合成。灰黄霉素的制剂为片剂，是目前唯一批准可用于治疗儿童甲真菌病的药物，推荐用于1个月和以上的儿童，小儿：2岁以上体重14~23kg者，一次62.5~125mg，每12小时1次，或125~250mg，每日1次。小儿体重大于23kg者，一次125~250mg，每12小时1次，或250~500mg，每日1次。要求与脂餐同服，以增加药物吸收和提高生物利用度。

成人推荐的剂量是500mg/d，指甲感染的疗程为6~9个月，而趾甲则需12~18个月。指甲感染可获得70%的真菌学治愈率，而趾甲则疗效较差，仅有30%~40%的治愈率。

虽然该药价廉，但其治愈率很低，经常需要进一步的治疗。与新型抗真菌药物特比萘芬和伊曲康唑的直接或回顾性对比研究均显示灰黄霉素不宜再用于甲癣的治疗。灰黄霉素的优点是可用于成人和儿童，价廉，有广泛应用的经验，缺点是趾指甲都需长疗程，治愈率低，复发率高。不良反应包括恶心和皮疹，发生率为8%~15%。孕妇禁用，男性在停药6个月内应避孕。

（三）联合疗法

1. 两种口服药物的联合应用　特比萘芬和伊曲康唑联合应用。

2. 外用和口服药物联合应用　阿莫罗芬涂剂联合特比萘芬或伊曲康唑；环吡酮涂剂联合特比萘芬或伊曲康唑；

3. 外科方法和口服药物联合应用　拔甲术或剥脱术联合特比萘芬或伊曲康唑口服。

（四）物理治疗

1. 电离子导入疗法　离子导入疗法是一种用电流来提高外用药物递送的技术。目前正在开发中的两种离子导入装置都是为改善外用特比萘芬的递送而设计的。Power Paper离子导入设备的初步临床试验研究显示离子电渗传送方法的真菌学治愈率比被动药物输送特比萘芬补片法高1倍。清洁指甲生长长度远远高于对照组。不良反应为刺痛感和局部刺激性。

2. 激光治疗 激光治疗甲真菌病在迅速兴起。已用于甲癣研究的增益介质包括CO_2激光、Nd：YAG激光、钛蓝宝石和二极管激光。激光与药物制剂相比更安全。但激光治疗的疗效与现行的药物治疗标准很难比较，所以需要更多证据支持激光的疗效。

3. 光动力治疗 通过特定波长的激光照射激发组织吸收的光敏剂，生成活性单态氧，单态氧和相邻的生物大分子发生氧化反应。产生细胞毒性作用，杀死真菌细胞。据研究，Sylsens B在体外对红色毛癣菌有效，而这种光敏剂在体内是否成功还有待观察。

4. 超声治疗 该设备在动物甲模型上做了测试，结果显示1.5W/cm，120秒内最有效。但此方法需要进一步的研究以确定该技术是否适用于现有的抗真菌药物。

【治疗难点分析】

一、甲真菌病的诊断

50%的甲病是非真菌感染，甲真菌病临床诊断主要靠真菌镜检、培养和组织病理，而真菌镜检阳性率较低，真菌培养耗时并且阳性率也不高，甲的组织病理开展在临床上更困难(取材、读片)。这些问题给临床的确诊带来困难。有时即使具有典型的临床表现的甲真菌病，而真菌镜检和培养是阴性结果的，临床医生也束手无策，不敢冒风险给予治疗方案。对于没有条件做真菌检查的医疗单位进行甲真菌病的诊断更为困难。所以寻找一种快速、准确、简单易行的甲真菌病诊断方法是临床所急需的。

二、甲真菌的痊愈标准

治疗甲真菌病的主要难点之一是确定治疗失败的时间以及何时需要第二个疗程的治疗。在三个月疗程的结束时，大多数甲看起来仍然未恢复正常。此时真菌是否杀灭，是否需要继续治疗。痊愈的标准是什么，医治到什么程度可以停止治疗而不复发。

三、复发问题

既使对于一部分诊断明确，按照标准方案治疗，甲真菌的复发现象仍较常见。

对于以上的问题的解决，需要在诊断、治疗、疗效判定方面均需要多次真菌学的支持，按照循证医学的方法去诊断、治疗、疗效判定。

【中西医结合诊治思路】

甲真菌病的治疗目前以西药治疗为主，中医药治疗为辅。中医介入点有二方面：①以辨证论治调理身体：甲真菌病产生内因主要与肝血亏虚、血瘀有关，以养肝血、活血化瘀为法处方中药内服，可以达到改善患者体质，促进甲的生长；②甲真菌病的外因以虫毒及湿邪有关，可配合清热燥湿，杀虫解毒中药外浸或外涂，可以增强抑杀真菌作用。

【预后及转归】

全身系统治疗，治愈率达80%左右，配合外用，治愈率会提高，但并不是所有临床诊断为甲真菌病的患者接受正规治疗后均能痊愈或好转。因为约有50%的甲疾患是由真菌感染引起，但并不能确保临床诊断的准确率为100%；且甲真菌病的治疗必需要有足够的疗程，等到健甲完全长出，才能认为治疗是成功的。趾甲约需12个月才能完全长出，指甲需6个月，故观察疗效所需的时间亦较长；所以并不是每个人都能治愈。

甲真菌病若不治疗，则持续存在和发展，会导致十指（趾）甲残毁；甲真菌病持续存在可以作为皮肤黏膜真菌病的传染源。

【预防与调理】

一、预防

1. 提高机体免疫功能。
2. 改善血液循环。
3. 积极治疗手足癣。

二、食疗

食疗对甲真菌病的康复有益处，但不能替代治疗或单纯使用食疗方法作为治疗方案。

1. 鲫鱼豆腐汤

原料：鲫鱼1条（约250克），豆腐400克。

做法：豆腐切5厘米厚的薄片，用盐沸水烫5分钟后沥干待用。鲫鱼去鳞及内脏，抹上料酒，盐渍10分钟。锅放炉火上，放入食油，烧至5分钟，爆香姜片，将鱼两面煎黄，加水适量，用小火煮沸30分钟，放入豆腐片，调味后撒上葱花。

2. 鸡肉蘑菇汤

原料：鸡肉约200克，适量蘑菇、葱、姜。

做法：将蘑菇切成薄片，焯水后捞出待用，然后将鸡肉切丁放入锅中煮开后，倒入蘑菇一起煮，煮开后用水淀粉勾芡，出锅即可食用。

3. 鸡脚汤

原料：鸡脚10只（约200克），花生50克，黄酒5克，姜片、精盐各3克，味精1克，鸡油10克。

做法：将鸡脚剪去爪尖，洗净；花生米放入温水中浸半小时，换清水洗净。锅内加入适量清水煮沸，放入鸡脚、花生米、黄酒、姜片，锅加盖，煮2小时，酌情加食盐、味精调味，再用文火焖煮片刻即可食用。

4. 当归生姜羊肉汤

原料：生姜20克、当归20克、羊肉100克。

做法：羊肉先用水焯一下，将生姜切片，当归用纱布包裹后一起与羊肉炖，炖至肉烂，加入适量食盐即可食用。

【中西医结合研究进展】

刘卫东[1]用30%冰醋酸外擦患甲每日2次；配合口服中药方（黄芪30g，白术15g，丹皮10g，水煎服200ml，每日1剂，分2次口服。），结果：有效率为82.69%对比单纯外搽冰醋酸（效率为63.33%），差异有显著性。结论：玉屏风散加减联合30%的冰醋酸治疗甲真菌病临床治愈率高，经济实用。

魏武洪[2]用30%冰醋酸外擦每日2次，配合口服中药（黄芪、白术、五味子各10g水煎服200ml，每日1剂，分2次口服）。结果：治愈率46、34%，显效32.92%，总有效率79.26%，无效20.73%。结论：该方法原料易得，价格低廉，疗效肯定，有较好的实用性，适合广大低收入阶层的劳动者。

李英姬[3]将78例患有甲真菌病的患者，随机平分为对照组和治疗组，平均每组39例。采用对照组氟康唑150mg/d，连续2个月；治疗组采用曲康唑0.4g/d，连续1周，停用3周，疗程2个月。结果：治疗组患者甲真菌病治疗效果明显优于对照组；真菌检测结果转阴时间、症状表现彻底消失时间、治疗方案实施总时间明显短于对照组。药物不良反应率明显低于对照组；治疗后甲真菌病复发人数明显少于对照组。结论：应用伊曲康唑间歇冲击疗法对患有甲真菌病的患者实施治疗的临床效果非常明显。

杨虹等[4]对上海地区33例儿童甲真菌病的主要临床特征和病原菌种类进行了分析。结果发现：单纯甲部感染者31例，2例患儿并发足癣。临床分型：远端侧缘甲下型（DLSO）15例、浅表白甲型（SWO）10例、近端甲下型6例、全甲毁损型1例、甲板内型1例。实验室检查：直接镜检阳性33例，培养鉴定分离皮肤癣菌21株，包括红色毛癣菌18株（54.5%）、趾间毛癣菌2株（6.0%）、絮状表皮癣菌1株（3.0%）；分离念珠菌属10株，包括白念珠菌5株（15.2%）、近平滑念珠菌5株（15.2%）；分离曲霉菌1株（3.0%）；未发现混合感染的病例。7例累及指甲的病原菌均为念珠菌，包括4株白念珠菌和3株近平滑念珠菌。所有患儿经外用药或口服药联合治疗后临床和真菌学均痊愈。结论：儿童甲真菌病的特点是病程较短，并发其他浅部真菌病者较少，传染自密切接触的成年人可能性较大。儿童甲真菌病以DLSO型和SWO型较多。实验室检查必须保证取材的质量，提高真菌学检查阳性率。经规范治疗一般可以痊愈。

蔡召统等[5]探讨了伊曲康唑联合特比萘芬间歇冲击疗法治疗甲真菌病的临床疗效。方法：将188例甲真菌病患者按随机数字表法分为对照组和观察组，每组94例。对照组给予伊曲康唑胶囊200mg，口服，2次/天，连续服用7天，停药21天为一个疗程；其中指甲真菌病患者连续服用2个疗程，趾甲真菌病或者指甲合并趾甲真菌病的患者连续服用3个疗程。观察组采用伊曲康唑胶囊联合特比萘芬片间歇冲击疗法治疗，伊曲康唑200mg+盐酸特比萘芬片250mg，口服，1次/天，连续服用7天，停药21天为一个疗程，连续服用3个疗程。结果观察组近期、远期治疗总有效率以及真菌学治愈率略高于对照组，但2组比较差异均无统计学意义（均$P>0.05$）。临床和真菌学治愈后随访6个月，观察组复发率为8.1%，对照组复发率为31.1%，2组比较差异有统计学意义（$P<0.05$）。2组均无严重不良反应发生。结论：伊曲康唑联合特比萘芬间歇冲击疗法治疗甲真菌病，具有疗效确切、安全性好和复发率低等特点，两种药物联合应用，可对甲真菌病发挥协同的治疗作用。

张丽[6]观察了白醋浸泡三黄洗剂治疗甲真菌病的疗效。方法：予浓度20%、温度37℃的白醋洗液浸泡三黄洗剂1周后浸泡患甲。结果：指甲和趾甲真菌病患者远期总有效率分别为96.0%和91.1%，无明显不良反应。结论：白醋洗液侵泡三黄洗剂治疗甲真菌病效果较好。

吴玲剑等[7]对温州地区216例甲真菌病的临床分型及菌种构成等流行情况进行了调查研究。结果：发现216例患者中远端侧位甲下甲真菌病（DLSO）115例（53.24%），全甲营养不良性甲真菌病（TDO）47例，白色浅表性甲真菌病（WSO）39例，近端甲下甲真菌病（PSO）15例。共培养出164株病原菌，皮肤癣菌、酵母菌及非皮肤癣菌霉菌比例分别为59.76%、34.76%及5.49%.皮肤癣菌中红色毛癣菌居首（66.33%），酵母菌中以白念珠菌为主（28.07%），非皮肤癣菌霉菌中以曲霉和青霉为主。结论：温州地区甲真菌病种类以DLSO型为主，其次为TDO和WSO型，PSO型最少。病原菌为皮肤癣菌、酵母菌和非皮肤癣菌霉菌，其中以红色毛癣菌和白念珠菌为主。

冯姣等[8]初步探讨了HLA-DRB等位基因与苏皖籍汉族人群甲真菌病的相关性。结果：发现HLA-DRB等位基因可能与苏皖汉族人群甲红色毛癣菌感染无明显相关；HLA-DRB1＊14可能是甲须毛癣菌感染的易感基因，而HLA-DRB1＊15可能是甲须毛癣菌感染的捕抗基因；不同菌种感染所致的甲真菌病的遗传背景可能存在异质性。

刘春玲等[9]对1229例甲真菌病患者病原菌的构成分布情况进行了分析。结果：591例培养阳性，阳性率48.09%。其中皮肤癣茵311株（52.62%），以红色毛癣菌为主，占50.08%，须癣毛癣菌与紫色毛癣菌合计占2.54%；酵母茵188株（31%~81%），克柔念珠茵为主，占16.92%，其次为光滑念珠菌5.58%，热带念珠菌和白念珠菌分别为3.89%和2.37%；霉菌92株（15.57%），以曲霉为主，占10.15%，其次为青霉，占5.08%。

党育平等[10]探讨伊曲康唑与特比萘芬序贯疗法治疗甲真菌病的临床效果及安全性。方法：选取来116例患者作为研究对象，随机分为2组，对照组58例所用药为伊曲康唑胶囊，采取冲击疗法治疗，观察组58例采用伊曲康唑和特比萘芬序贯疗法治疗，2组均用药1周，停药3周为一个疗程。给予指甲真菌病2个疗程的治疗，并于3个月复诊1次，6个月时再复诊1次，趾甲真菌病予以3个疗程的治疗，于4个月、6个月、9个月分别复诊1次，并观察不良反应发生情况。结果：观察组治疗3个月后的有效率显著高于对照组（$P<0.05$），经6个月治疗后，2组有效率与治疗3个月后有效率相比均略有提高，但无显著性差异（$P>0.05$）；而观察组有效率高于对照组，但无显著性差异（$P>0.05$）。复发率观察组显著低于对照组（$P<0.05$）。结论：甲真菌病应用伊曲康唑和特比萘芬序贯疗法治疗效果明显，复发率与不良反应较少，值得医院应用推广。

万红新[11]观察了伊曲康唑联合中药（黄芪、白术、五味子）口服治疗甲真菌的临床效果。结果：发现治疗组生甲速度普遍较对照组快，且新甲长出后光滑平整，色泽明亮；在不良反应发生率经χ^2检验（$\chi^2=5.3$，$P<0.05$），治疗组明显优于对照组。结论：两药联合应用具有疗效高、副反应小、复发率低的优点，值得推广。

马长孝[12]观察了伊曲康唑与氟康唑治疗甲真菌病的临床疗效。方法：将56例甲真菌病患者随机分为观察组和对照组各28例。观察组采用伊曲康唑冲击疗法，对照组采用氟康唑150mg/w，连续3个月。结果：两组患者近期总有效率、近期治愈率、不良反应发生率比较，差异均无统计学意义（$P>0.05$）。结论：伊曲康唑治疗甲真菌病能获得与氟康唑相似的治疗效果，且不良反应轻微，临床上应选择两者中更为经济的药物推广使用。

阳眉等[13]对3种真菌镜检溶液[10%氢氧化钾（KOH）溶液、20%KOH溶液、

20%KOH与40%二甲基亚砜(DMSO)复方溶液]的敏感性、特异性、阳性率进行了比较。方法取临床怀疑甲真菌病的60例标本,用以上3种溶液做真菌镜检和培养,以培养结果为金标准。结果:3种真菌镜检溶液的敏感性、特异性和阳性率分别是60.9%、78.3%、82.6%;71.4%、78.6%、85.8%和53.3%、65.0%、66.7%。真菌菌丝显现平均时间为(12.2±9.642)、(10.7±8.641)、(6.8±6.268)分钟。结论:20%KOH和40%DMSO的复方溶液敏感性高,真菌菌丝显现清楚,时间短,可以作为真菌镜检的筛选溶液。

范应君[14]观察长脉冲1064nm Nd:YAG激光治疗甲真菌病的有效性和安全性。方法:47例甲真菌病患者,共有病甲76个,应用长脉冲1064nm Nd:YAG激光治疗,光斑直径4mm,脉宽2.35ms,能量密度30~40J/cm^2,频率1Hz,共治疗4次,每次间隔一周。结果:本组病甲76个,有效率93.4%。无不良反应出现。结论:长脉冲1064nm Nd:YAG激光是治疗甲真菌病的一种安全有效的方法。

蔡剑峰等[15]对甲真菌病患者致病性真菌的菌种分布特征,以及对常用抗真菌药物的耐药情况进行了研究。结果:真菌培养鉴定的363例患者标本中,266份培养出阳性菌株,总阳性率为73.3%,皮肤癣菌244株(占67.2%),霉菌39株(占10.8%),酵母菌77株(占21.1%);真菌耐药率分别为5-氟胞嘧啶25.5%、氟康唑11.9%、酮康唑6.7%、伊曲康唑2.1%、两性霉素B 0%,药物敏感率分别为5-氟胞嘧啶70.4%、氟康唑81.3%、酮康唑87.7%、伊曲康唑95.2%、两性霉素B 99.1%。结论:甲真菌病患者致病性真菌以皮肤癣菌最为常见,菌株对两性霉素B和伊曲康唑较为敏感。

侯兆明[16]观察多维元素片内服配合环吡酮胺乳膏和碘酊外用治疗甲真菌病的临床疗效。方法:100例甲真菌病患者采用多维元素片内服营养指(趾)甲及环吡酮胺乳膏和碘酊外涂杀灭真菌治疗。结果:100例患者中痊愈71例,显效15例,好转12例,无效2例,总有效率为98%,复发率仅为9.9%。无明显不良反应。结论:三联疗法治疗甲真菌病疗效显著,安全,经济效价比明显,值得推广应用。

黄杰[17]观察水杨酸乳膏联合环吡酮胺乳膏封包治疗甲真菌病疗效。方法:水杨酸乳膏和环吡酮胺乳膏以4:1混合封包于病甲上,每次封包保持2~3天,拆包后对病甲进行一次磨、削,随后单独环吡酮胺乳膏自行封包3天,如此循环5~10次。结果:痊愈49例,占79.0%;显效6例,占9.7%;好转4例,占6.5%;无效3例,占4.8%。结论:本法治愈率、有效率高。

董文文[18]观察了特比萘芬联合10%浓碘酊外用治疗甲真菌病的疗效及安全性。方法将112例甲真菌病患者随机分为2组,治疗组60例给予特比萘芬片250mg口服,每天1次,连服7天后,改为隔日服用1次,指甲真菌感染患者连用7周,趾甲真菌感染患者连用9周;同时加用10%浓碘酊外涂,每天2次,指(趾)甲真菌感染患者连用时间分别为8周和10周。对照组52例给予特比萘芬片250mg口服，每天1次，指甲真菌感染患者连服8周，趾甲真菌感染患者连服10周。结果：治疗组停药时、停药后6个月总有效率比较差异无统计学意义（$P>0.05$）。治疗组不良反应发生率为3.3%低于对照组的17.3%，差异均有统计学意义（$P<0.05$）。在疗效相当的情况下，治疗组所需药品费用低于对照组（$P<0.05$）。结论：特比萘芬联合10%浓碘酊外用治疗甲真菌病临床疗效好，不良反应少，安全有效，节省治疗费用，值得临床推广应用。

荆鲁华等[19]观察了外用阿莫罗芬联合口服伊曲康唑治疗甲真菌病的疗效和安全性。方法：将56例甲真菌病患者分成联合组（34例）、对照组（22例）观察两种治疗方法的疗效。结果：停药2月后，联合治疗组有效率为97.06%；对照组72.73%（$P<0.05$）。结论：阿莫罗芬搽剂联合口服伊曲康唑治疗甲真菌病能够增强疗效，治愈率高。

卜开来等[20]观察甲床修整联合特比萘芬治疗重症甲真菌病的疗效。方法：治疗组44例，予以甲床修整联合口服特比萘芬治疗；对照组43例单纯口服特比萘芬。结果：治疗组有效率，对照组$P<0.05$。结论：甲床修整联合特比萘芬治疗重症甲真菌病能显著改善新甲的生长速度及外观。

胡记妹等[21]对121例拟诊甲真菌病的患者分别采用KOH直接镜检法和浸软法进行病损指、趾甲的真菌镜检，并与真菌培养法进行比较。结果：直接镜检法检出58例（47.90%），20% KOH溶甲法检出118例（97.52%），真菌培养法检出72例（59.50%）。结论：20% KOH浸软法真菌镜检是一种适合临床的、检出率高、可行性强的甲真菌病诊断方法。

张晓辉等[22]对广州市185例甲屑培养阳性的病例及其病原菌构成比例进行回顾性分析。结果：185株菌中酵母菌占61.5%，其中光滑念珠菌最多见（19.0%），次为近平滑念珠菌（15.1%）；皮肤癣菌占35.2%，主要以红色毛癣菌为主（17.8%），须癣毛癣菌次之（16.2%）；非皮肤癣菌霉菌占4.8%，以黑曲霉为主（3.3%）。结论：本研究显示广州市甲真菌病病原菌中主要致病菌为酵母菌，其次为皮肤癣菌。

周其刚等[23]观察了口服特比萘芬联合外用30%冰醋酸治疗甲真菌病的疗效及安全性。方法治疗组口服特比萘芬片250mg，1日1次，连服7天后。指甲真菌感染患者隔日服用1次250mg，连用7周，趾甲真菌感染患者连服9周。治疗组患者同时加用30%冰醋酸外涂，1日2次，连用时间分别为8周和10周。对照组口服特比萘芬250mg，1日1次，指甲真菌病患者连服8周。趾甲真菌感染患者连服10周。分别于治疗前、停药时、停药后半年、停药后1年，进行临床症状和体征评价及血、尿常规和肝肾功能检查，并进行真菌镜检，并记录不良反应发生情况。结果：在停药时、停药后半年、停药后1年，治疗组的治愈率分别为

52.9%、77.1%，90.0%，对照组的治愈率分别为57.8%、80.0%、91.1%。治疗组和对照组在治愈率和有效率上无显著性差异。但对照组的治愈一个患者所需的药品费用高于治疗组，不良反应发生率也显著高于对照组。结论：口服特比萘芬联合外用30%冰醋酸治疗指（趾）甲真菌感染临床疗效好，不良反应少，安全性好，又比较经济。

刘卫东等[24]观察了玉屏风散加减联合30%的冰醋酸治疗甲真菌病的疗效。方法：30%冰醋酸外擦每日2次，黄芪30g，白术15g，丹皮10g，水煎服200ml，每日1剂，分2次口服。结果：治疗组有效率为82.69%；对照组有效率为63.33%治疗组与对照组总有效率进行比较，差异有显著性（$P<0.05$）。结论：玉屏风散加减联合30%的冰醋酸治疗甲真菌病临床治愈率高，经济实用。

金泽龙等[25]观察了盐酸布替萘芬乳膏治疗趾甲真菌病的疗效。方法：治疗组30%冰醋酸联合盐酸布替萘芬乳膏外用病甲表面，2次/天；对照组30%冰醋酸联合复方苯甲酸软膏外用病甲表面，2次/天，两组共治疗3个疗程。并进行临床和真菌学评价。结果：治疗组治愈率为73.68%，有效率为89.47%，真菌学清除率为78.94%；时照组治愈率为27.77%，有效率为61.11%，真菌清除率为66.66%。治疗组与对照组治愈率、总有效率比较差异均有显著性（$P<0.05$），治疗组与对照组真菌清除率比较无统计学意义（$P>0.05$）。结论：盐酸布替萘芬乳膏联合30%的冰醋酸治疗趾甲真菌病临床治愈率高，经济实用。

【古文献选读】

《外科证治全生集·鹅爪风治法》："即油灰指甲，日取白凤仙花，捣涂指甲，上下包好。日易凤仙，过时灰甲换好。"

参 考 文 献

1. 刘卫东，马华. 玉屏风散加减联合30%冰醋酸治疗52例甲真菌病临床观察. 中国医学创新，2009，6（9）：45-46.
2. 魏武洪. 中药增效剂配合30%冰醋酸治疗甲真菌病82例疗效观察. 重庆医学，2004，33（1）：116-117.
3. 李英姬. 甲真菌病应用伊曲康唑间歇冲击疗法的临床价值分析. 中国医药指南，2013，11（34）：132-133.
4. 杨虹，李民，高志琴，等. 33例儿童甲真菌病的临床特征和病原菌种类分析. 临床皮肤科杂志，2014，43（2）：74-76.
5. 蔡召统，陈莲英，许富，等. 伊曲康唑联合特比萘芬间歇冲击疗法治疗甲真菌病的疗效. 实用临床医学（江西），2013，14（10）：58-60.
6. 张丽. 白醋浸泡三黄洗剂治疗甲真菌病疗效观察. 实用中医药杂志，2013，（12）：1052.

7. 吴玲剑,裘晓乐,陈彬,等. 浙江省温州地区甲真菌病临床及病原菌分析. 现代实用医学,2013,25(11): 1287-1288.
8. 冯姣,桑红,周国华,等. HLA-DRB等位基因与苏皖籍汉族人群甲真菌病的相关性初步研究. 中华皮肤科杂志,2013,46(12): 896-898.
9. 刘春玲,刘方,张迪,等. 1229例甲真菌病致病菌分离培养结果分析. 中国中西医结合皮肤性病学杂志,2013,12(5): 295-297.
10. 党育平,袁小英,李东光,等. 伊曲康唑和特比萘芬序贯疗法治疗甲真菌病疗效观察. 现代中西医结合杂志,2013,22(27): 3044-3045.
11. 万红新. 伊曲康唑配合中药治疗甲真菌病45例. 中国中医药现代远程教育,2013,(16): 44-45.
12. 马长孝. 伊曲康唑与氟康唑治疗甲真菌病的临床比较研究. 中国实用医药,2013,(6): 181-181.
13. 阳眉,兰长贵,梅晓锋. 3种真菌直接镜检溶液诊断甲真菌病的比较研究. 检验医学与临床,2013,10(3): 275-276.
14. 范应君. 长脉冲1064nm Nd：YAG激光治疗甲真菌病的疗效观察. 中国现代药物应用,2013,7(2): 50-51.
15. 蔡剑峰,张学奇,李智铭,等. 甲真菌病的菌种鉴定及药敏分析. 温州医学院学报,2013,43(1): 45-46.
16. 侯兆明. 三联疗法治疗甲真菌病100例疗效观察. 临床合理用药杂志,2012,5(1): 69-70.
17. 黄杰. 水杨酸乳膏联合环吡酮胺乳膏封包治疗甲真菌病的疗效. 吉林医学,2011,32(28): 5948-5948.
18. 董文文,王亚洲. 特比萘芬联合10%浓碘酊治疗甲真菌病疗效观察临床. 合理用药杂志,2011,4(5): 27-28.
19. 荆鲁华,刘卫兵,王燕飞. 阿莫罗芬搽剂联合口服伊曲康唑治疗甲真菌病疗效观察. 中国实用医药,2011,6(4): 164-165.
20. 卜开来,吴海玲,陈寒梅. 甲床修整术联合特比萘芬治疗重症甲真菌病疗效观察. 医学信息: 中旬刊,2010,5(8): 2199-2199.
21. 胡记妹,曾军荣,梁海燕,等. 甲真菌病的3种实验诊断方法研究. 中国医药导报,2010,7(13): 29-30.
22. 张晓辉,黄怀球,冯佩英,等. 广州市185株甲真菌病病原菌构成分析. 皮肤性病诊疗学杂志,2010,17(1): 18-20.
23. 周其刚,王丽英. 口服特比萘芬联合外用30%冰醋酸治疗甲真菌病的临床疗效观察. 海峡药学,2009,21(6): 165-166.
24. 刘卫东,马华. 玉屏风散加减联合30%冰醋酸治疗52例甲真菌病临床观察. 中国医学创新,2009,6(9): 45-46.
25. 金泽龙,谭超. 盐酸布替萘芬乳膏联合30%的冰醋酸治疗80例甲真菌病临床观察. 中国中西医结合皮肤性病学杂志,2008,7(1): 39-40.

（陈信生 范瑞强）

第五章 花斑糠疹

花斑糠疹(pityriasis versicolor),曾称花斑癣(tinea versicolor)是一种由马拉色菌引起的常见的慢性浅表性真菌病。本病发病率很高,有报道在皮肤浅部真菌病中本病达到68.4%。男女老幼均可染病,多发于胸背、腋下等汗出较多的部位,故俗称“汗斑”。但患者以青中年为多,男性多于女性。属于中医的紫白癜风。

中医病名“紫白癜风”,始见于明《证治准绳·外科》,明《普济方》记曰:“夫紫白癜风之状,皮肤皱起生紫点……白癜风之状,皮肤皱起白斑点也。”并称:“赤癜、白癜两股风,附子、硫磺最有功,姜汁调匀茄蒂搽,一搽之后便无踪。”清《外科大成》说“紫白癜风,俗名汗斑也”。清《外科证治全书》进一步说明,“紫白癜风,初起斑点游走成片,久之可蔓延全身”。《医宗金鉴·外科心法要诀》紫白癜风记载:“此证俗名汗斑有紫白二种,紫因血滞,白因气滞。总由热体风邪、湿气,侵入毛孔,与气血凝滞,毛窍闭塞而成。多生面项,斑点游走,延蔓成片,初无痛痒,久之微痒”。

【病因病机】

一、中医病因病机

中医认为本病主要是由于炎热多汗,热体被风湿或湿热所侵,郁于皮肤腠理,湿热生虫,袭肤所致,或因汗衣着体,复经日晒,暑湿侵滞毛窍而成。

二、西医病因病机

花斑糠疹的主要致病菌为马拉色菌,本菌是一种双相真菌,平时腐生于角质层的表层,如背、躯干、四肢、面部等,为孢子形态。在特定的致病因素包括内因和外因的影响下,可从孢子相转换到菌丝相,具有感染力,侵犯周围组织产生损害从而致病。此菌仅侵犯角质层浅层而不引起真皮的炎症反应,可通过接触带菌。

花斑糠疹的发病与多种因素密切相关。①性别差异:男性多于女性,男女发病的主要差别可能与男性皮脂腺分泌旺盛有关,提示雄性激素活性可能是花斑癣的一个易感因素。②免疫功能受损等特定人群：在应用皮质类固醇的人群中容易发病，营养不良、健康状况不良、慢性感染、出汗过度、甚或妊娠也均可诱发本病；③本病有一定的遗传易感性。④地域差异：全世界均有发病，但热带、亚热带地区更多见。我国南方患本病者也较多。

【临床表现】

皮疹常发生于夏季，冬季可自然减轻或消退。好发于颈部、前胸、上臂、腋窝等皮脂腺丰富的部位。皮损为粟粒、黄豆到蚕豆大圆形或类圆形斑疹，呈褐色、淡褐色、淡红色、淡黄色或白色，邻近皮损可相互融合成不规则大片状，表面覆以极薄的糠秕样鳞屑，境界清楚。陈旧损害表现为色素减退斑，出汗多或急性发作的皮疹可为红色。婴幼儿花斑癣的特点是好发于面部、前额、眉部及眉间；皮损为圆形、淡白色斑点伴细薄鳞屑，表面鳞屑较成人为少。本病无自觉症状，或仅有轻微瘙痒。

由于儿童花斑糠疹与成人皮疹不同，所以在临床工作中应多观察皮疹特点，注意与白癜风、单纯糠疹、脂溢性皮炎、玫瑰糠疹以及其他面颈部色素性皮肤病相鉴别，必要的真菌学检查，可以有效减少临床的误诊。

病发初期用药一般2~4周时间可取得较满意效果，但中后期色素减退是由于二羧酸的毒性作用，造成黑素细胞破坏所致，使色素减退恢复需要数月之久，故明显较真菌学治愈较慢。

【实验室检查】

1. 真菌镜检　刮取鳞屑做直接镜检可见粗短分隔菌丝和成簇有芽颈孢子。
2. 真菌培养　在加入脂类的培养基中可培养出马拉色菌。
3. 滤过紫外线灯　即伍德灯（Wood light）检查，皮损或皮屑显示淡黄色或淡褐色荧光。

【鉴别诊断】

根据其临床表现，皮屑以10%氢氧化钾直接涂片找到弯曲或弧形的糠秕酵母菌丝或圆形孢子，本病的诊断并不困难。有时皮损在滤过紫外灯下呈黄色荧光，对诊断更有帮助。但有时由于患者已外用油膏之类药物自行治疗可使皮损变成不典型，有时查菌不易发现，荧光也不明显，则应与下列疾病相鉴别。

1. 白癜风　多见于青年人，皮损处色素完全脱失，呈乳白色，表面无鳞屑，白斑边缘境界清楚，色素反见增加。无脱屑，无痒感，无季节性。

2. 白色糠疹　多发于儿童或青年人的面部，也可发生于上臂、颈肩等部位，与季节有一定的关系，多在春天起病，夏秋后消退，皮疹主要为色素减退性圆形或卵圆形斑片，大小不等，直径1厘米至数厘米，淡白色或淡红色，边界清楚，边缘可微高起，上覆少量细小鳞屑。真菌检查阴性。本病约数月或更长时间可自行消退。

3. 玫瑰糠疹　好发于躯干及四肢近端，初起有母斑迅速波及全身，皮疹为红色椭圆形斑，中央有糠秕状鳞屑，其长轴与皮纹走向一致，无反复发作史。真菌检查阴性。

4. 脂溢性皮炎　好发于皮脂丰富部位，瘙痒较剧，炎症明显。表面鳞屑呈油腻性，真菌检查阴性。

5. 红癣　常局限于腋下、乳房下及腹股沟等皮肤皱褶或折叠部位，皮损颜色稍红，鳞屑不易脱落，10%KOH液涂片不易找到红癣菌，需作特殊染色才可发现。

【治疗】

一、中医治疗

本病一般不需内治，对于顽固病例，可根据患者的体质辨证施治内服中药治疗，或用胡麻丸、防风通圣丸中成药内服。

外治法：

1. 先用清水清洗患处，再用密陀僧散、汗斑搽剂、陀柏散任选一种，患处以紫色为主用醋调，患处以白色为主，用姜片蘸药粉搽之。每天1次，搽后不要用水冲洗。

2. 紫草、苦参、大黄、黄柏、荆芥各30g，藿香20g，煎水外洗皮疹。

3. 汗斑散（密陀僧、乌贼骨各30g，硫黄、川椒各15g，共研细末），用生姜片沾药粉外搽患处，早晚各1次。

4. 土荆皮20g，丁香20g，藿香30g，75%酒精200ml，浸泡1周后取药液外涂患处，每天2~3次。

5. 雄黄、西月石等份，或枯矾、雄黄等份，任选一种，用鲜生姜切块，蘸药末涂患处，每日3次。

6. 冰硼散（硼砂15g，冰片1.2g，硫黄2g，枯矾1g，共研末），用棉花沾药粉，轻轻摩擦患处，擦至微热为止。1日2次，5日为一个疗程。

7. 三黄酊（黄连30g，黄芩30g，黄柏30g，加入75%酒精200ml中浸泡1周）取药液涂于患处，每日2次。

8. 密陀僧15g，硫黄15g，白芷10g，冰片0.9g。共研细末，白酒调成稀糊外涂，每日2~3次。

9. 鲜山姜20g，洗净捣烂，然后放入100ml米醋浸泡12小时即可用，每日外涂1次。

10. 夏枯草煎浓汁，外洗。

11. 胆矾同牡蛎共研，醋调外涂。

二、西医治疗

本病以抗真菌药物治疗，皮损面积小者以外用为宜，面积大而且弥漫者，可选择口服，或二者联合使用。

（一）外治法

1. 乳膏或软膏　1%布替萘芬乳膏、1%联苯苄唑乳膏或硝酸咪康唑霜（取适量药物用手指均匀涂于患处及周边区域皮肤，按揉使之渗入皮肤内，qd × 4w）。

2. 洗剂　2%酮康唑洗剂或二硫化硒洗剂（应用2%酮康唑洗剂1次/天 × 10天或4周，每次10ml，均匀涂抹在经清水润湿的皮肤上，并轻轻揉搓，10分钟后清水洗净）。

（二）内治法

1. 伊曲康唑200mg/d饭后服，连服7天。本品有良好的药物后效应，停药后3周仍有效，不良反应甚少。

2. 氟康唑150mg/w，连服3次。

（三）联合方法

13~16岁的患者，氟康唑胶囊50mg/d，每周连续口服3天后停药4天；16岁以上患者，口服氟康唑胶囊150mg，1次/周。外用二硫化硒洗剂，每周2次。2周为1个疗程，视病情变化连续使用1~3个疗程。

注意治愈后仍需用药2周，以防复发。

【治疗难点分析】

一、复发问题

临床治愈本病不算困难，困难的是本病容易复发。有的经年不愈，有的每年夏季复发，十分棘手。除了有耐心和积极治疗外，还要以预防为主，保持凉爽通风、勤换衣，勿汗渍，必要时内衣、床单和被褥要定期煮沸消毒。

二、色素恢复问题

花斑癣就其致病机制为糠秕马拉色菌所致，前期治疗中西医用药已呈常规化，但医学界目前关注更多的是花斑癣所致皮损处色素的改变，可出现色素减退和色素增加。色素增加的机制可能为炎症、皮肤厚度增加以及马拉色菌数过多，花斑癣深层次研究还有待进一步深入。

【中西医结合诊治思路】

1. 对于轻中度的花斑糠疹(病程小于3个月，皮损面积较小，可见鳞屑)，可选用中药洗浴+外用抗真菌西药。

2. 对于顽固性，反复发作的花斑糠疹(病程大于3个月，皮损面积较大)，可选用中药洗浴+口服抗真菌西药，或中药泡洗+口服抗真菌西药+外用抗真菌西药，或中药泡洗+口服抗真菌西药+中药外用剂。

3. 对于平素多汗体质，每至夏季即发作，反复多年者，可在发病前预防性使用中药洗剂以敛汗、抑菌，达到预防的目的。

【预后及转归】

本病无生命危害，无不适感，不易引起患者重视。另外如果本病的促发因素不消除，彻底治愈有困难。复发率相当高。

【预防与调理】

1. 搞好个人卫生，勤洗澡，勤换衣，坚持治疗。

2. 换下的衣物应用热水煮沸或日光暴晒。

【中西医结合研究进展】

一、中医治疗

林良才[8]采用中药外洗治疗花斑癣。

中药：诃子(打)、大风子(打)、乌梅、五味子、五倍子、黄精、甘草各30g，皮疹范围较大者诸药用量可加至45g。每天1剂，水煎，外洗患处。7天为一个疗程，连用4个疗程。治疗结果：治愈5例，好转25例，未愈2例。总有效率为93.8%。

刘晓等[9]用复方谷精草水煎剂（谷精草、茵陈、石决明、桑枝、白菊花各36g，木瓜、桑叶、青皮各45g共为粗渣，盛于布袋内，熬水配成50%的水煎剂备用）每日外涂1~2次，每周洗浴1~2次，14天为一个疗程。连续使用1~3个疗程。结果显示，临床治愈41例（82%），好转9例（18%）。真菌学治愈为26例（52%）。本配方有较强的抑制真菌繁殖作用，具有祛湿止痒，收湿敛干，解毒杀虫，润肤祛癣的功能。

刘涛峰[10]将60例花斑癣患者随机分成两组，治疗组给予祛风除湿杀虫煎剂（苦参、百部、土荆皮、大风子、白鲜皮、蛇床子、黄柏、地肤子各30g，上方加水1000ml，煮沸后再用文火煎煮20分钟放置微温时使用）外洗患处，每日1次。对照给予患处外搽联苯苄唑软膏（拜耳公司生产，批号117663），每日1次。3周后观察疗效。祛风除湿杀虫煎剂治疗花斑癣的总有效率为80%，联苯苄唑软膏治疗花斑癣的总有效率为83.3%，两组总有效率比较，差异无显著性（$P>0.05$）。祛风除湿杀虫煎剂治疗花斑癣疗效确切，安全性高。

张艳晖等[11]观察“新肤愈散”治疗婴幼儿花斑癣的临床疗效。采用随机表的方式分为治疗组39例和对照组42例（2例因不良反应退出治疗）。治疗组采用“新肤愈散”（黄芩、黄连、黄柏、大黄、百部、苦参、土荆皮、蛇床子、防风、白鲜皮）散剂用茶包袋装好后，放入1000ml沸水中浸泡直至水温冷却至皮肤接触无刺激，外洗皮损处10分钟，每日2次，连用2周；对照组采用毛刷蘸少量2%采乐洗剂（西安杨森制药有限公司生产），后用清水清洗，每日1次，连用2周，停药后观察6个月。结果：治疗1个月结束时，2组有效率比较差异无统计学意义（$\chi^2=3.36$，$P>0.05$）；治疗结束6个月后2组有效率比较差异有明显差异（$\chi^2=5.32$，$P<0.05$）。研究表明，“新肤愈散”治疗婴幼儿花斑癣疗效明显优于目前临床上治疗婴幼儿花斑癣的药物，且无明显不良反应，建议临床使用。

邢继华[12]使用自制中药祛癣方治疗花斑癣。将178例花斑癣患者随机分为治疗组和对照组，对照组予盐酸特比萘芬乳膏适量外抹，2次/天，连用4周。治疗组予中药祛癣方（硫黄6g，蛇床子6g，随证加减土荆皮20g，百部20g，苦参20g，枯矾3g。浸入75%酒精200ml中浸泡1周）外涂皮肤，2次/天，连用4周。治疗后，治疗组痊愈率85.4%，对照组痊愈率64%。

二、中西医结合治疗

孙泽军[13]采用中药联合药膏外涂治疗花斑癣。治疗组给予中药（药物组成：苦参30g，黄柏30g，地肤子20g，蛇床子20g，百部20g，大风子20g，白鲜皮15g，土荆皮15g）水煎2遍，浓缩至500ml，涂搽患处至皮肤潮红，然后外涂曲安奈德益康唑乳膏。每日2次。对照组给予曲安奈德益康唑乳膏适量涂于患处，轻揉片刻，每日2次。两组均3周为一个疗程，1个疗程及停药2周后进行疗效判定各1次。结果：治疗组27例，治愈21例想，显效3例，有效2例，总有效率96.3%；对照组23例，治愈10例，显效4例，总有效率82.6%。

黄妹等[14]将82例花斑癣患者随机分为治疗组和对照组。治疗组给予中药煎液（苦参30g、百部20g、地肤子20g、蛇床子20g、甘草10g、花椒15g、黄柏30g、黄精20g、白鲜皮30g、大黄30g，水煎取液）外洗，联合2%酮康唑乳膏；对照组仅给予合2%酮康唑乳膏外涂。2周及4周后治疗组总有效率分别为83%和95%。对照组分别为68%和76%，两组比较有显著性差异（$P<0.05$）。

郝小军[15]中西医结合治疗花斑癣。治疗组36例予苦参30g，黄柏30g，地肤子20，蛇床子20g，茵陈15g，白鲜皮15g，土荆皮15g煎汤500ml外洗，然后外涂曲安奈德益康唑乳膏，每日3次；对照组曲安奈德益康唑乳膏适量涂于患处，轻揉片刻，每日3次。治疗结束时，治疗组总有效率97.2%，对照组总有效率84.8%；停药2周后，治疗组总有效率97.2%，对照组总有效率72.7%。

三、实验研究进展

实验证明[16]单味中药如苦参、百部、土荆皮、大风子、白鲜皮、蛇床子、黄柏、地肤子等提取液对体外糠秕马拉色菌有抑制作用，最低抑制浓度为0.0625g/ml，认为苦参、黄柏、百部、地肤子味苦而燥湿杀虫，土荆皮、白鲜皮以皮达皮、同气相求，直达病所，大风子、蛇床子味辛而祛风止痒。诸药合用共奏祛湿止痒，收湿敛汗，解毒杀虫，润肤祛癣的功效。

郭惠仪等[17]观察苦参、当归、侧柏叶和白鲜皮及上述4药混合药液与主要有效成分对4株CBS马拉色菌标准株的体外抑菌效果。使用液基稀释法，用含橄榄油的液体培养基测定各药液对马拉色菌的抑制作用。结果发现4种中草药及其混合药液、主要有效成分均有抑制马拉色菌的作用。

郑晓晖等[18]为了筛选有抑制马拉色菌分离株作用的中药，使用试管药基法测定丹皮、秦皮、射干、陈皮、大黄、姜黄、白鲜皮、地肤子、青蒿9种中药的MIC。结果显示，丹皮MIC0.225g/ml、秦皮MIC0.35g/ml、射干MIC0.35g/ml、陈皮MIC0.5g/ml、大黄MIC0.25g/ml、姜黄MIC0.5g/ml、白鲜皮MIC0.5g/ml、地肤子MIC0.5g/ml、青蒿MIC0.225g/ml。研究表明，丹皮、大黄、青蒿具有明显抑制马拉色菌的作用。

朱敏等[19]为了筛选有效抑制马拉色菌的中草药及其单体。参照M27-A方案中的酵母菌微量稀释法进行药敏试验。结果表明23种中草药中，香茅、蛇床子对马拉色菌有较强抑制作（MIC 31.25~62.50mg/L）；14种中草药单体中苦参碱、氧化苦参碱、柠檬醛、丁香酚有强的抗马拉色菌作用（MIC 0.98~7.81mg/L）。中药或中药的有效成分对马拉色菌的抑制无相互协同作用。

王玲等[20]采用药基琼脂稀释法，测定6味中药水提和醇提成分对白念珠菌和糠秕马拉色菌的MIC和MFC。结果发现对白念珠菌：水提黄连、醇提黄柏、醇提土荆皮MIC范围分别为0.625~1.25mg/ml、0.625~1.25mg/ml、0.313~0.625mg/ml；均值均为0.625mg/ml；对糠秕马拉色菌：水提和醇提黄连MIC范围分别为0.625~1.25mg/ml和1.25mg/ml，均值均为1.25mg/ml。对白念珠菌：醇提土荆皮MFC范围0.625~2.5mg/ml，均值0.625mg/ml。研究表明，水提黄连、醇提黄柏和土荆皮对白念珠菌有较强抑菌作用，其中醇提土荆皮有较强杀菌作用。水提和醇提黄连对糠秕马拉色菌有较强抑菌作用。

严洲平[21]采用美国临床实验室标准研究所制定的M27A2方案（CLSI M27 A2）的方法对中药复方黄聚凝胶进行体外抗糠秕马拉色菌敏感性检测。复方黄聚凝胶使用黄芩200g，蒲公英200g，紫花地丁200g，金银花200g，黄连200g，甘草200g，薄荷脑10g制备而成。高浓度中药复方黄聚凝胶抗糠秕马拉色菌作用强（MIC 0.78%），低浓度的作用中等（MIC 3.13%），2组均优于对照组（MIC>25%）。证明中药复方黄聚凝胶可以用于防治糠秕马拉色菌性疾病。

刘涛峰[22]为了观察苦参、百部、土荆皮、大风子、白鲜皮、蛇床子、黄柏、地肤子8种中药水煎剂及其混合液体外抑制马拉色菌的效果。参照M27-A方案中的酵母菌微量稀释法进行药敏试验。本方剂对糠秕马拉色菌的抑制浓度最低（0.0625g/ml），其次为厚皮马拉色菌（0.125g/ml）。本实验采用中药水煎剂实验表明，不同的中药对各马拉色菌属的MIC值不同。苦参、百部、地肤子对糠秕马拉色菌的MIC值最低（均为0.1259/ml），土荆皮、蛇床子、地肤子对厚皮马拉色菌MIC值最低（分别为0.125g/ml，0.25g/ml，0.125g/ml）；大风子、黄柏对钝形马拉色菌MIC值最低（分别为0.25g/ml，0.0625g/ml）；白鲜皮对斯洛菲马拉色菌MIC值最低（0.125g/ml）。

【古文献选读】

《活人心统》 夏月汗斑如疹：用密陀僧八钱，雄黄四钱，先以姜片擦热，仍以姜片蘸末擦之，次日即焦。

《乾坤生意》 汗斑白点：夏枯草煎浓汁，日日洗之。

《仁斋直指方论》 汗斑方：一方：治汗斑紫白色者，用白附子、硫黄各等分，为细末，以茄蒂蘸醋蘸末擦。一方：用夏枯草浓煎水，日洗数次。一方：用生小茄儿，分为节擦之，三五次效。

《普济方》 治紫白癜癣汗斑：用苍耳叶勤擦，三日愈。

《蔺氏经验方》 汗斑癜风：羊蹄根二两，独科扫帚头一两，枯矾五钱，轻粉一钱，生姜半两，同杵如泥。以汤澡浴，用手抓患处起粗皮。以布包药，着力擦之。暖卧取汗,即愈也。乃盐山刘氏方,比用硫黄者更妙。

《摘玄方》 赤白汗斑:苍耳嫩叶尖,和青盐擂烂,五、六月间擦之,五、七次效。

《简便方》 赤白汗斑:白附子、硫黄等分,为末,姜汁调稀,茄蒂蘸擦,日数次。

《本草纲目》 山羊蹄去汗斑,同紫萍捣擦,数日即没。

《本草纲目拾遗》 汪东藩医奥云:毛竹内剖之,新竹多有水,乃竹精也。以不臭色清者入药佳。治汗斑,以鸡毛蘸水刷上,立退。土贝母一两,南硼砂一两,冰片一分,共研末,擦之即愈(家宝方:硼砂只用五钱,以暑月出汗时频擦乃效)。马牙半支擦汗斑尤妙。臭梧桐煎汤洗汗斑。

《袖珍方》 汗斑瘢风:端午日收紫背浮萍晒干。每以四两煎水浴,并以萍擦之。或入汉防己二钱亦可。

《本草易读》 知母,紫癜汗斑,醋合擦之。

参考文献

1. 吴玲剑,陈彬,李超,等. 温州地区8591例浅部真菌病发病及镜检情况分析. 中国卫生检验杂志,2012,1(22):117-118.
2. A Schmidt. Malassezia furfur: a fungus belonging to the physiological skin flora and its relevance in skin disorders. Cutis,1997,59:21-24.
3. G Midgley. The lipophilic yeasts: state of the art and prospects. Med Mycol,2000,38(Suppl. 1):9-16.
4. 赵辨. 临床皮肤病学. 第3版. 南京:江苏科学技术出版社,2001:125,424-425.
5. 何素敏. 花斑癣的遗传流行病学研究. 安徽医科大学硕士学位论文,2006.
6. 浦洁,杜旭峰,黄海峰,等. 婴幼儿花斑癣65例临床分析. 中国当代儿科杂志,2008,12(6):748.
7. 拓江,路永红. 马拉色菌属的研究进展. 中国皮肤性病学杂志,2011,1(1):67.
8. 林良才. 中药外洗治疗花斑癣32例. 新中医,2005,37(8):78-79.
9. 刘晓,颜晓波. 复方谷精草治疗花斑癣50例. 光明中医,2008,23(7):966.
10. 刘涛峰,刘小平,张虹亚,等. 祛风除湿杀虫煎剂治疗花斑癣疗效观察. 安徽中医学院学报,2010,29(4):15-16.
11. 张艳晖,李寿华. 新肤愈散治疗婴幼儿花斑癣39例. 江西中医药,2012,43(12):33-34.
12. 邢张,邢继霞. 自制中药祛癣方治疗花斑癣的临床疗效观察. 中外医学研究,2011,09(18):16-17.
13. 孙泽军. 中药联合曲安奈德益康唑乳膏治疗花斑癣27例. 中国民间疗法,2011,19(11):24,25.
14. 黄妹,陈永忠. 中西医结合治疗花斑癣的疗效观察. 现代中西医结合杂志,2011,20(12):1492-1493.

15. 郝小军,冯兰珍,丁秋蕾,等. 中西结合治疗花斑癣36例临床观察. 河北中医,2008,30(1):64.
16. 刘涛峰,刘小平,张洪亚,等. 中药水煎剂对马拉色菌分离株的体外抑菌实验. 中国皮肤性病学杂志,2011,25(1):63.
17. 郭惠仪,周欣欣,江丹,等. 4种中草药及其复方抗马拉色菌体的外药敏实验. 中国真菌学杂志,2013,8(4):210-213.
18. 郑晓晖,高进,郑义,等. 9种中药对马拉色菌分离株的抑菌实验研究. 中国中西医结合皮肤性病学杂志,2003,2(1):16-18.
19. 朱敏,王侠生,章强强. 等. 23种中草药及其14种单体抗马拉色菌体外药敏试验. 中国真菌学杂志,2003,32(4):193-195.
20. 王玲,吕雪莲,孙令,等. 中药提取物对酵母菌抗真菌活性研究. 临床皮肤科杂志,2009,4(1):16-19.
21. 严洲平,张红,翟军青,等. 中药复方黄聚凝胶对糠秕马拉色菌的敏感性检测研究. 福建中医药,2010,41(3):50-51.
22. 刘涛峰,刘小平,张虹亚. 中药水煎剂对马拉色菌分离株的体外抑菌实验. 中国皮肤性病学杂志,2011,25(1):62-63.

（贾淑琳　范瑞强）

第六章　马拉色菌毛囊炎

马拉色菌毛囊炎（Malassezia Folliculitis）是由马拉色菌（曾称为糠秕孢子菌）在毛囊内过度生长引起的毛囊及其周围炎症病变。皮损毛囊内主要为球形马拉色菌。南方热带或亚热带炎热潮湿地区多见，本病多见于中青年，平均发病年龄在30岁左右。男女均可发病，男多于女。

中医文献中没有找到与之相对应的病名，现代中医命名为“胸背红痘疮”。

【病因病机】

一、中医病因病机

中医认为本病多因湿热内蕴，外感风邪，蕴阻肌肤所致。或过食肥肉油腻，辛辣酒类刺激之物，致使肠胃运化失常，水湿停滞，郁而化热，湿热蕴积肌肤而成；或脾胃虚弱，不能运化水谷，水湿内停，日久成疾，湿郁化热，湿热挟痰，凝滞肌肤所致。

二、西医病因病机

马拉色菌属（*Malassezia spp.*）真菌是一组常驻于人体皮肤表面及毛囊内的嗜脂性酵母。通过形态学、生化学和分子生物学方法将菌种鉴定为马拉色菌属，分为14个种，包括亲人性9个种，如糠秕马拉色菌（*M.furfur*）、合轴马拉色菌（*M.sympodialis*）和球形马拉色菌（*M.globosa*）等；亲动物性5个种，包括厚皮马拉色菌（*M.pachydermatis*）、羊马拉色菌（*M.caprae*）和兔马拉色菌（*M.cuniculi*）等。球形马拉色菌是马拉色菌毛囊炎的主要致病菌，该菌在夏季生长活性更高，且脂酶活性最高，这些特性可能与马拉色菌毛囊炎的致病性有关。

马拉色菌在人头皮、面部、外耳道、胸背部等皮肤表面及毛囊内均可分离到，在正常情况下毛囊内的菌量较少并相对静止，与毛囊内的细菌（痤疮杆菌、葡萄球菌）等处于动态平衡状态。当各种因素引起皮脂腺分泌旺盛、毛囊内细菌被抑制，毛囊内的马拉色菌过度增长即可发病。马拉色菌大量繁殖，其脂肪分解酶使毛囊的甘油三酯变成游离脂肪酸，刺激毛囊口产生脱屑，引起毛囊口阻塞。马拉色菌的过度繁殖，皮脂的潴留，细胞碎片的积聚和游离脂肪酸的刺激，导致阻塞的毛囊扩张，继而破裂，内容物释入组织而产生炎症。

本病好发于青壮年，因为青春期皮脂腺发育加快，毛囊皮脂腺功能亢进，常见促发因素：①系统或局部应用糖皮质激素（促进皮脂腺分泌功能亢进）；②系统或局部应用广谱抗生素（使毛囊内菌群失调）；③接受抗肿瘤坏死因子α单克隆抗体等生物制剂治疗；④其他情况：如妊娠、局部封包治疗等因素。易患因素为夏季过热、出汗湿热。由于毛囊均同时受到促发因素的作用，故皮损发生时间、大小、炎症程度和变化过程趋于一致和同步。常并发于多汗症、油性皮肤、脂溢性皮炎的患者。

【临床表现】

本病好发于皮脂腺丰富的部位，如胸背、肩胛、上臂等处。皮疹形态相对单一，为毛囊性半球状红色丘疹，直径2~4mm，有光泽，周围可有红晕，散在分布，数十个至数百个，数目多者较密集而不融合，可间杂有小脓疱，黑头痤疮少见。常见部位为面部和肩背部、上臂外侧、胸部和颈部，腰腹部也可累及。面部损害主要位于前额、下颌和两侧。可继发色素沉着斑，可合并寻常痤疮、花斑糠疹。常继发于接受系统糖皮质激素治疗，或寻常痤疮接受口服抗生素治疗后。可有轻度痒感或不适感，但不痛。有表现为远心性环状红斑的特殊马拉色菌毛囊炎。

【实验室检查】

1. 直接镜检　用刀片把整个毛囊丘疹削下，加10%KOH溶液1滴，盖上盖玻片，微微加温，压成单层细胞。不染色，镜下可见圆形或卵圆形带厚壁的成堆孢子或香蕉状菌丝。

2. 染色法　在盖玻片周围滴乳酸酚苯胺蓝染色液1滴，让其渗进片内。镜下见糠秕马拉色菌的厚壁透亮，保质周围染成较深的蓝色，呈圈状，中央较淡，有时可找到芽生孢子。脂肪滴不染色，不易混淆。直接镜检阳性率达60%，染色法阳性率达98%。

3. 真菌培养　马拉色菌具嗜脂性，在含油的培养基中可培养出来。

4. 病理变化　切下完整的毛囊丘疹做病例切片，PAS染色，在扩大的毛囊腔内可见大量圆形或卵圆形的芽生孢子，聚集成堆，直径2~5 μm，偶见单个、小群或成簇分布。HE染色，表皮轻度角化增厚，毛囊上部及周围有单核细胞聚集，附近真皮有淋巴细胞和组织细胞在血管周围浸润。有时可见少数中性粒细胞浸润。

【鉴别诊断】

根据临床表现、直接镜检或真菌培养可诊断。

1. 寻常痤疮　本病多在青春期发病，好发于颜面部，少数发于胸背，可见黑头粉刺，抗生素治疗有效。使用抗生素治疗无效或加重的面部痤疮应做马拉色菌的镜检和培养。马拉色菌毛囊炎和躯干部寻常痤疮的鉴别包括病史、临床表现、伍德灯检查、直接镜检、活检PAS染色和抗真菌治疗反应等。马拉色菌毛囊炎男性多于女性，年龄19~40岁；躯干寻常痤疮女性多于男性，年龄19~29岁，比马拉色菌毛囊炎组年轻。马拉色菌毛囊炎主要为背部中央受累，而面部皮损很少；相反，躯干寻常痤疮多累及背部周边及面部。伍德灯检查、皮损涂片和活检PAS染色在马拉色菌毛囊炎均为阳性，而痤疮组均为阴性。

2. 细菌性毛囊炎　脓液细菌培养可分离到金黄色葡萄球菌等，脓液直接涂片和革兰氏染色有助于致病微生物的鉴定。

3. 嗜酸性脓疱性毛囊炎　本病临床表现与马拉色菌性毛囊炎相似，好发于男性青壮年。于脂溢部位有毛囊性丘疹、瘙痒性脓疱，但血液中嗜酸性粒细胞升高，最高可达40%以上，毛囊内的脓液含有大量的嗜酸性粒细胞和中性粒细胞、单核细胞及上皮细胞，糖皮质激素内服或外用有效。

【治疗】

去除诱因，停用糖皮质激素或抗生素。治疗原则与花斑糠疹相同。轻者以外用抗真菌药物为主，严重者加用口服药物。

一、中医治疗

（一）外治法

1. 红条紫草30g、苦参50g水煎外洗，或用香莲外洗液外洗。

2. 三黄洗剂外涂，或用香莲酊外搽。

余法可参照“花斑糠疹”的中药外治治疗。

（二）内治法

1. 辨证分型论治

（1）湿热内蕴

主证：皮损呈毛囊红色小丘疹，伴有较多毛囊性小脓疱，周边红晕明显，皮肤油腻，伴瘙痒，大便溏烂不爽，小便黄赤。舌红，苔黄腻，脉数。

治法：利湿清热。

方药：利湿清热汤。

土茯苓20g，金银花15g，生地黄15g，薏苡仁20g，茵陈15g，白鲜皮12g，泽泻12g，川萆薢15g，蒲公英12g，丹皮12g，淡竹叶10g，生甘草5g。

方解：金银花、生地黄、丹皮，清热凉血解毒；土茯苓、薏苡仁、茵陈、白鲜皮、泽泻、川萆薢、蒲公英、淡竹叶，清热利湿；生甘草清热解毒兼可调和诸药。

（2）肺热血热

主证：皮损呈弥漫密集的毛囊红色小丘疹，皮疹鲜红，或伴疼痛。口干，舌红，苔黄，脉细数。

治法：凉血清热。

方药：枇杷清肺饮加减。

枇杷叶15g，生地15g，赤芍12g，桑白皮15g，地骨皮12g，丹皮12g，黄芩12g，生山栀10g，生石膏25g，蛇舌草15g，麦冬15g，生甘草6g。

方解：枇杷叶、桑白皮、地骨皮、黄芩，益肺清热；生地、赤芍、丹皮、生山栀、麦冬、生石膏，凉血清热解毒；蛇舌草清热除湿解毒，除油消脂，以减轻皮肤油脂；生甘草清热解毒兼可调和诸药。

（3）脾虚痰湿

主证：皮损呈密集的毛囊红色小丘疹，痛痒不明显。伴口淡、纳呆便溏，苔白腻，脉缓。

治法：健脾化痰，利湿清热。

方药：参苓白术散加减。

云苓15g，白术15g，淮山药15g，浙贝母15g，陈皮6g，白芥子12g，车前子15g，蛇舌草15g，鱼腥草15g，甘草6g。

方解：云苓、白术、淮山药、浙贝药、陈皮、白芥子，健脾化痰散结；车前子、蛇舌草、鱼腥草，利湿清热；甘草调和诸药。

加减：油脂较多者加生薏苡仁15g，侧柏叶15g，生枳壳10g。

2. 中成药　百癣夏塔热胶囊，每次0.6g，每日3次，连续4周。适用于马拉色菌毛囊炎各型的辅助治疗。

二、西医治疗

治疗原则及注意事项等与花斑糠疹相同。但本病侵犯毛囊，部位较深。外用一般抗真菌药效果较差。可使用含有渗透剂的外用抗真菌药治疗。通常需用药4~6周。

（一）外治法

1. 抗真菌乳膏或霜剂　轻者以外用抗真菌药物为主。可选用益康唑霜、酮康唑霜、咪康唑霜、联苯苄唑霜等，应将霜剂在受累毛囊表面轻揉以促进药物渗入毛囊，如简单的将药物涂于皮肤表面则效果较差。

2. 维甲酸乳膏　可与抗真菌外用药物联合使用，每晚涂一次。

3. 洗剂　2%酮康唑洗剂或二硫化硒洗剂均匀涂抹在经清水润湿的皮肤上，并轻轻揉搓15~20分钟后清水洗净（应用2%酮康唑洗剂1次/天×10天或4周，每次10ml）。

（二）内治法

皮损数目较多，或累及范围较广者，加用口服抗真菌药物。

1. 酮康唑，200mg，每日1次，饭后服，15~30天可治愈。注意监测肝功能。

2. 伊曲康唑400mg，每日1次，饭后服，连服7天，停用3周为一个疗程，间歇冲击2个疗程；或200~400mg/d，连服4~6周，以后改为每月服一次伊曲康唑（200~400mg/d）。

3. 氟康唑50mg，每日1次，饭后服，连服7~14天。或150mg每周1~2次，共4次。

4. 皮脂溢出较多，炎症较重时，加用维甲酸类药物。维胺脂胶囊每次50mg，3次/天，8周为一个疗程。

口服药物应坚持到真菌培养阴性为止，后可每周使用酮康唑洗剂或二硫化硒洗剂洗浴一次，或外用咪唑类、丙烯类或吗啉类乳膏或溶液每月5天，保持培养阴性状态可防止复发。

（三）物理治疗

1. 冷冻治疗

棉签法：用大小恰当的棉签浸蘸冷冻液后直接压迫1个冻融期或迅速在病灶区表面进行快速刷擦，反复多次进行，以不发生表面皮肤凝冻为度。

喷射法：大面积者可用喷射法，即将制冷剂直接喷射到组织表面。喷射法结冻浅、范围大、操作简便，但一定要注意保护健康组织。

2. 窄谱中波紫外线（narrow band-ultraviolet B，NB-UVB）　单用或联合低剂量伊曲康唑治疗有效。从最小红斑量照起，逐次递增10mJ/cm^2，隔日照射1次，5次为一个疗程。

3. 光动力治疗（photodynamic therapy，PDT）　难治性病例可选用局部敷甲基氨基乙酰丙酸（methy amino levulinate，MAL）的光动力治疗。具体方法：在背部每个皮损表面涂上MAL霜，用聚氨酯膜封包3小时后擦掉，红光照射7.5分钟，每2周1次，共照射3次。

【治疗难点分析】

一、诊断问题

本病临床上常见，但以前并未引起足够的重视，常将本病混同痤疮一起治疗,但应用抗生素效果不显著,或者反而加重病情。因此,确诊本病很重要。典型皮损、镜下查见孢子、含油培养基上长出酵母菌落可确诊。必要时可做病理检查。

二、复发问题

马拉色菌是人体皮肤和毛囊内的常驻菌群,药物治疗只是将菌量抑制到发病阈值之下,而不能永久清除,故本病难以“根治”。避免促发因素,改变环境如穿透气性好的衣服,出汗后立即擦干、勤洗澡和换衣服有利于减少复发。

【中西医结合诊治思路】

对于皮损较少,有明确诱因偶发马拉色菌毛囊炎者,可以外治为主,给予抗真菌洗剂外洗,联合使用抗真菌药膏外涂;但对于胸背部等好发部位皮脂溢出较多,导致本病反复发作的患者,应联合中药口服以清热除湿,抑制皮脂溢出,改善局部环境,抑制马拉色菌生长,从而减少复发。

【预后及转归】

本病是临床多发的皮肤病,此病侵犯毛囊,部位较深,外用一般抗真菌药效果较差,含有渗透剂的外用抗真菌药疗效显著,但易反复发作。受累毛囊需1~2个月后才会逐渐变平,色素沉着则会持续更长时间。

【预防与调理】

1. 注意保持皮肤清洁干燥,勤洗澡,勤换衣。
2. 忌食辛辣刺激之物,多吃新鲜蔬菜水果,保持大便通畅,也有一定的帮助。
3. 禁止搔抓。

【中西医结合研究进展】

一、中医治疗

周兰等[1]观察中医药治疗马拉色菌毛囊炎疗效。将180例确诊患者随机分成3组:治疗组(60例)、对照1组(60例)、对照2组(60例)。治疗组口服消节汤,方剂基本组成:丹参、黄芩、蒲公英、土茯苓、生地、丹皮、侧柏叶、旱莲草,水煎服1日1剂；同时给予随证加减；对照1组，口服伊曲康唑胶囊（易启康，成都倍特药业有限公司）0.1g日1次；两组均同时外涂2%酮康唑三黄洗液（主要成分：黄芩、黄柏等溶液100ml加酮康唑2g），每天2次。对照2组，单纯外涂2%酮康唑三黄洗液，每天2次，3组均1周为一个疗程，观察1~2个疗程。结果显示，治疗组的总有效率为88.33%，对照1组的总有效率为85.00%，对照2组的总有效率为46.67%。研究表明，辨证口服中药治疗马拉色菌毛囊炎，疗效与口服抗真菌药疗效相当，且安全性高，值得临床推广。

赵雅梅[2]等研究加味枇杷清肺饮治疗马拉色菌毛囊炎的临床疗效及作用机制。随机将74名确诊为马拉色菌毛囊炎的患者分为治疗组和对照组，治疗组46例给予中药配方颗粒加减枇杷清肺饮内服连续4周，对照组28例给予伊曲康唑0.1次。2次/天。连续14天，分别在疗程2周、4周、8周进行疗效评价，并进行了枇杷清肺饮的体外抑菌试验采用液基微量稀释法。结果治疗组2周有效率好于对照组（$P<0.01$）；4周、8周疗效两组相近（$P>0.1$）。最小抑菌浓度（MIC）在1.25~5mg/ml。研究表明加味枇杷清肺饮治疗马拉色菌毛囊炎有良好的临床效果：抑制马拉色菌生长可能是加味枇杷清肺饮治疗马拉色菌毛囊炎的机制之一。

黄卓[3]选取50例痤疮合并马拉色菌毛囊炎患者，随机分为两组。观察组患者25例，采用中医综合治疗法：即内服外擦。药方为：黄柏、黄芩和黄连各30g，当归、苦参、龙胆草、生地黄、白鲜皮各15g，野菊花、蒲公英各12g，丁香、甘草、紫花地丁各10g，鱼腥草、地榆各8g，龙胆草5g。上述中药的剂量可根据具体病情酌量加减。每天1剂，以水煎煮，分早晚两次使用。每次取300ml，200ml内服，另100ml加用20ml的米醋和5g花椒，再次煎煮，待汤剂温度降至皮肤温度，即可擦洗于患处，4周为一个疗程。对照组患者25例，采用西药治疗：口服维生素B，3次/天，10~20mg/次；；口服西咪替丁片，3次/天，0.2g/次。2%酮康唑乳膏，早晚洗净患处后涂抹药膏，4周为一个疗程。观察比较两组患者的治疗效果。结果显示：经过一个疗程的治疗，观察组总有效率为96.0%；对照组总有效率为68.0%。观察组治愈率为64.0%，而对照组仅有14.0%，观察组患者的疗效明显高于对照组（$P<0.5$）。此外，观察组患者未出现不良反应，对照组患者在治疗期间，局部皮肤现有轻度潮红和脱屑情况，在停止用药后消失。研究表明，应用内服外洗的中药综合治疗法具有消炎镇静、活血化湿、清热解毒的功效，在治疗痤疮合并马拉色菌毛囊炎上具有显著疗效，且能够缩短治疗用时，不良反应少，经济实惠，极具临床应用价值。

王静[4]观察消风散加减内服外洗治疗马拉色菌毛囊炎的临床疗效。随机选取治疗组40例，用消风散加减（药物为当归15g，生地15g，防风12g，知母12g，苦参12g，黄连8g，荆芥12g，苍术12g，牛蒡子12g，石膏30g（先煎），甘草10g，黄芩12g，徐长卿12g，鱼腥草30g，白鲜皮15g随证加减）。每日1剂，早晚各煎取300ml，200ml内服，100ml加米醋20ml、花椒5g煎煮，温洗患处，4周为一个疗程；对照组42例，用2%酮康唑乳膏，两组均四周为一个疗程，停药1周后复查，并根据疗效标准进行评定。结果治疗组有效率93%，对照组有效率80%，两组比较差异有统计学意义（$P<0.05$）。研究表明，消风散加减内服外洗治疗马拉色菌毛囊炎临床疗效满意。

宋广英[5]为了观察癣洗剂治疗马拉色菌毛囊炎的疗效。将患者分为治疗组和对照组。治疗组38例给予癣洗剂加减浸洗患处。药用黄柏30g，黄芩30g，藿香30g，紫荆皮30g，花椒15g，石榴皮30g，蛇床子10g，苦参30g，白鲜皮30g，地肤子10g，千里光15g，羌活10g。热盛者加地榆、紫草、大青叶，脓疱较多者加野菊花、蒲公英、紫花地丁、鱼腥草。每日1剂，加水1500~2500ml，沸后煎煮15~20分钟，取药液，待药液降至15~20℃时浸泡患处，反复搓洗以微热为度，每日2次，每次30~45分钟。对照组30例用施比灵（主要成分为苦参、白鲜皮、蛇床子、薄荷脑、冰片、水杨酸、麝香草酚）浸洗患处。结果显示，治疗组痊愈30例，有效5例，总有效率92.11%；对照组痊愈15例，有效7例，总有效率73.33%。两组总有效率比较有显著性差异（$P<0.05$）。研究表明，癣洗剂治疗糠秕马拉色菌毛囊炎疗效显著。

王明蕾[6]使用中药金银花治疗头部马拉色菌毛囊炎。将59例头部患有马拉色菌毛囊炎的患者完全随机分2组。治疗组30例采用金银花200g加1000ml水，煎煮30分钟后洗头，药物停留在头部时间为10分钟，1次/天；同时用金银花150g、甘草100g水煎服，2次/天，疗程为7~12天。对照组29例采用20.84mg/ml酮康唑洗剂。结果显示，治疗组总有效率为93.4%，对照组总有效率为55.1%。差异有统计学意义（$P<0.05$）。研究表明，中药金银花治疗头部马拉色菌毛囊炎在临床上取得了较好的效果。

二、中西医结合治疗

边鲜丽[7]使用复方苦参洗剂联合伊曲康唑治疗马拉色菌毛囊炎。将马拉色菌毛囊炎患者48例随机分为治疗组和对照组，各24例。两组均口服伊曲康唑胶囊200mg，1次/天，疗程为2周，治疗组同时加用复方苦参洗剂外洗4周为一个疗程，2次/天。分别于开始治疗2周后及8周后观察皮疹消退情况和马拉色菌镜检结果，评价其疗效。结果治疗2周时，治疗组总有效率75.0%，对照组总有效率41.7%；8周时，治疗组总有效率91.7%，对照组总有效率62.5%，两组有效率比较差异有统计学意义（$P<0.05$）。研究显示，复方苦参洗剂联合伊曲康唑治疗马拉色菌毛囊炎疗效显著。

黄永华等[8]使用皮肤康洗液（主要成分为金银花、蒲公英、马齿苋、土茯苓、大黄、赤芍、蛇床子等）联合1%联苯苄唑软膏治疗马拉色菌毛囊炎。将88例入选的真菌镜检为阳性的马拉色菌毛囊炎患者分为A、B、C组。A组26例，给予皮肤康洗液外用，2次/天，连用4周；B组30例，给予1%联苯苄唑软膏外用，2次/天，连用4周；C组32例，给予皮肤康洗液联合1%联苯苄唑软膏外用，治疗方法同上，连用4周；所有患者停药后1周再次进行真菌镜检。结果：治疗4周结束时，3组总有效率比较，差异有统计学意义（$P<0.05$），其中C组总有效率为81.25%，显著高于A、B组（$P<0.05$）；C组真菌清除率为84.38%，与A、B组相比，差异有统计学意义（$P<0.05$）。研究表明皮肤康洗液联合1%联苯苄唑软膏治疗马拉色菌毛囊炎疗效显著，可提高有效率及真菌清除率，不良反应小，安全性好，为马拉色菌毛囊炎的治疗提供了一条有效的新途径。

曹志翔[9]将110例经真菌镜检阳性的糠秕孢子毛囊炎患者随机分为75例。治疗组给予消毒后清除内容物，将复方三黄散约10g（大黄3g，黄连3g，黄芩3g，氟康唑两片100mg碾粉）加适量蒸馏水调成糊状，均匀涂于患部，勿使干燥，干后水湿润之，约30分钟后擦拭去除。每周1~2次，每日患者自行涂药1次，连续治疗1个月。对照组外涂派瑞松乳膏（曲安奈德益康唑乳膏），每日2次，连用4周。结果显示，治疗组痊愈72例，显效3例，总有效率100%，对照组痊愈25例，显效7例，好转2例，总有效率91.4%。两组差异有显著性（$P<0.05$）。研究表明，复方三黄散外用治疗糠秕孢子菌性毛囊炎挑治后皮损，可抑制糠秕孢子菌繁殖、抗炎及防治混合或继发细菌感染，同时具有创面止血作用。本疗法治疗糠秕孢子菌性毛囊炎疗效好，起效快，安全可靠。

宋广英[10]使用中西医结合治疗糠秕马拉色菌毛囊炎：将180例糠秕马拉色菌毛囊炎患者随机分为两组。治疗组120例采用中西医外治和西药内服的综合疗法；对照组60例采用西药口服和外用治疗。1周为一个疗程，连续用2周。中医治疗：中药组成：黄柏30g，黄芩30g，黄连15g，龙胆草15g，土荆皮30g，花椒30g，藿香30g，丁香30g，苦参30g，白鲜皮30g，地肤子20g，野菊花15g，蒲公英1g，败酱草15g，紫花地丁15g，地榆30g，煎煮后以药液浸泡患处，每日2次；西医治疗：口服维生素B_2 10mg，每日3次；维生素B_6 20mg，每日3次；西米替丁（甲氰咪胍）片0.2g，每日3次。外用白色洗剂100ml加酮康唑片（里素劳）0.2g×10片外搽患处，每日3次或多次。结果显示，治疗组痊愈98例，有效20例，总有效率98.34%；对照组60例，痊愈31例，有效15例，总有效率76.67%。提示糠秕马拉色菌毛囊炎采用中西医结合的方法治疗是一种疗效显著的方法。

孙泽军[11]采用中药塌渍联合曲安奈德益康唑乳膏外搽治疗马拉色菌毛囊炎。将40例马拉色菌毛囊炎患者随机分成两组，分别使用中药塌渍（药物组成：苦参30g，黄柏30g，地肤子20g，蛇床子20g，苍耳子20g，百部20g，大风子20g，白鲜皮15g，土荆皮15g。上方水煎两遍，浓缩至1000ml，予6层纱布塌渍患处30分钟，每日3次）联合曲安奈德益康唑乳膏外搽，以及单纯使用曲安奈德益康唑乳膏外搽对比治疗，3周后观察疗效。结果显示，治疗组的总有效率为95%，对照组为80%。两组总有效率比较，有显著差异性（$P<0.05$）。研究表明，中药塌渍联合曲安奈德益康唑乳膏外搽治疗马拉色菌毛囊炎疗效确切，安全性高。

参考文献

1. 周兰，陈国勤. 中医药治疗糠秕孢子菌性毛囊炎疗效观察. 中国麻风皮肤病杂志，2008，24（9）：739.
2. 赵雅梅，姜建，涂惠英，等. 加味枇杷清肺饮治疗马拉色菌毛囊炎临床疗效及作用机理研究. 中国中西医结合皮肤性病学杂志，2009，8（1）：11-13.
3. 黄卓. 痤疮合并马拉色菌毛囊炎临床中医治疗探析. 中国民康医学，2014（7）：84-85.
4. 王静. 消风散加减内服外洗治疗马拉色菌毛囊炎40例. 中国中西医结合皮肤性病学杂志，2011，10（4）：239-240.
5. 宋广英. 癣洗剂治疗糠秕马拉色菌毛囊炎疗效观察. 实用中医药杂志，2007，23（2）：112.
6. 高巧燕，王明蕾. 中药金银花治疗头部马拉色菌毛囊炎的临床应用. 中国医药，2009，4（7）：507.
7. 周湘陵，边鲜丽. 复方苦参洗剂联合伊曲康唑治疗马拉色菌毛囊炎临床观察. 中国真菌学杂志，2013，8（6）：364，365，373.
8. 黄永华，何丹华，李湘君，等. 皮肤康洗液联合1%联苯苄唑软膏治疗马拉色菌毛囊炎. 中国医药导报，2011，8（23）：68，69.
9. 曹志翔，张佳音. 中西医结合外治法治疗糠秕孢子菌性毛囊炎75例临床观察. 江苏中医药，2006，27（8）：35-36.
10. 宋广英. 中西医结合治疗糠秕马拉色菌毛囊炎120例. 广西中医药，2005，28（6）：17-18.
11. 时万杰，孙泽军. 中药塌渍联合曲安奈德益康唑乳膏治疗马拉色菌毛囊炎20例疗效观察. 中外健康文摘，2011，8（37）：302-303.

（贾淑琳　范瑞强）

第七章　癣　菌　疹

癣菌疹(Dermatophytid)是指原发感染灶的真菌代谢产物经血行播散在病灶以外的皮肤部位发生的一种变态反应性皮疹。

中医文献中没有找到与之相对应的病名。根据症状表现,癣菌疹可归属于"湿毒疡""风湿疡"范畴。多发生在原发病灶受过度治疗或由其他原因刺激而引起的急性炎症的皮损者。好发于手足部,偶发于小腿、胸背部。

【病因病机】

一、中医病因病机

中医认为本病主要是由于禀赋不耐,湿毒外袭,阻于肌肤所致。

二、西医病因病机

现代医学认为,本病是由于原发真菌感染灶(头癣、足癣等)释放的真菌抗原经血流带至皮肤,在该处发生了抗原抗体反应所呈现的一种变态反应性损害。

【临床表现】

临床上基本可分为三型:

1. 急性播散性癣菌疹　常呈现为毛囊性、苔藓样或鳞屑性损害。主要分布在躯干,呈针头大的尖或平顶状苔藓样丘疹。常形成环状鳞屑性斑片。原发损害部位可出现小水疱。较少见有麻疹样或猩红热样损害。本型多见于头癣患者中,可伴有发热、厌食、全身性淋巴结肿大、脾大以及白细胞增多等。

2. 局限性癣菌疹　主要见于足部真菌感染时,可在手掌及指侧有湿疹样反应,损害大多为水疱性,剧痒,有时甚至有压痛,可见继发性细菌感染,局部一般找不到真菌。

3. 结节性红斑、远心性环状红斑、游走性栓塞性脉管炎、丹毒样及荨麻疹样癣菌疹　这一类癣菌疹实际上都是癣菌疹的各种不同表现,只是非水疱性,且不只局限于手掌及指侧。

无论是哪种表现，其皮损均可随原发病灶好转而消退。

【实验室检查】

1. 真菌镜检　癣菌疹部位真菌检查阴性，原发病灶部位阳性。

2. 病理检查　疹样癣菌疹可见有中度棘层增厚及颗粒层增加，真皮上部可见水疱，皮肤小血管及毛细血管充血，有时小静脉可见有栓塞，无明显炎性浸润。

【鉴别诊断】

不同类型的癣菌疹应与相应的皮肤疾病相鉴别，如汗疱疹、结节性红斑、远心性环状红斑、脉管炎、丹毒、荨麻疹等。应根据其相应的临床特点结合实验室检查进行鉴别。

1. 汗疱疹　汗疱疹型癣菌疹应与汗疱疹鉴别，汗疱疹为春夏交替时，手足部位汗出不畅引起，皮疹为针尖大小水疱，可密集分布于手足侧缘，没有原发病灶，对称出现，伴有轻度瘙痒，且真菌镜检阴性。

2. 湿疹　癣菌疹也应与手足部的湿疹鉴别，二者均可见水疱、丘疹等皮损，伴有剧烈瘙痒。癣菌疹继发于浅表真菌病，且有活动性真菌感染病灶，当真菌感染灶被控制后，癣菌疹不治自愈。湿疹可见多形性皮损，但往往出现时即为对称性分布，没有单发的原发病灶。

3. 丹毒　丹毒样癣菌疹的表现类似丹毒，可见水肿性红斑，境界清，皮温高，压痛明显。但本病继发于皮肤癣菌病，原发病灶以足癣为主，也可见继发于头癣者，原发病灶周围皮疹较明显，抗真菌治疗后皮损可随原发病灶好转而缓解。而丹毒发病急骤，常伴有畏寒、发热等全身症状，皮损多为单侧发生，故可与其鉴别。

【治疗】

一、中医治疗

（一）外治法

1. 无糜烂皮疹可用炉甘石洗剂或三黄洗剂外搽。每日3次。

2. 苦参30g，黄芩30g，黄柏30g，大黄30g，紫草30g，水煎外洗或湿敷。

3. 若糜烂渗液明显，可用野菊花、大黄、苦参、地榆、马齿苋、紫草各30g，枯矾20g。水煎后湿敷，间歇期外涂氧化锌油或青黛油。

（二）内治法

辨证分型论治：

（1）湿热蕴结

主证：皮疹以丘疹、丘疱疹为主，疱破则有渗出、糜烂的现象，自觉痒痛相兼，舌质红，苔薄黄微腻，脉濡数。

治法：清热利湿、解毒止痒。

方药：三妙丸加味。

炒黄柏15g，苍术15g，忍冬藤、生苡仁、赤小豆各30g，汉防己、川牛膝、宣木瓜、赤芍、生地、地肤子各15g。

方解：黄柏、苍术、生苡仁、赤小豆、汉防己、宣木瓜，清热利湿；忍冬藤、生地、赤芍，清热解毒；川牛膝清热利湿活血兼引药下行；地肤子祛风清热利湿止痒。

（2）湿热化毒

主证：皮疹以红斑为主，局部焮赤肿胀，附近臖核明显，自觉痛重于痒，伴有发热、畏寒、食少、倦怠、舌质红、苔黄微干，脉细数。

治法：清热解毒，化湿消肿。

方药：解毒消肿汤。

赤小豆、马鞭草、败酱草、车前草各15g，生地、炒丹皮、当归尾、川牛膝各10g，赤芍、赤茯苓、生甘草各6g，金银花15g。

方解：赤小豆、马鞭草、败酱草、车前草、赤茯苓，清热解毒祛湿，生地、炒丹皮、当归尾、赤芍，清热凉血活血；川牛膝清热解毒活血兼可引药下行；金银花清热解毒；生甘草清热解毒兼可调和诸药。

加减：足背肿胀、指压凹陷，加茵陈、泽泻、猪苓，清热利湿消肿；剧痒、渗液较多，加茯苓皮、冬瓜皮，利水渗湿；畏寒、发热，加薄荷、苏叶、荆芥、防风，疏风解表。

二、西医治疗

（一）治疗原发病

对原发病灶应积极进行治疗，但在癣菌疹反应比较剧烈时，则应先用较温和的治疗方法，一般对原发灶可考虑全身应用抗真菌药物如特比萘芬、氟康唑、伊曲康唑等内服，但用量不必过大，疗程也不宜太长。

（二）全身治疗

全身应用抗组胺类药物，如有发热、厌食、全身浅表淋巴结肿大等全身反应较显著时，还可适当加用糖皮质激素如泼尼松、地塞米松等。

（三）局部治疗

局部可适当外用安抚保护剂如炉甘石洗剂，1∶20醋酸铝溶液湿敷等，或外用一些止痒剂。

【治疗难点分析】

一、诊断方面

癣菌疹是以真菌或其代谢产物作为抗原、刺激机体产生抗体，在病灶以外的皮肤上表现的一种过敏反应。本病在临床并不少见，但因皮疹表现具有多样性，可表现为汗疱疹型、湿疹型、丹毒样型、结节性红斑、远心性环状红斑、游走性栓塞性脉管炎、荨麻疹样甚至是银屑病样，给临床诊断带来了一定的难度，常易造成误诊或漏诊。临床上根据原发病灶部位的真菌培养及可靠的癣菌素抗体实验可减少误诊。癣菌疹治疗的关键在于积极治疗原发于皮肤的活动性真菌感染病灶，如头癣、足癣等。

二、复发方面

足癣等皮肤癣菌病容易反复发作，若处理不当，可能还会继发感染或造成癣菌疹。故在足癣继发感染的后期，嘱患者可酌情选用其他中成药如参苓白术丸、四君子丸、六君子丸、二妙丸、四妙丸等服用。具有健脾祛湿和健脾燥湿和中的作用。一方面起到善后收功的目的，另一方便可以预防病情反复。这是因为足癣（脚湿气）多由湿气或湿热下注造成，而湿邪生成关键在脾，脾虚则湿邪内生。故从某种意义上讲，本病总以湿热或湿邪为标，脾虚为本。所以本着“急则治其标，缓则治其本”的原则，急性期当以利湿清热为主，病情稳定或平时预防当以健脾祛湿为主。

【中西医结合诊治思路】

原发病灶处主要外用抗真菌药物，有继发细菌感染者进行抗感染处理。有渗出、糜烂者，可同时加用中药外洗液外洗或湿敷，加强收敛作用。

癣菌疹仅发于原发病灶周围，在使用中药外洗液同时可以加用糖皮质激素制剂外涂；

若癣菌疹趋于泛发全身，则需在局部用药的同时，系统使用抗过敏药物，及口服中药煎剂；

若癣菌疹泛发全身，伴有发热、瘙痒等全身症状时，可酌情加用小剂量糖皮质激素，口服中药煎剂清热、祛风、除湿，同时可给予口服抗真菌药物，避免糖皮质激素加重原发病灶。

【预后及转归】

本病预后良好，原发真菌感染灶病情好转或清除，本病可随之好转或痊愈。

【预防与调理】

1. 彻底治疗足癣等真菌性皮肤病。
2. 治疗真菌性皮肤病应视病情用药，不要使用刺激性强烈的药物及糖皮质激素制剂。
3. 瘙痒剧烈时，嘱患者避免搔抓、烫洗等物理刺激。

【中西医结合研究进展】

一、中医治疗

李伯华等[1]采用老中医赵炳南教授清热除湿、凉血解毒法治疗足癣所致癣菌疹。第一步是控制渗出。治疗多用除湿解毒杀虫为主。常用方药有苍术、白术、薏苡仁、土茯苓、威灵仙、苦参、黄柏、槐花、车前子、防己、木瓜（四妙丸合土槐饮加减）等；或以龙胆泻肝汤、八正散、五神汤、五苓散等合方加减使用。临床中常使用清热除湿汤（龙胆、黄芩、白茅根、生地黄、大青叶、车前子、生石膏、六一散等）、土槐饮（土茯苓、槐花、甘草）合方加减。

外洗药采用苍肤洗剂（苍耳子、地肤子、土荆皮、蛇床子、苦参、百部、枯矾等）和祛毒汤（马齿苋、青花椒、苍术、防风、枳壳、芒硝、白矾、连翘、侧柏叶等）。后者燥湿作用更强，适用于渗出明显或伴有水疱、大疱者。

外用药物使用甘草油和祛湿散（大黄、黄芩、寒水石打粉与青黛混合）调成糊状，可用于急性亚急性渗出性皮肤病。

消除炎症采用凉血消斑药（生地黄、牡丹皮、赤芍等），或清热解毒药（虎杖、金银花、蒲公英等）。去除水肿可在利湿同时，增加健脾药物（白术、茯苓、党参等）。土茯苓和土槐饮均能治疗下肢水肿。

二、中西医结合治疗

徐萍[2]采用中西医结合的方法治疗11例癣菌疹，口服中药煎剂，口服中药处方：黄柏10g，黄芩10g，苦参10g，苍术10g，川牛膝10g，生苡仁15g，徐长卿10g，白花蛇舌草15g，白鲜皮10g，蒲公英15g，泽泻10g，六一散10g，每日1剂水煎分2次服。糜烂渗出者予中药皮炎洗液（该院药剂科生产）泡洗，好转后外涂皮康霜（曲咪新乳膏）或达克宁（硝酸咪康唑）霜。11例患者经7~27天的治疗，痊愈10例，1例显效。

参 考 文 献

1. 李伯华，曲剑华，张广中，等. 清热除湿、凉血解毒法治疗癣菌疹体会. 中医杂志，2014，55（14）：1238-1240.
2. 徐萍. 中西医结合治疗癣菌疹11例. 中国民间疗法，2003，11（11）：28-29.

（贾淑琳 范瑞强）

第八章　皮肤黏膜念珠菌病

皮肤黏膜念珠菌病(cutaneous & mucosal candidiasis)是指由念珠菌属引起的一种皮肤黏膜原发或继发感染性真菌病。包括念珠菌性间擦疹、念珠菌性甲沟炎和甲真菌病、念珠菌性肉芽肿、尿布区念珠菌感染、口腔念珠菌病、慢性皮肤黏膜念珠菌病及外阴阴道念珠菌病等。临床表现为皮肤黏膜的急性、亚急性或慢性炎症。外阴阴道念珠菌病在“下篇第九章”中详细论述。

根据每个病种不同的临床表现,念珠菌性间擦疹属于中医“皱褶疮”范畴,念珠菌性甲沟炎和甲真菌病属于中医“沿爪疔、灰指(趾)甲”范畴,尿布区念珠菌感染属于中医“淹尻疮”范畴,口腔念珠菌病属于中医“鹅口疮”范畴。

【病因病机】

一、中医病因病机

中医认为本病主要是由于各种内外因素共同作用导致的皮肤湿热蕴积生虫。其中鹅口疮主要是由心脾积热循经上蒸口舌,复感邪毒而发病,或由于素体阴虚或患某些热性疾病,热灼伤阴、虚火上浮而发口疮。

二、西医病因病机

念珠菌属(*Candida*)属于子囊菌亚门、子囊菌纲、酵母菌目、酵母菌科,念珠菌广泛分布于自然界,正常情况下存在于人体皮肤、口腔、消化道、阴道内,在一定条件下可转变为致病菌。念珠菌有主要有白念珠菌、近平滑念珠菌、热带念珠菌、光滑念珠菌等,但临床以白念珠菌感染为主,但近年来非白念珠菌的感染率有上升趋势。随着各种抗生素、糖皮质激素、免疫抑制剂的广泛应用和接受放化疗、器官移植手术的患者大量增加,念珠菌感染的发病率呈上升趋势。

念珠菌有芽生酵母和假菌丝,在一定条件下两相可以相互转变,形态的改变与其致病性、药物敏感性相关。一般转变成菌丝相后对宿主上皮的黏附和入侵能力增强,其致病力也增强。念珠菌感染的发生是病原体、宿主、环境三者相互作用抗衡的结果,病原体侵入机体后发病与否,主要取决于机体的免疫状态,病原体毒力、数量、入侵途径。念珠菌的易感因素主要有以下几点: ①宿主防御功能改变，长期使用广谱抗生素、糖皮质激素、免疫抑制剂或接受放化疗、器官移植者；②免疫缺陷或内分泌疾病，如AIDS、白细胞减少症、糖尿病、甲状腺或甲状旁腺功能低下；③特殊生理状态，如妊娠；④各种植入装置的应用，如义齿、留置尿管等；⑤其他：如厨师、家政服务等特殊工作，需要长期接触或浸泡于水中。

念珠菌的感染途径分为内源性和外源性，但大多数念珠菌病患者属于内源性感染。内源性感染主要经消化道、呼吸道、泌尿生殖道；外源性多由接触传染，如牛奶、水果等食物，产道或母亲双手、乳头、乳晕等。

【临床表现】

一、念珠菌性间擦疹

又称擦烂红斑，常见于婴儿、肥胖者或糖尿病患者，多发于腋窝、乳房下、腹股沟、肛门、会阴等皮肤间擦部位。可见界限清楚的红斑、上覆细小鳞屑，皮损中央可有水疱、脓疱，外周散在米粒大丘疹呈卫星状，表面糜烂、浸渍，可有干燥脱屑。发生于指(趾)间的称为念珠菌性指(趾)间擦红斑，多发生于长期从事水中作业的人员，常见于3、4指间，皮损表面浸渍发白、肿胀增厚或伴糜烂，痒痛不适。

二、念珠菌性甲沟炎和甲真菌病

本病发病缓慢，少数呈急性发作，大多患者为双手浸水工作人员及糖尿病患者。是由念珠菌侵犯甲沟、甲板所致的局限性炎症，可见甲沟红肿、可有少量渗出或脓性分泌物；甲板上出现横纹，甲板可变硬、增厚，与甲床分离，但不影响原有光泽。

三、念珠菌性肉芽肿

又称深在性皮肤念珠菌病，多发于婴儿或儿童期，好发部位为头皮、面部、甲沟等处。是由念珠菌感染皮肤所致皮肤组织增生，结节、溃疡或肉芽肿形成，皮损特点为富含血管的丘疹，上覆厚而黏着的黄棕色痂。剥去厚痂可见凹凸不平的肉芽增生面及结节、溃疡等损害。该病可迁延不愈，病程可达10~20年，常合并有免疫缺陷及淋巴细胞减低。

四、尿布区念珠菌感染

常见于新生儿或婴儿尿布区，皮损为大片不规则红斑，界限清楚，边缘为浸软的白色膜状脱屑，周围可见丘疹、水疱、脓疱、糜烂等，严重时可累及大腿内侧和下腹部。

五、口腔念珠菌病

也称为“鹅口疮”，是由念珠菌的孢子和菌丝组成的乳白色薄膜黏附在口腔黏膜上，多发于婴儿和老人。可见口腔黏膜上覆白色条纹或斑块，白膜边界清楚，不易擦去，剥去后遗留鲜红色糜烂面及轻度出血，自觉疼痛，周围黏膜可出现炎症反应。

六、慢性皮肤黏膜念珠菌病

本病病因不清，一般认为与常染色体隐性或显性遗传、内分泌及免疫功能紊乱等相关。常在幼年发病，病程缓慢，可长达数年至数十年，容易反复发作。常侵犯口腔黏膜、皮肤、指甲及深部组织，初起为红斑、丘疹、上覆鳞屑，逐渐发展为疣状结节，表面结痂，可形成肉芽肿。本病发病年龄越早，病情越重，大部分死于合并症。

【实验室检查】

一、直接镜检法

直接涂片检查一般采用复方10%KOH（KOH 10g，二甲基亚砜40ml，甘油20ml，蒸馏水加至100ml），可保持念珠菌在组织内的形态，并使孢子和菌丝具淡绿色折光，如果观察到孢子、芽生孢子及假菌丝，即可作为诊断依据。通常将采集的临床标本直接涂在载玻片上，加1滴10%复方KOH，盖上盖玻片，置于酒精灯火焰微加热，然后置于显微镜下直接寻找致病菌的菌丝和孢子。本方法是最简单也是最重要的实验室诊断方法。其优点在于简单、快速，阳性结果可确定真菌感染，但由于阳性率较低，阴性结果不能排除诊断，且只能证实标本中有无真菌，而不能确定是哪一种真菌。

二、涂片染色法

涂片染色是指将采集的标本加少量生理盐水均匀涂在载玻片上制成薄片，室温自然干燥，用酒精灯火焰固定或甲醇固定后，革兰氏染色后用油镜观察。经革兰氏染色后，假菌丝、孢子或芽生孢子被染成紫色，假菌丝的狭窄部、芽生孢子的特征更为明显，着色不均匀，易于观察。也可以采用其他染料染色，如过碘酸希夫染色，将孢子、菌丝染成红色。染色法比直接镜检法敏感性高，特异性好，更容易查到孢子。该方法准确率较高、所需设备简单只要检查阳性即可确诊，但阴性时不能排除感染，也不能确定念珠菌种类。

三、真菌培养检查及药物敏感性实验

真菌培养是对临床上诊断困难的真菌感染疑似患者在病损部位采集适当的标本，把标本接种在适合真菌繁殖的培养基上，在一定的温度和湿度条件下，原宿主身上寄生形态的孢子、菌丝生长发育形成菌落，且具有特定的形态，借此可初步确定致病菌为何种真菌。培养的阳性率略高于直接镜检，且明确致病菌种有利于选择药物和预防复发，真菌镜检结合真菌培养的阳性率显著高于单一的镜检或培养。真菌药物敏感性实验有助于指导临床用药，研究念珠菌体外药敏情况应该采用标准化检测方法才可使结果具有可比性，具体方法有CLSI-27A，CLSI-M44A，E试验和ATBFUNGUS等。

四、组织病理检查

对于皮肤黏膜真菌病组织病理检查并不常规进行。真正的致病菌要经过确认其在组织中的寄生形态及宿主的组织反应来判断，通过组织病理检出菌丝或孢子可起到确诊作用，但念珠菌的形态应与曲霉、组织胞浆菌等作鉴别，对于深部皮肤念珠菌病，病理检查必不可少。

五、免疫荧光法

包括直接免疫荧光法、间接免疫荧光法、酶标抗体染色等，一般原理是将抗体标记上荧光素，带有荧光素的抗体与相应的抗原结合后形成抗原抗体复合物，在荧光显微镜下可以显现出荧光的菌体形态。

六、其他方法

包括血清学诊断和一些分子生物学方法。如1-3-β-D-葡聚糖定量检测，纯化念珠菌抗原，制备单克隆抗体及重组DNA，聚合酶链反应等新技术的应用可通过测定念珠菌抗原、抗体、基因组片段、念珠菌代谢产物等以确诊。但目前这些方法较少用于真菌感染性皮肤病的诊断。

【鉴别诊断】

对于皮肤黏膜念珠菌病，根据临床表现及真菌学检查一般不难诊断，但由于念珠菌是条件致病菌，真菌学检查阳性时也必须结合临床才能诊断。此外，念珠菌性间擦疹应与湿疹相鉴别，念珠菌性甲沟炎应与细菌性甲沟炎相鉴别，

念珠菌性肉芽肿、慢性皮肤黏膜念珠菌病应与暗色真菌引起的增生性皮损相鉴别,尿布区念珠菌感染应与尿布皮炎相鉴别,口腔念珠菌病应与口腔白斑相鉴别。真菌学检查是以上鉴别诊断的主要手段。

【治疗】

治疗原则是去除各种诱因,积极治疗并发的潜在疾病,同时进行抗真菌药物治疗。

一、中医治疗

中医对皮肤黏膜念珠菌病的治疗以外治为主,但鹅口疮配合内服中药具有较好疗效。

(一)外治法

1. 皮肤念珠菌病

(1)紫草30g、藿香30g、黄连20g、土荆皮50g、龙胆草30g、枯矾20g,煎水外洗浸泡患处,每天1次,每次30分钟。

(2)苦参、蛇床子、黄柏、黄连、大黄各30g,椒目、枯矾各15g,煎水微温外洗皮疹30分钟,每天1次。

(3)黑面神、大飞杨、葫芦茶各50g,硼砂30g,煎水2000ml外洗患处。

(4)丁香、黄连各30g,冰片5g,硼砂15g,制成膏外涂患处。

2. 鹅口疮

(1)选用冰硼散、青黛散、珠黄散,每日2次,涂撒患处。

(2)黄柏、青黛、冰片各等分,研成细末,每日2次,涂敷患处。

(二)内治法

1. 辨证论治分型　鹅口疮(小儿)。

(1)心脾积热

主证: 口生白膜,弥漫分布,重重叠叠,黏膜色红,面赤唇红,或有发热,烦躁不安,小便黄赤,大便秘结,舌质红,舌苔黄,脉数。

治法: 泻脾清心,解毒护阴。

方药: 清热泻脾散合导赤散加减。

黄芩、生地黄、茯苓、淡竹叶、玄参、麦门冬各10g,黄连3g,生石膏20g(先煎),生甘草6g,灯心草6扎。每日1剂,水煎服。

方解: 黄连、淡竹叶清心火,黄芩、生石膏泻脾热,生地凉血滋阴,茯苓、灯心草导热下行利湿,玄参滋阴清热凉血,麦门冬养阴生津,润肺清心。

加减法：大便干结加生大黄6g（后下）以通泻大便；小便黄短，加木通6g清心利尿。

（2）虚火上炎

主证：口内白膜散布，迁延起伏，黏膜红晕，面白颧红，手足心热，口干盗汗，虚烦少寐，舌红少苔，脉细数。

治法：滋肾养阴，降火归元。

方药：知柏地黄丸加减。

知母6g，黄柏6g，熟地黄10g，山药6g，山茱萸6g，牡丹皮6g，泽泻6g，茯苓6g，牛膝6g，甘草3g。每日1剂，水煎服。

方解：熟地滋肾阴，益精髓；山茱萸滋肾益肝，山药滋肾补脾；泽泻泻肾降浊，丹皮泻肝火；茯苓渗脾湿；知母、黄柏清肾中伏火、清肝火；牛膝引火下行；甘草调和诸药。

加减法：口渴，加玄参6g、石斛6g以养阴清热止渴；低热，加地骨皮6g、白薇6g以清虚热；盗汗，加牡蛎30g（先煎）、五味子3g以收敛止汗。

2. 中成药　知柏地黄丸：每次2~3g，每日3次，适用于虚火上浮证。

（三）其他疗法

1. 口腔念珠菌病穴位按压法　双手指尖按压人中，双侧下关、颊车，按压时间为1分钟，每天早晚各1次，1~5次为一个疗程。

2. 小儿推拿法　补肾水法治疗：即在双手指掌面从末端推向掌端，双手各推10分钟。推时可于掌面撒布少量滑石粉，动作轻柔，每天1次。1~3次为一个疗程。

一般真菌感染性皮肤病极少使用手术治疗。既往甲真菌病的治疗曾采用外科拔甲术，但因其损伤大，现在已很少单独应用。而且外科拔甲本身不是治疗，只是为治疗创造了条件，把真菌窝藏的部位暴露出来好上药。外科拔甲一般不受医生或患者的欢迎，原因有二：①拔甲本身很痛苦，至少要4~6个月的时间生活不方便。②拔甲本身是一个创伤，而外伤恰恰又是甲真菌病感染的诱因，因此它的治愈率低，复发率高。故外科拔甲不是治疗甲真菌病的有效方法。如果发生深部皮肤念珠菌病引起局部皮肤瘢痕化时候，可考虑抗真菌药物治疗，抑制真菌感染后，行手术治疗解除瘢痕等。

二、西医治疗

大多数需要局部抗真菌治疗，部分需要系统抗真菌药物治疗。一般治疗包括保持皮肤黏膜完整、清洁、干燥，伴有营养不良、维生素或微量元素缺乏者，应予补充纠正，积极治疗诱发皮肤念珠菌病的有关疾病，合理应用抗菌药物、糖皮质激素及免疫抑制剂等。

（一）外治法

多数皮肤念珠菌病患者局部外用抗真菌药物治疗有效，如克霉唑、益康唑、咪康唑、酮康唑、舍他康唑、联苯苄唑、特比萘芬、萘替芬、布替萘芬、环吡酮胺、利拉萘酯、阿莫罗芬等乳膏、凝胶、溶液或洗剂，1~2次/天，疗程1~2周。尿布区念珠菌感染的婴幼儿应使用含有抗真菌药物、低中效糖皮质激素甚至抗细菌药物的复方制剂，如曲安奈德益康唑乳膏等，1~2次/天，疗程1~2周，并指导患儿母亲去除引发疾病的刺激因素。

念珠菌性甲沟炎也可继发混合性细菌感染，早期适用于含抗真菌药物、低中效糖皮质激素甚至抗细菌药物的复方制剂，剂型以液体型为首选，使药物容易渗入甲床，1~2周后单外用抗真菌药物，疗程应持续2~3个月。局限性甲板远端感染可外用5%阿莫罗芬甲搽剂（1次/周）或8%环吡酮胺甲涂剂（1~3次/周）治疗，平均疗程为10个月。

口腔念珠菌病以1%小苏打液清洗口腔黏膜，后以1%甲紫外涂，每天2次。

（二）内治法

对损害波及毛囊、甲沟、甲板、新生儿或并发系统感染者，可系统应用抗真菌药物治疗，包括氟康唑、伊曲康唑、伏立康唑、两性霉素B、泊沙康唑、棘白菌素类等药物。氟康唑和伊曲康唑最常用，氟康唑200~400mg/d或150mg/w间歇治疗；伊曲康唑200~400mg/d或冲击治疗，即400mg/d，连服1周，停药3周。根据疾病类型选择适宜的疗法和疗程，如念珠菌性肉芽肿疗程可能需要3个月。日本在黏膜皮肤念珠菌病诊治指南中指出对念珠菌性甲沟炎建议口服伊曲康唑连续疗法治疗，不推荐冲击疗法。

慢性黏膜皮肤念珠菌病需要长期、反复使用氟康唑或伊曲康唑治疗，且高于通常推荐的剂量，但治疗的报道多种多样。儿童用药剂量氟康唑每日6~12mg/kg，伊曲康唑每日5mg/kg，若鉴定为耐氟康唑非白念珠菌可选用伏立康唑，首日负荷剂量6mg/kg，q12h，继以维持剂量3~4mg/kg，q12h。美国感染病学会2009年更新的念珠菌治疗临床实践指南首推应用氟康唑。也有报道用泊沙康唑、卡泊芬净、米卡芬净成功治疗耐唑类药物白念珠菌引起的慢性黏膜皮肤念珠菌。因抗真菌治疗并未改变宿主的免疫功能，故停药后可能复发。长期用药可能引起致病真菌耐药，所以抗真菌治疗应有合适的停药期，或交替使用几种抗真菌药物，以防止病原菌耐药，必要时可定期进行体外药敏试验以监测耐药菌株的出现。

对于口腔念珠菌病，首选克霉唑含片10mg或者克霉唑溶液，每天5次；制霉菌素混悬液或片剂，qd；轻症患者推荐给予克霉唑或制霉菌素局部治疗。无并发症患者，疗程7~14天。中至重度患者推荐给予氟康唑100~200mg/d治疗。难治性患者，推荐给予伊曲康唑、伏立康唑、泊沙康唑或两性霉素B混悬液治疗。口服药物的使用剂量为：伊曲康唑200mg/d；或泊沙康唑400mg，qd；或伏立康唑200mg，bid；或两性霉素B混悬液口服；静脉使用棘白菌素类药物或两性霉素B的剂量为0.3mg/(kg·d)。

【治疗难点分析】

皮肤黏膜念珠菌病是条件致病菌致病，这类患者中大多数是需要长期服用糖皮质激素、免疫抑制剂的患者，由于原发病病情需要，这些诱因不能简单去除，造成本病治疗困难。甲念珠菌病、慢性皮肤黏膜念珠菌病患者需要系统抗真菌药物治疗时间长，对肝功能造成影响，且肝功能异常患者系统用药困难，患者依从性差。少数患者对现有的抗真菌药物耐药，造成无药可用的情况，需要进一步研究新型抗真菌药物或寻求有效治疗方案。

【中西医结合诊治思路】

中西医结合治疗皮肤黏膜念珠菌病的思路总的来说是发挥中、西医各自的长处，弥补对方的短处，从而取得单纯中医或单纯西医不能取得的疗效。目前，皮肤黏膜念珠菌西医治疗成功的经验主要在抑菌、杀菌环节，但由于各种原因导致越来越多的耐药菌株出现，西药的疗效不能很好体现；此外，抗真菌药存在肝功能异常等副反应，限制了其使用范围；新型抗真菌药物的研究周期长，不能及时有效地投入使用。已经有越来越多的研究表明，中药复方、单味中药、中药有效成分等均具有较好的体外抗真菌作用，在临床应用也收到较好疗效，尤其是在一些耐药菌株、生物膜存在的情况下也能发挥较好疗效，具有独特的优势。中医药在真菌体内作用途径多样，产生多靶点的网络药理作用，在抑菌增效、逆转耐药等方面具有巨大的潜力。

但迄今为止，大多数的研究仍局限于体外的抑菌或杀菌实验。由于体外实验指标不能忠实地反映体内的疗效，因此需加强体内抗真菌研究。抗真菌中药除了部分在体内是直接干预真菌外而更多可能是间接通过调整机体免疫力来拮抗真菌的感染，因此在现有基础上与发展迅速的免疫学结合起来共同探讨中药抗真菌的免疫学机制会显得十分重要且具有更强的临床意义。由于中药成分复杂，其抗真菌效应往往是通过多途径、多靶点来发挥的，因此在筛选出抗真菌活性的有效物质的基础上，通过形态（尤其是真菌超微结构）观察与代谢检测、体外实验与体内实验等相结合，运用基因组学与蛋白质组学等高技术平台，从信号转导、基因调控等方面来多层次多方位的进行研究，有望能进一步阐明中药抗真菌的作用机制，为临床治疗提供实验依据。

【预后及转归】

大部分皮肤黏膜真菌感染经过正确合理的治疗可以治愈，但若治疗失当，往往缠绵难愈。有严重基础疾病如糖尿病、艾滋病等，或长期大量应用抗生素、皮质类固醇激素、免疫抑制剂的患者皮肤黏膜真菌感染要注意深部真菌感染。

【预防与调理】

1. 去除诱因，如营养不良的婴幼儿应改善营养，增强体质；避免长期、大量应用抗生素、糖皮质激素、免疫抑制剂等。

2. 保持皮肤清洁干燥。避免长期接触水；婴幼儿及肥胖者的皮肤皱褶部位应保持清洁干燥。

3. 婴幼儿口腔黏膜嫩薄，故进行口腔清洁时动作要轻柔，以免损伤口腔黏膜。对久病久泻婴幼儿，更应积极注意口腔的合理护理，多喂温开水，避免过烫、过硬或刺激性食物。

【中西医结合研究进展】

一、临床研究

王熙军[1]等评估5-氨基酮戊酸光动力学疗法（5-ALA-PDT）治疗老年糖尿病患者的念珠菌性间擦疹的疗效，将老年糖尿病念珠菌性间擦疹患者40例随机分为治疗组和对照组，以氦氖激光为激发光源、ALA为光敏剂、使用DMSO作为ALA的溶剂兼穿透增强剂，对治疗组进行5-ALA-PDT治疗；对照组给予外用特比萘芬乳膏治疗。观察比较两组治疗后临床治愈率。结果完成治疗后0个月、1个月、2个月、3个月，治疗组的治愈率分别为100%、75.0%、50.0%、15.0%。对照组的治愈率分别为90.0%、80.0%、65.0%、30.0%。两组各时间点的治愈率无明显差异（P均>0.05）。结论：5-ALA-PDT能在短期内有效地治疗老年糖尿病患者的念珠菌性间擦疹，但很快复发。

潘启红[2]1%聚维酮碘溶液联合盐酸布替萘芬乳膏治疗小儿念珠菌性间擦疹的疗效。方法将患儿随机分为治疗组、对照组每组各75例。治疗组采用1%聚维酮碘溶液联合盐酸布替萘芬乳膏治疗，对照组采用克霉唑软膏治疗。结果治疗组有效率、痊愈率明显高于对照组，差异有统计学意义。结论1%聚维酮碘溶液联合盐酸布替萘芬乳膏治疗小儿念珠菌性间擦疹疗效较好，简单方便，值得临床推广。

陈玲菲[3]探讨复方克霉唑乳膏治疗间擦疹的疗效。方法：将113例间擦疹患者随机分为治疗组和对照组，治疗组用复方克霉唑乳膏外涂患处，对照组用丁酸氢化可的松乳膏外涂患处。结果：治疗组疗效优于对照组，两组疗效有显著性差异。结论：复方克霉唑乳膏治疗间擦疹有显著疗效，患处愈合快，缩短了病程，值得在临床中推广应用。

李贤周等[4]观察0.1%复方酮康唑洗剂治疗念珠菌性间擦疹的临床疗效和安全性。方法：将180例入选患者随机分为治疗组和对照组，每组90例，治疗组给予医院自配0.1%复方酮康唑洗剂外洗，每天2次；对照组给予2%酮康唑乳膏外涂，每天2次，两组疗程均为7天，均治疗1疗程，在疗程结束时观察两组疗效。结果：治疗组和对照组患者的有效率分别为95.56%和70.00%，两组有效率相比，差异具有统计学意义（χ^2=17.50，$P<0.05$）。两组患者均未出现明显不良反应。结论：0.1%复方酮康唑洗剂治疗念珠菌性间擦疹疗效好、安全性高。

王凯等[5]探讨除湿止痒洗液联合克霉唑软膏治疗小儿念珠菌性间擦疹的临床疗效。方法：将患儿分为两组，治疗组196例，对照组179例，治疗组采用除湿止痒洗液联合克霉唑软膏治疗，对照组仅采用克霉唑软膏治疗。结果：治疗组有效率为90.82%，对照组有效率为78.21%，两组有效率比较差异有显著性意义（χ^2=11.59，$P<0.01$）。治疗组痊愈率为84.69%，对照组痊愈率为64.25%，两组痊愈率比较差异有显著性意义（χ^2=20.83，$P<0.01$）。结论：除湿止痒洗液联合克霉唑软膏治疗小儿念珠菌性间擦疹比单用克霉唑软膏疗效好。

林桦等[6]243例婴幼儿念珠菌性间擦疹，年龄50天-3岁，病程5天-2月，患儿多肥胖，皮损发生于面部、腋窝、腹股沟、肛周，表现为境界清楚的红斑、丘疹，常融合成片，局部可浸渍，皮损外周可有散在呈卫星状分布的丘疹、水疱或小脓疱，刮取皮损直接镜检，培养真菌均阳性。治疗方法：每天早晚二次外用益肤清乳膏14天后复查，对家长中有念珠菌感染者需同时治疗。结果：24例患者中痊愈：136例（55.91%），显效78例（32.10%），好转24例（9.88%），无效5例（2.06%），总有效率（以痊愈和显效计）为88.07%。益肤清乳膏这一复合制剂能快速消除症状，对婴幼儿皮肤无刺激性，且该药剂型清洁，使用方便，易于被家长接受，值得临床选用。

邹琦[7]用萘替芬酮康唑乳膏治疗念珠菌性甲真菌病3例，均匀涂于患处及周围皮肤，每日1~2次，疗程4~8周，1周随访1次，观察用药后皮损出现反应的时间、消退时间及痊愈时间。3例患者在用药1周后甲皱襞肿胀逐渐消退、红肿减轻、疼痛缓解，用药2周后甲皱襞肿胀消退、红斑消退、无压痛，用药8周后，真菌培养阴性。

朱文静等[8]报道1例面部皮肤念珠菌性肉芽肿。患者女，14岁，口角糜烂10

年，面部散在斑块、结痂6年。表现为面部大小不等圆形暗红色斑块，表面见黄褐色厚痂。额部皮损真菌镜检见大量菌丝，真菌培养鉴定为白念珠菌。组织病理见真皮浅中层弥漫性淋巴细胞、少量中性粒细胞浸润，并见多核巨细胞。PAS染色示角质层及痂皮内见大量菌丝，真皮多核巨细胞内见孢子。诊断为念珠菌性肉芽肿。给予灰黄霉素治疗2个月、卡介菌多糖核酸治疗6个月、伊曲康唑治疗7个月后，皮损减少，面部痂皮大部分脱落。

齐显龙等[9]报告1例由热带念珠菌引起的唇部感染。患者女，22岁，下唇部斑块，皮损组织病理学检查及真菌培养见热带念珠菌生长。给予伊曲康唑200mg/d口服等治疗1个月后皮损完全消失。

程鹦茹等[10]用斯皮仁诺（伊曲康唑）治疗念珠菌性肉芽肿1例，口服斯皮仁诺，每日二次，每次0.2g，服用一周，停用三周，四周为一个疗程。停用时即复查血、尿常规及肝功能。服药期间不并用其他内外药物。第一疗程后患者面部皮疹明显减少、变薄、变软。第二疗程后患者面部皮疹消失，局部留有淡褐色色素沉着。甲板及甲廓恢复正常。斯皮仁诺共用2个疗程，患者痊愈。治疗期间复查血、尿常规及肝功能无异常，治疗过程中未有明显毒副反应。

刘方等[11]用伊曲康唑治愈1例念珠菌性肉芽肿，该患者被诊断为念珠菌性肉芽肿，给予口服伊曲康唑100mg，每日2次治疗。服药2周后，皮损缩小，表皮痂皮脱落，斑块变薄，复查肝功能无异常。继续服用伊曲康唑100mg，每日2次，连续6周，6周后皮损完全消退，仅留少许淡色斑，停药1个月后复查，皮损无复发。

马晓光等[12]将83例患者随机分为两组，其中治疗组48例、对照组35例，治疗组采用中药煎剂外洗，处方：黄柏、龙胆草、茵陈、藿香、苦参、百部各30g，每天早上将上药加水1500ml，煮开后小火煎至1000ml，待水温降至37~40℃时外洗患处10分钟，第一煎的药渣每晚如上法再煎一次，洗法同前，每剂药用1天。对照组则每天早晚用3%洁尔阴溶液外洗患处各10分钟。两组均以1周为一个疗程，疗程结束时进行疗效评价。疗程结束后，治疗组痊愈28例，显效15例，好转5例，无效0例，有效率89.6%；对照组痊愈10例，显效12例，好转12例，无效1例，有效率62.9%，经统计学处理，两组差异有统计学意义（$P<0.05$）。治疗过程中两组均未见明显不良反应发生。

姜枫等[13]观察消糜颗粒治疗HIV/AIDS口腔念珠菌病对念珠菌的抑制作用。方法：治疗组40例艾滋病患者使用消糜颗粒治疗并与制霉菌素片作对照，检测念珠菌的镜检、培养情况。结果：消糜颗粒治疗HIV/AIDS口腔念珠菌病，对念珠菌的抑制效果优于制霉菌素片。结论：消糜颗粒治疗HIV/AIDS口腔念珠菌病对念珠菌的抑制效率高。

汪延宝[14]评估中西医结合治疗口腔念珠菌感染的效果。方法：采用随机、单盲、对照方法，比较中西医治疗前后临床症状的改善和念珠菌清除率的差别。结果：治疗后两组临床症状评分和菌量均低于基线水平。组间比较，试验组的治愈率高于对照组。结论：中西医结合治疗口腔念珠菌感染的临床症状显著缓解，对口腔念珠菌有一定清除作用。

付茜等[15]探讨艾滋病合并口腔念珠菌病的临床特点和诊治转归。方法：回顾性研究从2012年9月—2013年3月北京地坛医院收治的31例艾滋病合并口腔念珠菌感染者的临床资料，包括一般资料、临床特征、口腔表现、CD4细胞计数、机会性感染状况、抗真菌治疗转归等。结果：31例患者中30例CD4细胞计数小于200个/μl，有29例合并多种机会性感染。临床表现30例为假膜型，1例为红斑型，2例假膜型合并口角炎型。抗真菌治疗后，8例病损缩小，23例病损完全消失，3例停药后复发。结论：艾滋病合并口腔念珠菌病临床上多见于CD4细胞<200个/μl的患者，临床表现以假膜型为主，常合并有其他部位的多种机会性感染。这类患者抗真菌治疗有效。

沈漪[16]观察中西医结合治疗口腔念珠菌病的疗效。方法：108例口腔念珠菌病患者随机分为两组，治疗组（58例）按中医辨证分两型施治，同时口服氟康唑；对照组（50例）仅口服氟康唑，疗程2周。观察两组临床症状变化，临床有效率，停药后2周复诊，比较复发率。结果：两组治疗后口干，口黏，黏膜烧灼感，心烦，纳差均有改善，与治疗前比较，差异有统计学意义（$P<0.05$），治疗组在改善口干，口黏和心烦的疗效优于对照组。治疗组有效率，复发率分别为94.8%和7.3%，对照组为78.0%和25.7%，治疗组疗效优于对照组。结论：中西医结合治疗口腔黏膜病可改善临床症状，提高有效率，降低复发率。

黄庆光[17]探讨新药氟康唑对口腔念珠菌病的治疗效果。方法：将90例患者随机分成两组，各45例；A组选用新药氟康唑治疗，B组选用抗真菌传统药物制霉菌素进行治疗；对两组临床疗效进行对比分析。结果：A组45例，近期有效率为97.7%；B组45例，近期有效率为100%。当病损及症状消失，白念珠菌检查转为阴性后停药半年以上复查时，伴有全身疾病及其他口腔黏膜病的继发性口腔念珠菌病者氟康唑组复发率为46.1%，制霉菌素组复发率为50%，而仅有口腔感染的原发性口腔念珠菌病者，无论氟康唑组或制霉菌素组均无复发病例。结论：当口腔有真菌及细菌或病毒混合感染时，应用氟康唑和制霉菌素均有比较好的疗效，复发率亦相差不大，可根据各自习惯进行选用。

聂海燕[18]比较氟康唑与酮康唑对口腔念珠菌病的治疗效果，为临床治疗口腔念珠菌的感染用药选择提供指导。方法：共有86例口腔念珠菌感染患者，随机分为两组，分别用氟康唑与酮康唑进行治疗，观其疗效。结果氟康唑组治疗总有效率78.43%，酮康唑组治疗总有效率51.43%，统计学分析显示两组疗效差异有显著性（χ^2=6.89，$P<0.01$）。结论氟康唑对口腔念珠菌感染疗效优于酮康唑。

王爱平等[19]报道慢性皮肤黏膜念珠菌病1例。表现为口腔和皮肤损害，真菌镜检可见大量假菌丝，真菌培养为白念珠菌；皮损组织病理显示为感染肉芽肿改变，在角质层中可见大量真菌菌丝；实验室检查未见明显免疫缺陷和内分泌异常。口服氟康唑治疗痊愈。

高广程等[20]对1例慢性皮肤黏膜念珠菌病患者的临床资料进行分析，并行文献检索。结果：患者男性，24岁。因右侧颈部出现浸润性斑块，表面密集增厚疣样痂2年。真菌检查：镜下见菌丝。组织病理示表皮大致正常，真皮见大量淋巴样细胞、浆细胞浸润，并见多核巨细胞反应，呈炎性肉芽肿改变。给予伊曲康唑抗真菌治疗后，皮疹好转。结论：慢性皮肤黏膜念珠菌病临床表现具有多样性，组织病理检查和真菌培养对慢性皮肤黏膜念珠菌病的诊断具有重要意义，伊曲康唑抗真菌治疗对本病有效，但易复发。

张雅洁等[21]报道1例营养不良和免疫低下所引起的婴儿慢性皮肤黏膜念珠菌病。方法：取患儿不同部位皮损标本直接镜检、真菌培养、相关菌学鉴定试验及分子生物学实验，确定致病菌种及药物敏感范围。结果：患儿为5月女婴，大头貌，3个月前，无明显诱因在头、双耳廓、鼻孔、口腔、颈部、双腋下、臀部出现红斑、糜烂，表面结痂，伴瘙痒，头发、指趾甲生长不良。皮损刮取物进行真菌镜检和培养，发现臀部有白念珠菌生长，头屑有光滑念珠菌生长。淋巴细胞免疫表型分析CD16+566.5%，血清IgG6.74g/L，IgA321mg/L，血清白蛋白18g/L，均降低。提示患儿为低蛋白营养不良并存在免疫低下。结论：结合喂养史、临床和实验室检查诊断为继发性营养不良所致婴儿慢性皮肤黏膜念珠菌病。

田雯等[22]报道中国首例常染色体显性遗传性慢性皮肤黏膜念珠菌病（CMC）患儿的临床特征、STAT1基因突变和外周血Th17细胞数量，通过提取临床疑诊CMC患儿及亲属的RNA和基因组DNA，采用RT-PCR及PCR法直接进行双向序列分析STAT1基因，确定突变类型。结论：全身多部位慢性真菌感染是CMC的主要临床表现，本文从基因水平诊断国内首例STATI基因突变的常染色体显性遗传慢性皮肤赫膜念珠菌病，Th17细胞数量降低可能是CMC患儿真菌感染易感性增高的原因之一。

二、实验研究

赵民等[23]检测白芍总苷和盐酸小檗碱（C20H18CINO4）的抗口腔念珠菌活性。方法：收集口腔念珠菌正常共生菌和致病菌，经YBCTestKit鉴定念珠菌种类；依据美国临床实验室标准委员会（NCCLS）的M27-A2标准方案测定临床分离株对氟康唑、白芍总苷、盐酸小檗碱的药物敏感性。结果：白芍总苷和盐酸小檗碱对口腔念珠菌正常共生菌和致病菌均具有抗念珠菌活性，尤其具有抗光滑念珠菌的活性。结论：白芍总苷和盐酸小檗碱的抗真菌机制可能和氟康唑不同；白芍总苷和盐酸小檗碱可用于治疗和预防口腔念珠菌感染。

陈方淳等[24]通过对健康人和口腔念珠菌病患者口内假丝酵母菌（即念珠菌）株的检测和药物敏感性试验，探讨假丝酵母菌的种类及药敏性，并结合制霉菌素局部疗效的观察，初步探讨最小抑菌浓度（MIC）值与临床疗效的关系，为临床用药提供参考。方法：选择61例口腔念珠菌病患者为试验组，43例健康自愿者为对照组，含漱法收集口腔假丝酵母菌标本，采用CHROMagar假丝酵母菌显色培养基对其进行分离鉴定，然后采用NCCLSM27-A微量稀释法测定假丝酵母菌分离株对制霉菌素、酮康唑和氟康唑的MIC值。试验组中选择31例进行制霉菌素治疗，1周后观察临床疗效，并与患者的MIC值作比较。结果：①试验组和对照组假丝酵母菌检出率分别为78.69%和30.23%，其中白色假丝酵母菌分别占80.70%和92.31%。②白色假丝酵母菌对氟康唑和酮康唑的MIC值均数间无统计学差异（$P>0.05$），但唑类药物的MIC值小于制霉菌素。③白色假丝酵母菌对氟康唑、酮康唑和制霉菌素的敏感率分别为95.65%、80.43%和89.13%，少数菌株存在耐药现象。④制霉菌素局部治疗口腔念珠菌病有效率为87.10%，存在少数MIC值与临床疗效结果不一的病例。结论：目前口腔假丝酵母菌感染患者口内菌株的耐药现象并不突出，白色假丝酵母菌对氟康唑、酮康唑、制霉菌素的敏感率均较高；酮康唑和氟康唑MIC值较小，提示临床上用制霉菌素治疗疗效欠佳时可换用唑类药物。MIC值与临床疗效存在一定相关性，但MIC值高低与临床疗效并非完全一致。

李兵[25]分别对白念珠菌、热带念珠菌、克柔念珠菌和光滑念珠菌的标准菌菌株进行培养，通过检测四种念珠菌的不同时段的代谢产物，绘制不同念珠菌的特征性代谢磁共振谱图，作为四种念珠菌的标准谱图，为将来念珠菌的磁共振检测提供依据；利用主成分分析（PCA）法分析各自的代谢产物，探讨基于磁共振的代谢组学方法在快速鉴别不同口腔念珠菌的种类方面的可能性；分析不同念珠菌的代谢产物，对其化学物质进行分类，探讨不同代谢产物对口腔念珠菌病的影响。方法：①分别在沙保培养基中接种白念珠菌、克柔念珠菌、光滑念珠菌、热带念珠菌的标准菌株进行增菌处理，然后以一定的时间间隔，测量0D600的吸光度值，采取比浊法计数，绘制生长曲线。②选取四种念珠菌在生长最快期的菌液制作磁共振检测样品，送入磁共振仪进行检测并绘制四种念珠菌各自的磁共振谱图。③利用主成分分析法对四种念珠菌的代谢产物进行数据分析，然后分类归纳处理，分析不同念珠菌代谢产物在主成分得分图中的各自聚集性。④对照各种数据库和参考文献，查阅相关的代谢产物信息，确定代谢产物的种类，并分析这些代谢产物对念珠菌病的影响。结果：四种念珠菌的生长曲线具有类似性，36~48小时为其生长代谢活跃期段；它们的磁共振谱图具有明显的差异性；细胞外代谢产物具有各自的类聚关系，主成分分析法可以区分这四种念珠菌；四种念珠菌的代谢组化学物质种类不同，根据相关的文献报道，推断这些代谢产物与念珠菌病的发病有关。结论：基于1H-NMR的代谢组学方法可以用来快速区分鉴别口腔常见致病性念珠菌。在对四种不同念珠菌的代谢产物进行分析后发现，白念珠菌、光滑念珠菌、克柔念珠菌和热带念珠菌有着共同的代谢产物，也有其各自特征性的代谢产物种类。部分代谢产物与念珠菌的生物被膜形成有关，针对这个现象可以考虑开发针对这些物质的靶点药物，从而抑制念珠菌病的发生。

【古文献选读】

1.《诸病源候论·鹅口候》"小儿初生口里白屑起，乃至舌上生疮，如鹅口里，世谓之鹅口。"

2.《外科正宗·鹅口疮》"鹅口疮皆心脾二经胎热上攻，致满口皆生白斑雪片，甚则咽间叠叠肿起，致难乳哺，多生啼叫。"

3.《幼科类粹·耳目口鼻门》"小儿初生口内白屑满舌上，如鹅之口，故曰鹅口疮。此乃胎热而心脾最盛重，发于口也。"

参 考 文 献

1. 王熙军，卢丽明，袁汉清，等. 5-氨基酮戊酸光动力学疗法治疗老年糖尿病患者的念珠菌性间擦疹. 临床和实验医学杂志，2014，13(18)：1503-1505.
2. 潘启红. 1%聚维酮碘溶液联合盐酸布替萘芬乳膏治疗小儿念珠菌性间擦疹疗效观察. 淮海医药，2013，31(6)：558-559.
3. 陈玲菲. 复方克霉唑乳膏治疗间擦疹的临床疗效. 天津药学，2014，26(1)：37.
4. 李贤周，苏丽玉，蓝莉芳，等. 0. 1%复方酮康唑洗剂治疗念珠菌性间擦疹临床疗效观察. 皮肤性病诊疗学杂志，2014，21(3)：242-244.
5. 王凯，尚艳华. 除湿止痒洗液联合克霉唑软膏治疗小儿念珠菌性间擦疹的疗效. 实用医学杂志，2011，27(3)：512-513.
6. 林桦，缪旭，花志祥，等. 益肤清乳膏治疗婴幼儿念珠菌性间擦疹. 中国中西医结合学会皮肤性病专业委员会. 2002中国中西医结合皮肤性病学术会议论文汇编. 中国中西医结合学会皮肤性病专业委员会，2002：1.
7. 邹琦. 萘替芬酮康唑乳膏治疗念珠菌性甲沟炎的疗效观察. 中外医学研究，2009，7(11)：130-130.
8. 朱文静，李雪，张旭焱，等. 面部念珠菌性肉芽肿1例. 中国真菌学杂志，2012，7(6)：359-361.
9. 齐显龙，郭艳阳，刘斌. 热带念珠菌引起唇部念珠菌性肉芽肿1例. 中国真菌学杂志，

2011,16(2):107-108.
10. 程鹦茹,王晓华. 斯皮仁诺治疗念珠菌性肉芽肿1例. 皮肤病与性病,1997,19(3):35-36.
11. 刘方,刘金耀,李福昌. 伊曲康唑治愈1例念珠菌性肉芽肿. 临床皮肤科杂志,2000,29(3):169.
12. 马晓光,赵延海. 中药外洗治疗婴儿念珠菌性尿布皮炎疗效观察. 中国误诊学杂志,2007,7(30):7265-7266.
13. 姜枫,卫淑华,郭会军. 消糜颗粒对HIV/AIDS患者口腔念珠菌抑制作用的研究. 中华中医药学会防治艾滋病国际学术研讨会论文集,2007:3.
14. 汪延宝. 中西医治疗口腔念珠菌病的随机单盲对照研究. 中国民康医学,2012(22):2736-2736.
15. 付茜,肖江,赵红心,等. 艾滋病合并口腔念珠菌病31例临床分析. 实用口腔医学杂志,2014,30(6):9-11.
16. 沈漪,罗冬青. 中西医结合治疗口腔念珠菌病疗效观察. 辽宁中医杂志,2011,1:114-116.
17. 黄庆光. 氟康唑治疗口腔念珠菌病疗效分析. 亚太传统医药,2010,6(11):118-119.
18. 聂海燕,陈从麟. 氟康唑与酮康唑治疗口腔念珠菌病疗效比较. 中国热带医学,2007,7(10):1836-1844.
19. 王爱平,万喆,涂平,等. 慢性皮肤黏膜念珠菌病1例. 中国真菌学杂志,2011,6:352-354,357.
20. 高广程,崔羽立. 慢性皮肤黏膜念珠菌病1例及文献分析. 临床和实验医学杂志,2014,17:1467-1470.
21. 张雅洁,廉翠红,刘维达. 婴儿慢性皮肤黏膜念珠菌病一例及实验研究. 中华皮肤科杂志,2005,8:37-39.
22. 田雯,蒋利萍,赵晓东. 中国首例STAT1基因突变致常染色体显性遗传慢性皮肤黏膜念珠菌病报道. 中华医学会第十七次全国儿科学术大会论文汇编(上册),2012:2.
23. 赵民,周曾同. 白芍总苷和盐酸小檗碱的抗口腔念珠菌活性研究. 口腔医学,2007,1:21-22.
24. 陈方淳,林梅. 口腔念珠菌病患者口内菌株的检出和药敏性观察. 华西口腔医学杂志,2007,1:37-41.
25. 李兵. 基于-1H-NMR的代谢组学方法对四种口腔念珠菌菌种鉴定及代谢产物初步分析. 兰州大学,2013.

(袁娟娜　范瑞强)

第九章　外阴阴道念珠菌病

外阴阴道念珠菌病（vulvovaginal candidiasis，VVC），曾称为外阴阴道假丝酵母菌病、霉菌性阴道炎，是由不同种念珠菌感染所致的外阴阴道炎症，是最常见的妇女外阴阴道炎症之一。VVC有较高的发病率，约75%的女性一生中至少患过一次外阴阴道念珠菌病，其中40%~50%经历过一次复发，约5%则可能演变为复发性外阴阴道念珠菌病（recurrent vulvovaginal candidiasis，RVVC）。RVVC主要是指一年内有4次或4次以上有症状的外阴阴道念珠菌病的发作。无症状的外阴阴道念珠菌阳性率约为15%~20%。白带增多和外阴阴道瘙痒、灼痛是本病最主要的症状。本病的临床症状明显，且时有病情缠绵反复，对患者的生活造成极大困扰。

中医学历代著作中，均未见有与外阴阴道念珠菌病或念珠菌性阴道炎相对应的病名记载，从症状来看，当属中医"带下病""阴痒"范畴。

【病因病机】

一、中医病因病机

中医认为引起本病的原因有外因和内因两种，外因由湿邪外侵、湿蕴化热、湿热下注阻滞带脉生虫所致；内因为脾肾两虚、运化失司、湿浊内生，蕴而生虫所致。

二、西医病因病机

本病80%~90%的病原菌为白念珠菌，10%~20%为非白念珠菌，包括光滑念珠菌、近平滑念珠菌、热带念珠菌等。白念珠菌为条件致病菌，在正常情况下呈酵母相，且菌量极少，并不引起症状；在一定诱因下可大量繁殖，并转变为菌丝相，侵袭组织能力加强。酸性环境适合念珠菌的生长，有念珠菌感染的阴道pH多在4.0~4.7，一般<4.5。念珠菌对热的抵抗力不强，加热至60℃ 1小时即可死亡，但对干燥、日光、紫外线及化学制剂的抵抗力较强。

阴道菌群失调及微生态失衡、念珠菌侵袭是本病发生、发展的重要因素。导致阴道菌群失调及微生态失衡的诱因主要有妊娠、糖尿病、长期大量应用广谱抗生素或免疫抑制剂、过度的阴道冲洗等。

【临床表现】

外阴瘙痒、灼痛，白带增多是主要的临床表现，还可伴有尿频、尿痛、性交痛等症状。常因外阴阴道瘙痒剧烈，坐立难安。复发性外阴阴道念珠菌病常在月经前后或身体免疫力底下时复发。检查可见：外阴潮红、水肿，或伴抓痕血痂。小阴唇内侧及阴道黏膜附着白色膜状物，阴道内可见较多白色豆渣样或奶油样分泌物，亦可呈凝乳状。

【实验室检查】

一、真菌直接镜检

取阴道分泌物直接镜检，可见有芽生孢子及假菌丝。悬滴法：10%KOH镜检，菌丝阳性率70%~80%，在有症状的VVC中阳性率高达85%。生理盐水法阳性率低，不推荐。涂片法：革兰氏染色法镜检，菌丝阳性率70%~80%。

二、真菌培养及药物敏感性实验

将阴道分泌物培养于沙氏培养基上，37℃孵育24~48小时，生长出白色圆形光泽的小菌落，以革兰氏染色可获阳性结果，镜检多为芽生孢子，如采用沙氏肉汤培养，阳性率可提高。药物敏感性实验有助于明确病原菌并指导治疗用药。

按典型临床表现结合实验室检查即可确诊外阴阴道念珠菌病，如仅有念珠菌培养阳性尚不能确诊为本病，必须有相应的临床症状，如分泌物增多及真菌镜检有芽生孢子或菌丝，方可做出诊断。外阴阴道念珠菌病有症状但多次显微镜检查阴性者，应采用培养法诊断，同时应进行药物敏感试验。

【鉴别诊断】

根据本病的典型临床表现结合实验室检查即可确诊，如仅有念珠菌培养阳性尚不能确诊为外阴阴道念珠菌病，必须有相应的临床症状，如外阴瘙痒，分泌物增多及白带常规检查有芽生孢子或菌丝，方可做出诊断。

本病应与下列疾病鉴别：

1. 滴虫性阴道炎　本病表现为白带增多，呈白色或黄绿色，分泌物泡沫状，有腥臭，外阴明显瘙痒，分泌物镜检可找到活动的阴道毛滴虫。

2. 细菌性阴道病　本病表现为白带增多，呈灰白色的均质糊状，有腥臭味，阴道充血不明显，微有痒感。分泌物涂片及革兰氏染色镜检等可见呈阳性的大杆菌明显减少或缺乏，并有大量短杆菌及Mobilumous菌。

3. 非淋菌性阴道炎　必需衣原体或支原体培养阳性或衣原体免疫荧光检测阳性才可确诊。

【治疗】

一、中医治疗

中医治疗外阴阴道念珠菌病以外用配合内服中药具有较好疗效。

（一）外治法

1. 阴癣灵（经验方）　大黄30g，茵陈蒿30g，苦参30g，百部20g，枯矾15g，藿香15g，水煎后坐盆，每日2次。

2. 枯矾、黄柏、五倍子各等量，共研细末，干撒患部或煎水外洗。

3. 乌梅30g，槟榔30g，大蒜头15g，石榴皮15g，椒目10g，研成细末装入胶囊内，每日塞入阴道内1粒，7天为一个疗程。

4. 复方香莲外洗液（由丁香、藿香、黄连、百部、龙胆草等组成），兑水成10%浓度，坐盆，每日2次。

（二）内治法

1. 辨证分型论治

（1）湿热下注

主证：带下量多，色黄呈脓性或浆液性，阴部灼热瘙痒。或少腹疼痛，胸胁、乳房胀痛，口干口苦，尿黄，大便不实，舌红苔黄腻，脉弦。

治法：清热利湿止带。

方药：止带方。

猪苓15g，茯苓15g，车前子15g，泽泻15g，茵陈20g，赤芍15g，丹皮10g，黄柏10g，栀子10g，牛膝15g。若口苦咽干、阴部灼热、小便赤热者，加败酱草、车前草、龙胆草以清肝胆湿热；阴部瘙痒明显加白鲜皮、苦参以利湿止痒。

（2）湿毒内蕴

主证：带下量多，色黄质稠如脓，气味臭秽，阴部灼痛瘙痒。或发热、心烦口渴，小便短赤或黄少，大便干结，舌红苔黄干，脉滑数。

治法：清热解毒除湿。

方药：五味消毒饮加减。

蒲公英15g，金银花15g，野菊花10g，紫花地丁15g，土茯苓25g，茵陈20g，薏苡仁20g，粉萆薢15g，连翘15g，甘草10g。若大便干结者，加大黄10g（后下）。

（3）脾虚湿盛

主证：外阴瘙痒，坐卧不宁，带下色白或如豆腐渣样，舌淡苔薄白，脉细濡。

治法：健脾燥湿，止痒。

方药：萆薢渗湿汤加减。

粉萆薢15g，薏苡仁20g，黄柏10g，茯苓15g，苍术15g，山药15g，丹皮10g，通草10g，滑石15g（包煎），甘草10g。若腹胀纳差者，加白术15g，陈皮10g。

2. 中成药

（1）龙胆泻肝丸：适用于肝胆湿热患者。

（2）参苓白术丸：适用于脾虚的患者。

二、西医治疗

治疗原则包括：①积极去除诱因。②规范应用抗真菌药物，首次发作或首次就诊是规范化治疗的关键时期。③性伴侣无需常规治疗。但复发性外阴阴道念珠菌病患者的性伴侣应同时检查，必要时给予治疗。④不主张阴道冲洗。⑤急性期间避免性生活。⑥同时治疗其他性传播疾病。⑦强调治疗的个体化。⑧长期口服抗真菌药物要注意监测肝、肾功能及其他有关毒副反应。

（一）外治法

1. 单纯性外阴阴道念珠菌病　首选阴道用药，下列方案任选一种，具体方案如下：阴道用药，咪康唑栓400mg，每晚一次，共3日；咪康唑栓200mg，每晚一次，共7日；克霉唑栓500mg，单次用药；克霉唑栓100mg，每晚一次，共7日；制霉菌素泡腾片10万U，每晚一次，共14日；制霉菌素片50万U，每晚一次，共14日。

2. 重度外阴阴道念珠菌病　症状严重者，首选口服用药，配合局部应用唑类霜剂。阴道用药则应在治疗单纯性念珠菌性外阴阴道炎方案基础上，延长疗程。

3. 复发性外阴阴道念珠菌病　分为强化治疗阶段和巩固治疗阶段。强化治疗阶段：阴道用药咪康唑栓400mg，每晚一次，共6日；咪康唑栓200mg，每晚一次，7~14日。克霉唑栓500mg，三日后重复一次；克霉唑栓100mg，每晚一次，7~14日；巩固治疗：局部药物咪康唑栓400mg，1次/日，每月3~6日，共6月。克霉唑栓500mg，1次/周，共6个月。

（二）内治法

1. 单纯性外阴阴道念珠菌病　伊曲康唑200mg，2次/日，共1日；氟康唑150mg，顿服，共1次。

2. 重度外阴阴道念珠菌病　伊曲康唑200mg，2次/日，共2日；氟康唑150mg，顿服,3天后重复一次。

3. 复发性外阴阴道念珠菌病　治疗原则包括强化治疗和巩固治疗。根据培养和药物敏感试验选择药物。在强化治疗达到真菌学治愈后,给予巩固治疗至半年。强化治疗阶段: 口服用药伊曲康唑200mg,每日2次,2~3日。氟康唑150mg,3日后重复1次。巩固治疗: 可口服用药小剂量、长疗程达6个月。

【治疗难点分析】

外阴阴道念珠菌病是一种好发于育龄期妇女的疾病,容易发展成为复发性外阴阴道念珠菌病,本病症状明显,且反复发作、缠绵难愈,严重影响患者生活质量。目前临床治疗的难点在于: ①临床症状明显,如何才能更快速有效地缓解临床症状是急需解决的问题之一; ②复发率高,现有中西医药物治疗难以有效降低复发率; ③部分患者盲目用药,造成不规范治疗; ④越来越多的抗真菌药物出现耐药现象,临床疗效欠佳; ⑤诱因复杂,对于有特殊疾病的患者不能做到去除诱因,造成治疗困难。

【中西医结合诊治思路】

对于外阴阴道念珠菌病,一般采取局部治疗即可,性伴侣如无症状体征可不用治疗。如为反复感染,则需要配合全身用药,建议性伴侣同时治疗。临床实践证明,反复发作的外阴阴道念珠菌病在西医抗真菌治疗的同时配合中医中药辨证论治,对减轻症状,减少复发有较好疗效。中医认为反复发作的外阴阴道念珠菌病多为脾肾两虚,湿热内困,治疗原则补益脾肾,燥湿杀虫。

【预后及转归】

一般来说,症状和体征通常在治疗后的4~7天能得到缓解,可达真菌学治愈。但应重视治疗后随访,对VVC在治疗结束后7~14天和下次月经后进行随访,两次随访真菌学检查阴性为治愈。对复发性外阴阴道念珠菌病在治疗结束后7~14天、1个月、3个月和6个月(通常为月经后)各随访一次。

【预防与调理】

对于念珠菌性外阴阴道炎,应积极去除诱因,规范化应用抗真菌药物,首次发作或首次就诊是规范化治疗的关键时期。性伴侣应同时检查,必要时给予治疗。不主张过度阴道冲洗。急性期间避免性生活。避免穿化纤内裤。强调治疗的个体化。长期口服抗真菌药物要注意监测肝、肾功能及其他有关毒副反应。

【中西医结合研究进展】

一、临床研究

李江筠等[1]观察乳酸菌阴道胶囊治疗复发性念珠菌性阴道炎的疗效。方法：将120例复发性念珠菌性阴道炎的患者随机分成对照组和治疗组各60例，用2%~4%碳酸氢钠液冲洗阴道后，对照组采用达克宁（硝酸咪康唑）栓治疗，每天1次400mg阴道用药，连续6天；治疗组采用乳酸菌阴道胶囊和达克宁栓联合治疗，达克宁栓每天1次400mg阴道用药，连续6天，而后用乳酸菌阴道胶囊每天1次0.5g阴道用药，连续5天。于停药后5天、90天复查，比较两组近期疗效和复发率。结果：治疗组治愈率83.3%，对照组治愈率63.3%，两组治愈率比较差异有统计学意义（$P<0.05$）。两组复发率分别为8.6%和25.0%，差异有统计学意义（$P<0.05$）。结论：乳酸菌阴道胶囊和达克宁栓联合治疗复发性念珠菌性阴道炎疗效较好，复发率低，值得临床推广应用。

陈新磊等[2]分别用硝呋太尔—制霉素阴道软胶囊和制霉素栓治疗VVC患者50例，两组停药后1周疗效比较，硝呋太尔—制霉素阴道软胶囊组总有效率98%，制霉素栓组总有效率92%，两组无显著差异（$P>0.05$）。

杨静等[3]观察爽阴栓治疗念珠菌性阴道炎的临床疗效。方法：120例白念珠菌性阴道炎患者随机分成治疗组和对照组，每组各60例，分别给予爽阴栓1粒（严重者2粒）和保妇康栓1粒（严重者2粒），均在月经后每晚睡前置入阴道，每天1次，10天为一个疗程；每一月经周期用药1疗程，共3个疗程。结果：治疗组痊愈54例（90%）、显效6例（10%）；对照组痊愈45例（75%）、显效15例（25%）。2组间治愈率比较有显著性差异（$P<0.05$）。结论：爽阴栓对白念珠菌性阴道炎有较好的疗效。

徐宏彬等[4]评价口服伊曲康唑与氟康唑治疗念珠菌性阴道炎成本效果分析。方法：采用循证医学的方法收集临床资料，应用药物经济学的成本效果分析法对口服伊曲康唑与氟康唑口服治疗念珠菌性阴道炎进行评价。结果：伊曲康唑与氟康唑口服治疗念珠菌性阴道炎治愈率分别为77.96%（69.24%，86.68%）、67.61%（65.95%，89.97%），C/E分别为4.02、0.51，AC/AE为26.98。结论：虽然伊曲康唑疗效优于氟康唑，但成本-效果分析表明，氟康唑更具成本效果优势。

王建梅[5]观察特比萘芬治疗念珠菌性外阴阴道炎的疗效及安全性。方法：选择本院念珠菌性外阴阴道炎患者，随机分为治疗组34例，口服特比萘芬250mg，1次/d；对照组31例，口服伊曲康唑200mg，1次/天。两组均连用10天。结果：治疗组和对照组有效率分别为67.65%和87.10%，真菌清除率分别为82.35%和83.87%，两组有效率和真菌清除率比较差异均无显著性意义（P均>0.05）。结论：口服特比萘芬治疗念珠菌性外阴阴道炎疗效肯定，安全性高。

郭玉芝等[6]探讨念珠菌性阴道炎的有效治疗方法。方法：对95例念珠菌性阴道炎患者采用口服氟康唑联合外用克霉唑阴道片和保妇康栓的方法进行治疗观察。结果：95例患者中治愈85例，显效5例，有效3例，复发2例，总有效率97.9%。治疗期间未见严重不良反应和肝肾功能损害，有少数患者出现轻度胃肠不适但未影响治疗，停药后症状消失。结论：氟康唑、克霉唑阴道片和保妇康栓联用具有安全、有效，治愈率高，不良反应少等特点，是念珠菌性阴道炎的有效治疗方法。

陈冬微等[7]将经确诊为顽固性念珠菌外阴阴道炎患者120例，随机分为两组，研究组为60例，研究组在医院门诊妇科冲洗治疗室，以2%碳酸氢钠溶液冲洗阴道及外阴，然后将特比萘芬栓50mg放入阴道后穹窿处，再以聚维酮碘带尾线棉球堵塞，每天1次，7天为一个疗程，每月定时治疗1个疗程，连续3个月，之后随访3个月。对照组也同样用2%碳酸氢钠溶液冲洗阴道及外阴后将特比萘芬栓50mg放入阴道后穹窿处，未予聚维酮碘堵塞，同样每天1次，7天为一个疗程，每月定时治疗1个疗程，连续3个月，之后随访3个月。结果：研究组治愈49例，有效8例，无效3例，总有效率为95%，复发3例，复发率为5%；对照组治愈32例，有效17例，无效11例，总有效率为81.7%，复发12例，复发率为20.0%。总有效率研究组显著高于对照组（χ^2=5.18，0.01<P<0.05），复发率研究组显著低于对照组（χ^2=6.17，0.01<P<0.05）。

田晓利等[8]观察乳酸菌阴道胶囊联合克霉唑阴道片治疗复发性顽固性念珠菌阴道炎的临床疗效。方法：对确诊为复发性顽固性念珠菌阴道炎的58例患者，按数字表法随机分为观察组和对照组，观察组29例采用乳酸菌阴道胶囊联合克霉唑阴道片进行治疗，对照组采用克霉唑阴道片进行治疗，观察两组疗效。结果：观察组总有效率93.1%（27/29），高于对照组的72.4%（21/29），差异有统计学意义（χ^2=4.12，P<0.05），两组患者均无不良反应，无并发症产生。结论：乳酸菌阴道胶囊联合克霉唑阴道片治疗复发性顽固性念珠菌阴道炎，疗效显著，无并发症产生，安全性好，可靠，值得临床上推广应用。

陈慧娟等[9]探讨50mg盐酸特比萘芬阴道泡腾片（丁克）阴道上药联合清热解毒利湿中药外洗治疗复发性念珠菌性外阴阴道炎的疗效。方法：选择复发性念珠菌性外阴阴道炎患者98例随机分为治疗组和对照组，治疗组49例使用

50mg盐酸特比萘芬阴道泡腾片（丁克）阴道上药1片/晚，连用7天为一个疗程，同时配合清热解毒利湿中药外洗10天；对照组单纯使用盐酸特比萘芬阴道泡腾片阴道上药1片/晚，连用7天为一个疗程，治疗3个疗程后总结治疗效果。结果：总有效率治疗组与对照组分别为89.8%和55.1%，$P<0.01$；复发率治疗组16.33%，对照组42.86%，两组比较差异显著，$P<0.05$。结论：盐酸特比萘芬阴道泡腾片用药方便，依从性好，念珠菌感染控制的同时，配合清热解毒利湿中药外洗，能帮助恢复阴道酸性环境.提高阴道的抵抗力，对复发性念珠菌性阴道炎的治疗及预防复发效果良好，值得推广。

雷钟情[10]探讨氟康唑联合达克宁（硝酸咪康唑）栓治疗复发性念珠菌性阴道炎的临床效果。方法：回顾性分析我院2008年2月—2012年2月收治的120例复发性念珠菌性阴道炎患者的临床资料，将120例患者根据治疗方法将患者分成治疗组和对照组各60例，对照组患者单用达克宁栓治疗，治疗组在对照组的基础上加用氟康唑治疗，比较两组患者的临床有效率、不良反应发生率、不同时间复发率和治疗前后的临床体征情况。结果：治疗两周后，治疗组的总效率高达93.33%，对照组患者的总有效率为73.33%，两组患者比较具有显著性差异，$P<0.05$，治疗组显效率51.67%，显著高于对照组38.33%，$P<0.05$；治疗前两组患者白带增多、黏膜充血、疼痛、涂片结果阳性等临床体征均无显著性差异，$P>0.05$，治疗后治疗组的临床体征例数均显著低于对照组，$P<0.05$，且治疗组治疗后3个月、6个月及9个月的复发率均显著地低于对照组，$P<0.05$，而两组的不良反应发生率则无显著性差异，$P>0.05$。结论：采用氟康唑联合达克宁栓治疗复发性念珠菌性阴道炎能显著改善患者的临床体征，临床效果明显，且安全性也较高，为复发性念珠菌性阴道炎的治疗用药提供了指导。

章华[11]比较不同治疗方案对于复发性念珠菌性阴道炎的临床疗效。方法：将150例复发性念珠菌性阴道炎患者按随机数字表法分为三组，每组50例，A组采用口服伊曲康唑胶囊联合阴道应用克霉唑阴道片治疗，B组采用口服伊曲康唑胶囊联合阴道应用双唑泰阴道泡腾片治疗，C组采用口服伊曲康唑胶囊联合阴道应用保妇康栓治疗。比较三组临床疗效、阴道分泌物清洁度、生存质量评分、复发情况及不良反应。结果：C组总有效率、阴道分泌物正常率均明显高于A组和B组[96.0%（48/50）比82.0%（41/50）和80.0%（40/50）、92.0%（46/50）比80.0%（40/50）和76.0%（38/50）]，生存质量评分明显高于A组和B组[（79.6 ± 3.5）分比（69.5 ± 3.0）分和（67.2 ± 4.5）分]，复发率明显低于A组和B组[0比10.0%（5/50）和12.0%（6/50）]，差异均有统计学意义（$P<0.05$），A组和B组比较差异均无统计学意义（$P>0.05$）。三组不良反应发生率比较差异均无统计学意义（$P>0.05$）。结论：采用口服伊曲康唑胶囊联合阴道应用保妇康栓治疗复发性念珠菌性阴道炎，能够获得理想的疗效，且治疗过程安全可靠，值得在临床中进行推广应用。

周昌仙[12]分析克霉唑局部应用联合氟康唑治疗复发性念珠菌性阴道炎的临床疗效和安全性。方法：采用随机数字表法将109例复发性念珠菌性阴道炎患者分为2组，单药组给予克霉唑阴道片治疗，联合组给予克霉唑阴道片联合氟康唑治疗，均治疗30天后，观察2组患者的临床疗效和不良反应情况。结果：联合组总有效率90.91%明显优于单药组75.93%，差异具有统计学意义（$P<0.05$）；联合组不良反应发生率9.09%与单药组5.56%比较，校正χ^2=0.1158，差异无统计学意义（P=0.7336>0.05）。结论：克霉唑局部应用联合氟康唑治疗复发性念珠菌性阴道炎效果确切，能够显著改善临床症状与体征，降低复发率，在提高患者生存质量和改善预后方面具有非常重要的意义。

刘谷雨等[13]探讨斯皮仁诺（伊曲康唑）配伍达克宁（硝酸咪康唑）栓治疗复发性念珠菌性阴道炎的临床效果。方法：选取60例复发性念珠菌性阴道炎患者为研究对象，所有患者半年内发作次数均超过2次，给予斯皮仁诺配伍达克宁栓治疗，观察患者停药7~10天的近期疗效及停药28~35天的远期疗效。结果：患者近期治愈率为35.0%，远期治愈率56.7%。结论：斯皮仁诺配伍达克宁栓治疗复发性念珠菌性阴道炎效果明显，安全可靠，值得临床推广应用。

葛玮等[14]评价不同疗程1∶2服伊曲康唑胶囊治疗复发性外阴阴道念珠菌病的临床疗效与安全性。方法：计算机检索中国期刊全文数据库（1994~2011.11），中国生物医学文献数据库（1978~2011.11），维普中文期刊数据库（1989~2011.11），PUBMED（1966~2011.11），EMBASE（1974~2011.11）和TheCo-ehraneLibrary（2011.4）。纳入口服伊曲康唑治疗复发性外阴阴道念珠菌病的随机对照试验（RCT），并评价纳入研究的方法学质量，用Revman5.1软件进行统计学处理。结果：纳入8个RCT，包括511例患者。Meta分析表明，短程冲击联合长期预防性间断服用伊曲康唑治疗复发性外阴阴道念珠菌病复发率低于单纯短程冲击疗法。结论：与单纯短程口服伊曲康唑相比，联合长期间断预防服用伊曲康唑效果更优，复发率联合用药组更低。

刘红梅等[15]观察克霉唑联合咪康唑治疗妊娠期念珠菌性阴道炎的临床疗效及安全性。方法：将医院2008年1月—2010年2月收治的100例妊娠期念珠菌性阴道炎患者，随机1∶1分为观察组和对照组。对照组用碱性洗液冲洗外阴后，将克霉唑阴道片500mg置入阴道深部；观察组在对照组基础上给予咪康唑霜涂擦瘙痒处，每天2~3次。2组均7天为一个疗程。治疗后第1、4周复查疗效，比较2组患者的治疗有效率、复发率和症状改善率。结果：观察组总有效率为96.0%，复发率为6.0%；对照组总有效率为82.0%，复发率为24.0%。2组总有效率、复发率比较，差异均具有统计学意义（$P<0.05$）。观察组症状改善率分别为96.0%、88.4%、95.0%；对照组症状改善率分别为82.0%、68.2%、75.6%，2组比

较差异有统计学意义（$P<0.05$）。随访至分娩，均未发生孕产妇感染、早产、新生儿畸形。结论：克霉唑联合咪康唑治疗妊娠期念珠菌性阴道炎安全有效，复发率低。

崔志华[16]观察保妇康栓治疗妊娠合并念珠菌阴道炎的临床疗效。方法：选择妊娠合并念珠菌阴道炎的孕妇74例，随机分成两组，40例观察组睡前用2%碳酸氢钠液冲洗外阴阴道后，将保妇康栓塞入阴道深部，1枚/晚。34例对照组睡前只用2%碳酸氢钠液冲洗外阴阴道。7天为一个疗程，于停药后2~3天来院复查。结果：观察组治愈率为82.50%，总有效率为97.50%；对照组治愈率为58.82%，总有效率为79.41%，两组比较有显著性差异（$P<0.05$），观察组疗效显著高于对照组。结论：保妇康栓治疗妊娠合并念珠菌阴道炎疗效满意，无明显副反应，为纯中药制剂，孕妇依从性良好。

蒋丹等[17]观察定君生配伍保妇康栓治疗妊娠期念珠菌性阴道炎的疗效。方法：将108例妊娠期念珠菌性阴道炎的患者随机分为两组，研究组58例，用定君生配伍保妇康栓治疗，对照组50例，单用保妇康栓治疗，观察比较两组治疗结束后1周的有效率及治疗结束后2周和1个月的复发率。结果：治疗结束后1周，研究组有效率为96.55%，对照组为92%，两组比较差异无统计学意义（$P>0.05$），复发率研究组为1.786%，对照组为15.22%，两组比较，差异有统计学意义（$P<0.05$）。结论：定君生配伍保妇康栓治疗妊娠期念珠菌性阴道炎疗效好，复发率低，安全可靠。

李景华等[18]探讨伊曲康唑治疗老年念珠菌性阴道炎的疗效。方法：80例老年念珠菌性阴道炎患者随机分成两组，对照组40例采用达克宁（硝酸咪康唑）栓剂每晚1次阴道给药；治疗组40例采用伊曲康唑，每天200mg，1次口服，疗程均为1周。结果：停药1周后，治疗组总有效率97.5%，对照组总有效率80.0%；停药4周后，治疗组总有效率95.0%，对照组总有效率70.0%，停药后1周及4周治疗组总有效率均显著优于对照组（$P<0.05$）。结论：伊曲康唑治疗念珠菌阴道炎疗效好、复发率低，无明显不良反应，值得临床推广应用。

李素萍[19]观察伊曲康唑与硝酸咪康唑栓剂联合治疗念珠菌性阴道炎的疗效。方法：将171例患者随机分为伊曲康唑组、硝酸咪康唑组和联合用药组，每组57例，伊曲康唑组口服伊曲康唑200mg/d，连续7天。硝酸咪康唑组每晚用2%~4%苏打水溶液清洗外阴阴道后，将硝酸咪康唑栓200mg置入阴道后穹窿处常规治疗，连用7天。联合组用2%~4%苏打水溶液清洗外阴阴道后，给予硝酸咪康唑栓200mg，放置方法同硝酸咪康唑组，同时口服伊曲康唑200mg/d，连用7天。结果：各组患者治疗前症状、体征评分无明显差异（$P>0.05$），治疗后症状、体征的评分较治疗前明显降低（$P<0.05$）。联合组治疗后1、4、8、12周的症状、体征评分明显低于硝酸咪康唑组及联合组（$P<0.05$）。各组治疗后临床

疗效比较联合组患者治疗第1、4、8、12周总有效率均明显高于其余两组，伊曲康唑组高于硝酸咪康唑组（$P<0.01$）。各组治疗后真菌检查结果提示联合组患者结束后第1、4、8、12周真菌转阴率明显高于伊曲康唑组及硝酸咪康唑组，伊曲康唑组高于硝酸咪康唑组（$P<0.01$）。联合组在各时间点上的复发率均明显低于其余两组（$P<0.01$）。

二、实验研究

张国庆等[20]观察地锦草乙醇提取物对大鼠白念珠菌性阴道炎模型的治疗效果及其相关机制。方法：在卵巢切除加乙烯雌酚联合氢化可的松注射的基础上予白念珠菌感染法制备大鼠白念珠菌性阴道炎模型。并给予地锦草乙醇提取物治疗，连续7天。治疗结束后，取阴道分泌物进行真菌培养；行阴道灌洗，ELISA法测定灌洗液中单核细胞趋化蛋白-1（MCP-1）、巨噬细胞炎性蛋白-2（MIP-2）水平；切取阴道组织行组织病理学观察。结果：与正常组比较，模型组大鼠阴道分泌物培养出的白念珠菌落数显著增多（$P<0.001$），地锦草乙醇提取物治疗组大鼠阴道分泌物培养出的白念珠菌落数显著低于模型组（$P<0.01$）；ELISA检测显示模型组大鼠阴道灌洗液中MCP-1及MIP-2水平显著升高;（$P<0.001$）；地锦草提乙醇取物治疗组大鼠阴道灌洗液中MCP-1及MIP-2水平显著低于模型组（$P<0.01$）；阴道组织病变在光镜下观察发现，实验动物造模成功后，阴道充血、分泌物增多。给地锦草乙醇提取物治疗7天后，阴道局部充血病变显著减轻，分泌物显著减少。结论：地锦草可以通过抑制真菌的生长，减少有关趋化因子的产生，从而发挥了对霉菌性阴道炎的治疗作用。

陈嵘祎等[21]探讨环氧化酶2（cyclooxygenase，COX-2）、胸腺间质淋巴细胞生成素（thymic stromall ymphopoietin，TSLP）在雌激素化小鼠念珠菌性阴道炎模型中的表达及其在致病中的作用。方法：将60只小鼠随机分为雌激素化白念珠菌感染组（EI组）、雌激素化非感染组（E组）及正常对照组（c组），EI组采用皮下注射雌激素及阴道内接种白念珠菌造模，E组仅皮下注射雌激素。念珠菌接种后第2，4，7，14天，3组小鼠阴道冲洗液中真菌量的动态变化采用集落形成单位（CFU）计数。各组小鼠阴道组织中的念珠菌感染情况，COX-2和TSLP的表达分别采用PAS染色、免疫荧光激光共聚焦检测，并进行统计学分析。结果：EI组CFU自接种后第2天升高、第4天达到高峰、之后下降。EI组CFU平均值（3.47 ± 1.82）$\times 10^3$/ml高于E，c组（E，c组无念珠菌生长，$P<0.01$）；第7天，EI组COX-2绿色荧光程度较强（0.252 ± 0.020），明显高于E组（0.155 ± 0.005）和c组（0.098 ± 0.006），经比较差异具有统计学意义（$P<0.001$）；第7天，EI组TSLP红色荧光最强（0.391 ± 0.011）明显高于E组（0.243 ± 0.020）和c组（0.155 ± 0.006），经比较差异有统计学意义（$P<0.001$）。结论：在雌激素化小

鼠念珠菌感染模型中，黏膜中COX-2，TSLP表达的上调可能在念珠菌致病中起重要作用。

陈嵘祎等[22]探讨胸腺间质淋巴细胞生成素（thymic stromal lymphopoietin，TSLP）在小鼠念珠菌性阴道炎发痛机制中的作用。方法：采用皮下注射雌二醇和阴道内接种白念珠菌悬液建立Balb/c小鼠念珠菌性阴道炎模型，用激光扫描共聚焦显微镜和ELISA检测实验组和对照组小鼠阴道组织中TSLP，IL-2，IL-10表达。结果：实验组小鼠阴道组织中TSLP表达明显高于对照组（$P<0.01$）IL-2水平在接种后7天明显增加（$P<0.01$），14天时出现明显下降（$P<0.01$）IL-10含量在接种后7天、14天均明显高于对照组（$P<0.01$），TSLP仅与IL-10表达呈显著正相关（$P<0.01$）。结论：TSLP表达上调可能在念珠菌致病中起重要的免疫调节作用。

代倩苓等[23]探讨复发性念珠菌性阴道炎患者雌激素和孕激素水平变化情况，以了解其对患者机体的影响情况。方法：选取于本院进行诊治的27例妊娠期复发性念珠菌性阴道炎患者为A组，同期的27例健康妊娠期孕妇为B组，27例非妊娠期健康妇女为C组，然后将三组人员的雌二醇、雌三醇及孕酮水平进行检测与比较。结果：A组雌二醇、雌三醇及孕酮水平分别为（2021.354 ± 241.67）pmol/L、（12.35 ± 1.21）nmol/L和（159.36 ± 7.85）nmol/L，低于13组的（3652.17 ± 451.84）pmol/L、（16.26 ± 1.59）nmol/L和（227.56 ± 10.34）nmol/L，同时高于C组的（102.59 ± 4.58）pmol/L（0.41 ± 0.08）nmol/L和（10.25 ± 2.59）nmol/L，差异具有统计学意义（$P<0.05$）。结论：妊娠期复发性念珠菌性阴道炎患者雌激素和孕激素水平低于健康孕妇，但高于非妊娠期妇女，应给予针对性干预。

刘丽芬等[24]观察扶正方药对复发性念珠菌性阴道炎小鼠模型的抗真菌作用。方法：对小鼠进行白念珠菌初次感染，待小鼠自行康复后进行再次感染，建立复发性念珠菌性阴道炎模型，观察扶正方药对动物模型抗真菌治疗的干预作用。结果：扶正方药组病原体转阴率100%，与常规治疗组病原体转阴率（66.7%）相比较，存在显著性差异（$P<0.05$）。结论：扶正方药可有效提高复发性念珠菌性阴道炎小鼠模型的治愈率。

【古文献选读】

《素问》："任脉为病……女子带下瘕聚。"

《傅青主女科》："夫带下俱是湿症。"

《诸病源候论》："肺脏之色白，带下白者，肺脏虚损，故带下而挟白色。"

《傅青主女科》："妇人有经年累月，下流白物，如涕如唾，不能禁止，甚则臭秽者，所谓白带也。"

《诸病源候论》:“脾脏之色黄,带下黄者,是脾脏虚损,故带下而挟黄色。”

《傅青主女科》:“妇人有带下而色黄者,宛如黄茶浓汁,其气腥秽,所谓黄带是也。”

《张氏医通》:“带下之症,起于风气寒热所伤……或因六淫七情,或因醉饱房劳,或膏粱厚味,或服燥剂所致;脾胃亏损,阳气下陷,或湿痰下注,蕴积而成。”

《妇科玉尺》:“……亦有湿痰流注下焦,或肝肾阴淫之湿,或缘惊恐而木乘土位,浊液下流。或色欲太甚,肾经亏损之故。”

《傅青主女科》:“夫带下俱是湿症,而以带名者,在带脉不能约束而病此患,故以名之。”

《证治准绳》:“未嫁之女月经初下,止而即浴之冷水,或热而扇或当风,此室女病带下之由也。有家之妇,阴阳过多,既伤胞络,风邪乘虚而入……故成液而下。”

.《妇人秘科》曰:“带下之病,妇女多有之。赤者属热,兼虚兼火治之;白者属湿,兼虚兼痰治之……年久不止者,以和脾胃为主,兼升提。带久不止者,专以补虚为主。”

《先醒斋医学广笔记》曰:“盖白带多属气虚,故健脾补气要法也。宜以补中益气汤加酸枣仁、茯苓、山药、黄柏、苍术、麦冬之类。”

《妇科玉尺》:“皆当壮脾胃升阳气为主,佐以各经见证之药。色青属肝,小柴胡加山栀、防风。湿热壅滞,小便赤涩,龙胆泻肝汤。肝血不足,或燥热风热,六味丸。色赤属心,小柴胡加山栀、当归。思虑心过伤,妙香散。色白属肺,补中益气汤加山栀。色黄属脾,六君子汤加山栀、柴胡,不应,归脾汤。色黑属肾,六味丸。气血俱虚,八珍汤。气血下陷,补中益气汤。湿痰流注,前汤加茯苓、半夏、苍术、黄柏。气虚痰饮下注,四七汤送六味丸。不可拘‘肥人多痰,瘦人多火’,而以燥湿泻火轻治之。”

《医学入门》:“凡带下,或用升提,如升阳调经汤,或用收涩如伏龙肝散、白芷散,然暂止而终不止者,盖卫司开合而为荣血之主,脾胃为血海水液之会,卫气与胃气俱虚,则血液无所制约。故古方有用桂枝汤加附子以固卫气者,四君子汤加草果、丁香、木香以燥水健脾者,或用利中汤加陈皮、半夏,或单半夏丸,用芎、归煎汤下,或补中益气汤平胃散,皆补胃厚脾,使气血自循故辙,而不专于收涩以劫夺之也。”

《妇人秘科》:“心旌摇,心火不静而带下者,先当清火,宜朱砂安神丸、清心莲子饮、直指固精之类主之。”李菁主“阴虚火旺”,治宜养阴清热,选知柏地黄丸类。

《景岳全书·妇人规》:“欲事过度,滑泄不固而带下者,宜秘元煎、寿脾煎、固阴煎、苓术菟丝丸、济生固精丸、锁精丸、金锁思仙丹之类主之。”“脾肾气虚下陷而多带者，宜用寿脾煎、归脾汤、补中益气汤之属。”

《医方考》：“元气虚弱而带下者，宜寿脾煎、菟丝煎、七福饮、十全大补汤、九龙丸之属。”

《儒门事亲》：“赤白带下，月水不来，用蛇床子、白枯矾等分，为末，醋面糊丸弹子大，胭脂为衣，绵裹纳入阴户。如热极，再换，日一次。

参考文献

1. 李江筠，陈森洲，周玲，等. 乳酸菌阴道胶囊治疗60例复发性念珠菌性阴道炎的疗效分析. 中国妇幼保健，2011，26：3189-3190.
2. 陈新磊，王运端，沈雪艳. 两种药物治疗念珠菌性阴道炎的疗效分析. 现代妇产科进展，2009，18(11)：873-873.
3. 杨静，刘恒瑞. 爽阴栓治疗念珠菌性阴道炎60例临床疗效观察. 中国药房，2009，20(3)：217-218.
4. 徐宏彬，李玲. 伊曲康唑与氟康唑口服治疗念珠菌性阴道炎成本-效果分析. 中国医院药学杂志，2008，28(24)：2140-2141.
5. 王建梅. 特比萘芬治疗念珠菌性外阴阴道炎疗效和安全性评价. 中国皮肤性病学杂志，2008，22(7)：421-422.
6. 郭玉芝，唐芳. 念珠菌性阴道炎95例治疗分析. 中国误诊学杂志，2012，12(7)：1657-1657.
7. 陈冬微，黄秋阳，徐秀丽，等. 阴道冲洗后特比萘芬加聚维酮碘棉球填塞治疗顽固性念珠菌外阴阴道炎疗效观察. 中国基层医药，2012，9(5)：755-756.
8. 田晓利，陈珠芬. 乳酸菌阴道胶囊联合克霉唑阴道片治疗复发性顽固性念珠菌阴道炎的疗效观察. 中国基层医药，2014(3)：429-430.
9. 陈慧娟，赵晓平，吕连凤. 盐酸特比萘芬阴道泡腾片联合中药外洗治疗复发性念珠菌性阴道炎49例. 辽宁中医杂志，2007，34(8)：1103-1104.
10. 雷钟情. 氟康唑联合达克宁栓治疗复发性念珠菌性阴道炎的效果观察. 中国医药导刊，2014(3)：473-474.
11. 章华. 不同治疗方案对复发性念珠菌性阴道炎的效果比较. 中国医师进修杂志，2013(36)：30-32.
12. 周昌仙. 克霉唑局部应用联合氟康唑治疗复发性念珠菌性阴道炎55例疗效分析. 中国伤残医学，2013，21(11)：163-164.
13. 刘谷雨，刘丽坤. 斯皮仁诺配伍达克宁栓治疗复发性念珠菌性阴道炎临床疗效观察. 亚太传统医药，2013，9(5)：174-175.
14. 葛玮，骆志成，郑波波，等. 口服伊曲康唑治疗复发性外阴阴道念珠菌病的系统评价. 中国皮肤性病学杂志，2012，26(11)：1050-1052.
15. 刘红梅，杨小青. 克霉唑联合咪康唑治疗妊娠期念珠菌性阴道炎的疗效观察. 中国药房，2011，22(36)：3413-3414.
16. 崔志华. 保妇康栓治疗妊娠合并念珠菌阴道炎的临床观察. 中国妇幼保健，2007，22

(29): 4200-4201.
17. 蒋丹,庄琳. 定君生配伍保妇康栓治疗妊娠期念珠菌性阴道炎疗效观察. 现代预防医学,2007,34(18): 3574-3575.
18. 李景华,贾玉玺,姜日花. 伊曲康唑治疗老年念珠菌性阴道炎40例疗效观察. 中国妇幼保健,2007,22(27): 3848-3849.
19. 李素萍. 伊曲康唑与硝酸咪康唑联合治疗老年念珠菌性阴道炎的疗效. 中国老年学杂志,2013,33(24): 6278-6279.
20. 张国庆,冯文茹,米沙. 地锦草乙醇提取物对白念珠菌性阴道炎大鼠模型的治疗作用. 中国实验方剂学杂志,2012,18(19): 191-194.
21. 陈嵘祎,张金娥,阿彩岭,等. 雌激素化小鼠念珠菌性阴道炎模型中COX-2, TSLP的表达及其意义. 中国皮肤性病学杂志,2012,26(7): 584-587.
22. 陈嵘祎,樊翌明,高涛,等. 小鼠念珠菌性阴道炎模型中TSLP表达及其与IL-2, IL-10关系. 中国皮肤性病学杂志,2010,(6): 509-511.
23. 代倩苓,王薇. 复发性念珠菌性阴道炎患者雌激素和孕激素水平变化测定及其临床意义. 海南医学院学报,2014,20(2): 229-230.
24. 刘丽芬,柴天川. 扶正方药对复发性念珠菌性阴道炎小鼠模型的抗真菌作用研究. 时珍国医国药,2009,20(3): 535-536.

(袁娟娜 范瑞强)

附一：广东省中医院皮肤科浅部真菌病研究发表的主要论文

中药香莲复方外用治疗股癣及外阴念珠菌病的实验和临床研究

广州中医学院88级研究生　范瑞强

（导师：梁剑辉　尹玉贞）

提　要：本研究包括香莲复方抗真菌的抑菌试验、电镜观察和临床观察。结果表明：香莲复方在药基法中2.79%以上浓度，浸泡法中55.8%药液浸泡菌块30分钟以上对T.r，E.f，T.g，C.a有较强的抑杀作用。透射电镜下见四种真菌的胞壁肿胀、松散、破裂、溃溶；胞膜肿胀剥离、断裂、溶解；胞质和胞核完全变性溶解，胞内空化或致密化。用香莲复方外洗液和外用霜随机对照单盲法治疗股癣和外阴念珠菌病的总痊愈率和总有效率分别是83%和98%，优于西药对照组（$P<0.01$和0.05）。提示中药香莲复方外用是治疗股癣及外阴念珠菌病的较为理想的方法。

关键词：皮肤真菌病/中医药疗法　念珠菌病，外阴-阴道/中医药疗法

为了寻找防治股癣和外阴念珠菌病的有效外用中药制剂，笔者进行了中药香莲复方抗真菌作用的抑菌试验、电镜观察和临床观察，现将结果报告如下：

材料与方法

（一）抑菌试验

香莲复方由丁香、藿香、黄连、龙胆草、枯矾、冰片、薄荷脑等中药组成。将它们制成含生药55.8%的水煎剂原液和乙醇浸剂原液供试验用。选择股癣的主要致病菌红色毛癣菌（T.r）、絮状表皮癣菌（E.f）、石膏样毛癣菌（T.g）和外阴念珠菌病的主要致病菌白念珠菌（C.a）为试验菌种（均由中山医科大学孙逸仙纪念医院真菌室提供）。

1. 药基法：用水煎剂原液和乙醇浸剂原液分别配制含药物2.79%、5.58%、11.16%、22.32%四个浓度的沙氏固基和液基，然后在上述培养基和作为对照的普通沙基、30%乙醇沙基中分别接种被试菌种，置温箱25℃培养14天（C.a）和

21天（T.r，E.f，T.g）。并将培养14天和21天不生长的菌种移种于普通沙基中再培养21天观察是否有杀菌作用。

2. 药液浸泡法：将经过水煎剂原液浸泡30分钟、60分钟和乙醇浸剂原液浸泡30分钟、60分钟以及乙醇浸剂50%稀释浓度浸泡30分钟的四种菌块分别接种于沙基上，同时接种经25%乙醇浸泡30分钟和50%乙醇浸泡30分钟、60分钟以及没经药物处理的菌块作为对照，一并置温箱25℃培养10天。

（二）电镜观察

将在抑菌试验中药物固基法最低浓度不生长的菌块和部分浸泡法中不生长的菌块按常规电镜标本制作后用JEM-1200EX透射电镜观察，并同时观察该四种真菌的正常细胞超微结构以作对照。

（三）临床观察

用水煎和醇提并用的方法将香莲复方制成含生药55.8%的外洗原液，并以此配制含生药22.32%的外用霜。183例观察患者来源于皮肤科和妇科门诊，其中股癣97例（男77例、女20例），外阴念珠菌病86例（女性外阴阴道念珠菌病73例、龟头包皮念珠菌病9例、腹股沟念珠菌病3例、阴囊念珠菌病1例）。所有观察病例均符合诊断标准（依据症状体征及直接镜检查真菌阳性）和观察条件。用DME随机对照单盲法进行临床观察，将上述患者分入试验组和对照组，其中股癣试验组52例，对照组45例；外阴念珠菌病试验组48例，对照组38例，两组患者在性别、年龄、病情等方面情况基本相同，具有可比性（见表1），试验组用5.58%香莲外洗液每天一次外洗浸泡患处20~30分钟，同时外搽外用霜每天二次，女性外阴阴道念珠菌病已婚患者配合每天用2.79%香莲外洗液冲洗阴道一次，并内涂外用霜。对照组每天用3%克霉唑霜外搽二次，0.02%高锰酸钾液外洗浸泡一次，每次20~30分钟，女性外阴阴道念珠菌病已婚患者配合每天用3%苏打水冲洗阴道一次，并内涂制霉素糊。疗程：股癣21天，外阴念珠菌病14天，3~7天复诊一次，治疗期间不使用其他内服和外用抗真菌药。疗效标准：痊愈：皮损和自觉症状全部消失，连续二次直接镜检查真菌阴性（治疗结束时和结束后一周）。好转：皮损和自觉症状均减轻70%以上，但直接镜检查真菌阳性。无效：皮损和自觉症状减轻不明显或无减轻，直接镜检查真菌阳性。

结　果

（一）抑菌试验

香莲复方的水煎剂和乙醇浸剂在药基法中2.79%以上浓度、浸泡法中原液浸泡菌块30分钟以上对T.r、E.f、T.g、C.a有很强的抑杀菌作用（详见表2~4）。

（二）电镜观察结果

透射电镜下四种真菌正常对照组细胞结构完整清晰，具有细胞壁、细胞膜、细胞质（线粒体、内质网、糖原颗粒、溶酶体、同心膜系统等）和细胞核，而经药物作用后的四种真菌上述结构全部遭到严重破坏。主要表现为胞壁肿胀、松散、破裂、溃溶；胞膜肿胀剥离、断裂、溶解；胞质和胞核完全变性溶解，胞内空化或致密化。

（三）临床观察结果

中药香莲复方外用治疗股癣和外阴念珠菌病的痊愈率分别为80.76%和85.41%；有效率分别为96.15%和100%；总痊愈率和总有效率分别为83%和98%，均高于西药对照组。经统计学卡方检验，$P<0.01$或0.05，它们的疗效差别有非常显著或显著意义（见表5）。

讨　论

（一）组方依据

股癣中医称为阴癣，外阴念珠菌病属于中医阴痒的范畴。中医认为股癣和外阴念珠菌病主要是由湿、热、虫三邪所致。现代医学研究已知股癣的主要致病菌是T.r、E.f、T.g，外阴念珠菌病的主要致病菌是C.a。据此，笔者选择国内报道有抗真菌作用的中药组成具有清热燥湿、杀虫止痒功效的香莲复方进行实验及临床研究。

（二）剂型的选择

国内学者报告中药浸出液的抗真菌效力强于水煎剂[1,2]，某些抗真菌的中药加热后会使其抗菌效力减弱或消失[3,4]。据此，笔者在抑菌试验中选择了乙醇浸剂和水煎剂进行比较，结果前者的抗菌力强于后者，尤其对C.a差别更加明显。水煎剂的抗菌力不如乙醇浸剂，可能跟煎煮时药物挥发油的丢失和乙醇能充分提取药物的有效成分有关。为了了解乙醇浸剂中乙醇本身的抗菌效力，在抑菌试验中均设立了乙醇对照，结果显示乙醇浸剂的抗菌效力主要是中药的药效作用，而不是乙醇的作用，但乙醇在一定的浓度时也可抑菌。关于乙醇的抗真菌效力，国内文献报告不一，有的报告10%以上对皮肤真菌有抑制作用[5]，有的报告95%都无抑菌作用[6,7]。

（三）浓度的选择

国内文献报告黄连、藿香、丁香、龙胆草、大黄等单味中药，不管水煎剂还是乙醇浸剂，多数都要在5%以上浓度才有抑真菌作用[1-2,8-11]。据此，本抑菌试验在药基法中比较保守的选择了含生药2.79%作为最低的试验浓度（其中黄连、丁香、藿香、大黄、龙胆草单味中药的含量仅各为0.5%），结果不管是这个浓度的水煎剂还是乙醇浸剂都对被试真菌有较强的抑杀作用。说明中药复方的抗真菌效力明显强于单味中药，显示了中药组成复方后的协同抗菌作用。在临床观察中选择5%香莲外洗液为外洗浸泡的浓度，2.79%为阴道冲洗浓度，22.32%为外用霜浓度，结果疗效比较满意。

表1　试验组和对照组基本情况

		试验组（例）	对照组（例）			验（例）	对照组（例）
股癣				女阴阴道念珠菌病			
性别	男	40	37	年龄	19~30岁	21	21
	女	12	8		31~48岁	19	12
年龄	15~17岁	3	3	婚姻	已	34	29
	18~35岁	26	23		未	6	4
	36~50岁	11	10				
	51~68岁	12	9	病程	3~7天	12	11
					8~30天	8	10
病程	4~7天	4	1		1~3月	3	4
	8~30天	5	5		4月~3年	16	8
	1~3月	9	8				
	4月~3年	34	31	症状	外阴红肿	36	30
					豆渣或凝乳样分泌物	22	16
症状	单侧	3	3		奶黄色分泌物	14	12
	双侧	49	42		外阴瘙痒	40	33
	累及臀部	12	10	其他外阴念珠菌病			
	累及阴茎	1	0	龟头包皮念珠菌病		6	3
	累及阴囊	3	2	腹股沟念珠菌病		1	2
				阴囊念珠菌病		1	0

表2　香莲复方试管内药基法抑制真菌情况

菌种	培养天数	被试药物																对照			
		水煎剂								乙醇浸剂								30%乙醇		普通沙基	
		2.79%		5.58%		11.16%		22.32%		2.79%		5.58%		11.16%		22.32%					
		固基	液基	固基	液基	固基	液基	固基	液基	固基	液基	固基	液基	固基	液基	固基	液基	固基	液基	固基	液基
T.r	3	–	–	–	–	–	–	–	–	–	–	–	–	–	–	–	–	–	–	+	±
	7	–	–	–	–	–	–	–	–	–	–	–	–	–	–	–	–	–	–	++	+
	14	–	–	–	–	–	–	–	–	–	–	–	–	–	–	–	–	–	–	+++	+

续表

菌种	培养天数	被试药物																对照			
		水煎剂								乙醇浸剂								30%乙醇		普通沙基	
		2.79%		5.58%		11.16%		22.32%		2.79%		5.58%		11.16%		22.32%					
		固基	液基	固基	液基	固基	液基	固基	液基	固基	液基	固基	液基	固基	液基	固基	液基	固基	液基	固基	液基
	21	–	–	–	–	–	–	–	–	–	–	–	–	–	–	–	–	–	–	+++	+++
E.f	3	–	–	–	–	–	–	–	–	–	–	–	–	–	–	–	–	–	–	+	+
	7	–	–	–	–	–	–	–	–	–	–	–	–	–	–	–	–	–	–	++	+
	14	–	–	–	–	–	–	–	–	–	–	–	–	–	–	–	–	–	–	+++	++
	21	–	–	–	–	–	–	–	–	–	–	–	–	–	–	–	–	–	–	+++	+++
T.g	3	–	–	–	–	–	–	–	–	–	–	–	–	–	–	–	–	±	±	+++	±
	7	–	–	–	–	–	–	–	–	–	–	–	–	–	–	–	–	±	±	+++	++
	14	±	–	–	–	–	–	–	–	–	–	–	–	–	–	–	–	±	±	+++	+++
	21	±	–	–	–	–	–	–	–	–	–	–	–	–	–	–	–	±	++	+++	+++
C.a	3	+	±	+	±	–	–	–	–	–	–	–	–	–	–	–	–	±	±	+	++
	7	++	+	++	+	–	–	–	–	–	–	–	–	–	–	–	–	+	+	+++	+++
	14	+++	++	+++	++	–	–	–	–	–	–	–	–	–	–	–	–	+++	++	+++	

注：–菌块不发育生长，±：菌落生长直径<0.6cm，+：菌落生长直径<1cm

++：菌落生长直径<1.5cm，+++：菌落生长直径>1.5cm

表3　香莲复方药液浸泡法抑制真菌情况

菌种	培养天数	药物					对照			
		水煎剂		乙醇浸剂						
		原液浸泡30分钟	原液浸泡60分钟	原液浸泡30分钟	50%原液浸泡30分钟	原液浸泡60分钟	25%乙醇浸泡30分钟	50%乙醇浸泡60分钟	50%乙醇浸泡30分钟	没经药物处理的菌种
T.r	3	–	–	–	–	–	+	–	–	+
	7	±	±	–	–	–	+++	–	–	+++
	10	±	±	–	±	–	+++	–	–	+++
E.f	3	–	–	–	–	–	–	–	–	+
	7	–	–	–	–	–	–	–	–	+
	10	–	–	–	–	–	±	–	–	++
T.g	3	±	–	–	–	–	++	–	–	++
	7	++	–	–	–	–	+++	–	–	+++
	10	++	–	–	–	–	+++	–	–	+++
C.a	3	+	+	–	+++	–	+++	–	–	+++
	7	++	++	–	+++	–	+++	–	–	+++
	10	+++	+++	–	+++	–	+++	–	–	+++

注：–：菌种不发育生长，±：菌落生长直径<0.6cm，+：菌落生长直径<1cm
++：菌落生长长直径<1.5cm，+++：菌落生长直径>1.5cm

表4　药基法移种后真菌生长情况

菌种	被试药物								对照
	水煎剂				乙醇浸剂				30%乙醇
	2.79%	5.58%	11.16%	22.32%	2.79%	5.58%	11.16%	22.32%	
T.r	–	–	–	–	–	–	–	–	–
E.f	–	–	–	–	–	–	–	–	–
T.g	–	–	–	–	–	–	–		
C.a			–	–	+	–	–	–	

注：–：菌种不发育生长　+：菌种发育生长

表5　试验组和对照组疗效结果

病种	试验组					对照组				
	总例数	痊愈	好转	无效	总有效	总例数	痊愈	好转	无效	总有效
股癣	52	42	8	2	50	45	27	13	5	40
女阴阴道念珠菌病	40	33	7	–	30	33	19	12	2	31
龟头包皮念珠菌病	6	6	–	–	6	3	2	1	–	3
腹股沟念珠菌病	1	1	–	–	1	–	–	–	–	
阴囊念珠菌病	1	1	–	–	1	–	–	–	–	
合计	100	85	15	2	98	83	49	27	7	76

（四）真菌细胞的正常超微结构

国内有学者报告T.r的细胞壁是二层结构[13]，而笔者隐约可见三层，外、内层电子密度较高，中层电子密度较低。T.g胞壁分二层，与林氏[14]报告相同。E.f的胞壁结构手头文献未见报道，笔者所见是明显电子密度呈高、低、高的三层。国外学者观察C.a的胞壁分三层[27]，而笔者所见是外电子致密，内电子较稀的二层，与国内席氏[51]报告相同。笔者还在E.f、T.r、T.g的胞浆内见到较多呈漩涡状的多层膜结构，国外和国内有的学者称之为同心膜系统[16]或多层膜系统呈同心轴样环绕[13]。关于它的形成和功能手头文献未见详细报道。

（五）香莲复方抗真菌作用机理的探讨

国内外抗真菌药物作用机理的研究已初步知道抗真菌的西药和中草药对真菌的细胞壁、细胞膜和细胞器都有破坏作用[12,17,18-23]，并能干扰和抑制真菌细胞的生化代谢过程[24-26]。本研究比较全面地观察了中药复方对多种真菌细胞超微结构的影响，见到香莲复方对T.r、E.f、T.g、C.a的胞壁、胞膜、胞质和胞核都有明显破坏作用，因而笔者推测：香莲复方对其真菌细胞的杀伤是多层次多途径的，其作用机理可能主要是通过对真菌细胞壁、细胞膜的直接破坏和干扰抑制真菌细胞的生化代谢过程而使真菌死亡。药物对胞壁的破坏是整个破坏过程中的关键。药物作用分子水平上的靶子有可能分别是胞壁中的几丁质、葡聚糖、甘露聚糖和质膜中的类脂分子、蛋白质、麦角固醇。

（六）疗效分析

中药香莲复方外用治疗股癣和外阴念珠菌病不管是单个病种痊愈率和有效率还是两个病种的总痊愈率和总有效率均明显高于西药对照组。经统计学检验，它们的疗效差别有非常显著或显著意义（$P<0.01$或0.05），

可以认为中药香莲复方外用治疗股癣和外阴念珠菌病的疗效优于3%克霉唑霜。另外，试验组的痊愈时间比对照组短，在整个治疗过程中没有发现接触过敏反应，病人普遍反映该药使用方便，气味芳香，清凉止痒效果比较好。

结　语

本研究通过抗真菌的抑菌试验和电镜观察，证实香莲复方有较强的抑杀菌作用，制成外洗液和外用霜治疗股癣和外阴念珠菌病取得了较好的疗效。鉴于目前临床尚缺乏疗效很高、毒副作用又很低的理想抗真菌药，我们是否可以从中医中药这个大宝库中去寻找这样的药物呢？本研究只是在这方面做了一点初步尝试。

（致谢：中山医科大学孙逸仙纪念医院真菌室邓锦惠老师；广州中医学院电镜室雷娓娓讲师；广东省中医院皮肤科全体同道，妇科李丽云副教授、吴珍惠主治，药剂科何伟棠主任，焦晓兰药师；中山市中医院妇科李红医师等。）

参考文献

[1] 孙迅，等. 中药(丁香、考香、桂皮、大黄)浸出液对致病性真菌抗菌作用研究. 中华医学杂志，1958，4(8)：754.

[2] 曹仁烈，等. 中药水浸剂在试管内抗皮肤真菌的观察. 中华皮肤科杂志，1957，(4)：287.

[3] 郑武飞. 普通中草药对致病性及非致病性真菌的抗菌力. 中华医学杂志，1952，(38)：315.

[4] 张致中. 紫草对皮肤真菌抗菌力的初步实验报. 中华皮肤科杂志，1953，1(1)：21.

[5] 孙云仙，等. 几种常用溶剂抗真菌作用的实脸观察. 安徽医科大学学报，1984，(2)：146.

[6] 吴绍熙，等. 土荆皮抗真菌的实验临床及药理研究. 中华皮肤科杂志，1960，(1)：18.

[7] 岌梅金，等. 肉桂醛尿素抗真菌作用的研究及临床观察. 临床皮肤科杂志，1988，(2)：76.

[8] 曹松年，等. 中药复方及单味药对真菌的抑菌作用. 中华医学杂志，1962，(12)：781.

[9] 第三军医大学附一院皮肤科. 167种中草药试管内对部分表浅霉菌抑制试验初步观察. 重庆医药，1916，(5)：68.

[10] 孙迅. 中药对某些致病性皮肤癣菌抗菌作用研究. 中华皮肤科杂志，1958，(3)：210.

[11] 宋兆友. 80种中药抗霉菌的实验和临床观察初报. 中华皮肤科杂志，1981，(1)：50.

[12] 俞晓峰，等. 过氧化氢对白念珠菌超微结构及通透屏障影响. 第三军医大学学报，1988，(3)：222.

[13] 孙曾拯，等. 红色毛癣菌的超微结构初步观察. 临床皮肤科杂志，1986，(2)：58.

[14] 林元珠，等. 姜黄油抗真菌作用的超微结构研究. 中国皮肤性病学杂志，1990，(2)：67.

[15] 席丽艳，等. 肉桂醛体外抗真菌作用初探. 中华皮肤科杂志，1989，(1)：24.

[16] 王建华，等. 孢子丝菌超微结构观察. 中华皮肤科杂志，1986，(6)：333.

[17] 俞晓锋，等. 过氧化氢对白念珠菌超微结构及酸性磷酸酶影响. 消毒与灭菌，1987，(4)：183.
[18] 洪盈，等. AF821的合成，抗真菌活性及对真菌超微结构影响. 沈阳药学院学报，1988，(3)：174.
[19] 卢玉娟，等. 土荆皮等三种中药抗真菌作用的超微结构观察. 中华医学杂志，1983，(1)：14.
[20] 辽宁中医学院. 复方黄柏Ⅰ号对白念珠菌定居及毛癣菌超微结构影响. 辽宁中医杂志，1987，(8)：30.
[21] 张福洲，等. 醋酸抗真菌作用的超微结构研究. 临床皮肤科杂志，1988，(5)：234.
[22] 侯幼红，等，七种中草药对白念珠菌体外粘附的影响及电镜观察. 中国皮肤性病学杂志，1990，(3)：136.
[23] Steinlnetz. Transmission and scanning electro-micoscopy study of the action of sage and rosemary essential oils and eucalyptol on C, a Mycoses, 1988, (1): 40-51.
[24] 俞晓锋. 抗真菌药对白念珠菌作用机理研究进展. 国外医学・微生物学分册，1989，(3)：130.
[25] 席丽艳. 抗真菌药物作用机理实验研究进展. 国外医学・皮肤科分册，1988，(5)：268.
[26] 蒋明方译. 抗真菌剂的作用机理. 国外药学・抗生素分册，1988，(1)：67.
[27] 侯幼红. 白念珠菌致病方式的研究进展. 国外医学・皮肤科分册，1990，(5)：268.

（广州中医学院学报，1991，8(2，3)：170.）

香莲复方治疗细菌和滴虫性阴道炎的疗效观察

广东省中医院　　范瑞强　梁君儿　黎月英
广州市妇婴医院　张宝屏

1992年7月至11月，我们应用自拟的香莲复方制剂外用治疗细菌性阴道炎和滴虫性阴道炎共22例，取得了较好的疗效。现将结果报告如下：

一、一般资料

本组22例病人均为妇科门诊患者，其中细菌性阴道炎16例、滴虫性阴道炎6例。年龄最小18岁，最大45岁；已婚19例、未婚3例（其中2例有性生活史）；病程1周内的10例、1周至1个月的10例、3个月以上的2例。

诊断标准　病人具有外阴瘙痒、阴道分泌物增多等典型临床表现，取阴道分泌物直接显微镜检查找病原体（细菌或滴虫）阳性。

二、治疗方法

病人先用10%香莲复方外洗液500~1000毫升冲洗外阴阴道，然后用30%香莲复方外用霜涂搽外阴阴道，每天1~2次。病人治疗前一周和治疗期间停用一切其他有关药物。治疗期间观察病人外阴瘙痒和阴道分泌物增多症状是否减轻，外阴和阴道内的炎症充血表现是否减退，有无皮肤黏膜刺激及过敏反应。治疗结束时取阴道分泌物找病原体看是否阴转。12天为一个疗程，疗程结束时判定疗效。

三、治疗结果

1. 疗效标准　痊愈：临床症状全部消失，阴道分泌物找病原体阴性；显效：临床症状基本消失，阴道分泌物找病原体阴性；好转：临床症状明显减轻，阴道分泌物找病原体阴性或阳性；无效：临床症状不减轻，阴道分泌物找病原体阳性。

附表　香莲复方治疗细菌、滴虫性阴道炎的疗效

病种	总例数	痊愈	显效	好转	无效	总有效(%)
细菌性阴道炎	16	11	2	2	1	15(93.7)
滴虫性阴道炎	6	3	0	2	1	5(83.3)
合计	22	14	2	4	2	20(90.9)

2. 治疗效果　香莲复方制剂外用治疗细菌性阴道炎和滴虫性阴道炎的痊愈率为63.6%，有效率为90.9%，详见附表。

四、讨论

香莲复方主要由藿香、黄连、龙胆草、百部等中药组成，具有清热燥湿、杀虫止痒的功效。笔者曾用香莲复方进行过抗真菌的抑菌试验和电镜观察，证实香莲复方在2.79%以上浓度对常见皮肤癣菌和白念珠菌有较强的抑杀作用，其治疗股癣和外阴阴道念珠菌病的总有效率为98%。

为了进一步探讨香莲复方的药效作用，最近笔者曾用香莲复方进行了抗细菌和抗滴虫试验，结果发现香莲复方对金黄色葡萄球菌、表皮葡萄球菌、大肠杆菌、淋病双球菌和阴道毛滴虫有较好的抑杀作用。现我们用香莲复方制剂初步观察治疗细菌性阴道炎和滴虫性阴道炎，取得了有效率达90.9%的疗效。治疗过程中没有发现皮肤黏膜刺激、过敏反应和其他毒副作用，病人普遍反映该药气味芳香、使用方便、止痒效果好。

（实用医学杂志，1994，10(3)：301-302.）

香莲复方制剂治疗体股癣、花斑癣疗效观察

范瑞强[1]　杨玉莲[2]
1.广东省中医院皮肤科(广州510120)；
2.中山医科大学孙逸仙纪念医院皮肤科

* 广东省科委基金资助课题

我们于1992年6-10月用中药香莲复方制剂治疗体股癣、花斑癣患者85例，取得了较好的疗效。

临 床 资 料

85例均为皮肤科门诊患者。诊断标准参照《临床皮肤病学》[1]，具有体股癣、花斑癣的典型皮疹表现，自觉瘙痒，皮损镜检真菌阳性。将符合观察条件的患者随机分为治疗组和对照组。

治疗组65例，男64例，女19例，年龄18~60岁，平均35岁；病程1周~10年；其中体癣15例，股癣35例，花斑癣15例；体癣发生在耳部2例，面部1例，躯干5例，上肢3例，下肢4例；股癣单侧发病3例，双侧发病23例；花斑癣15例均发生在躯干部；瘙痒程度轻度、中度、重度各为15例、30例、20例。

对照组20例，男12例，女8例，年龄17~60岁。平均40岁；病程2周~10年；其中体癣4例，股癣12例，花斑癣4例；体癣发生在面部1例，躯干2例，下肢1例；股癣单侧发病2例，双侧发病10例；花斑癣4例均发生于躯干部；瘙痒程度轻度、中度、重度各为5例、10例、5例。

治 疗 方 法

中药香莲复方由丁香、藿香、黄连、龙胆草、百部、枯矾、薄荷脑、冰片等药物组成。由本院制剂室制成外洗液（含生药100%）、外用霜（含生药30%）和喷雾剂（含生药30%）三种剂型。

治疗组：体股癣患者用稀释成10%浓度的香莲外洗液浸泡患处20~30min，每天1次，同时外擦30%香莲外用霜，每天2次；花斑癣患者用30%香莲喷雾剂直接喷射皮损处，每天2~3次。

对照组：体股癣患者用0.02%高锰酸钾溶液外洗浸泡患处20~30min，每天1次，同时外擦3%克霉唑霜，每天2次；花斑癣患者用60%酒精喷雾剂直接喷射皮损处，每天2次。两组患者均以4周判定疗效，治疗期间不用其他内服和外用药物。

结 果

疗效标准痊愈：皮损和瘙痒症状全部消失，直接镜检查找真菌阴性；显效：皮损和瘙痒症状减轻60%以上，直接镜检查找真菌阴性；有效：皮损和瘙痒症状减轻30%~60%，直接镜检查找真菌阳性或阴性；无效：皮损和瘙痒症状减轻＜30%，直接镜检查找真菌阳性。

治疗组痊愈21例，显效17例，有效22例，无效5，总有效率92.3%；对照组痊愈6例，显效3例，有效6例，无效5例，总有效率75%，经x^2检验，有显著性差异（$P<0.05$）。体股癣及花斑癣的疗效见附表。

治疗组21例痊愈者中，1周痊愈3例，2周痊愈4例，3周痊愈6例，4周痊愈8例；对在疗程结束时尚未痊愈的患者，继续用药，多数治愈，提示用药时间长短与疗效有一定关系。有效患者一般在用药的第3~4天开始出现疗效，表现为皮损颜色减退、范围缩小、瘙痒减轻。治疗过程中没有发现皮肤过敏和毒副反应。

随访结果　治疗组中痊愈者中15例（股癣8例、体癣7例）随访1年，结果3例股癣患者第2年夏天皮疹复发。

附表　体股癣、花斑癣疗效（例）

组别	病种	总例数	痊愈	显效	有效	无效	总有效率（%）
对照	体癣	4	2	0	2	0	100
	股癣	12	4	2	4	2	83.3
	花斑癣	4	0	1	0	3	25
治疗	体癣	15	11	3	1	0	100
	股癣	35	10	12	11	2	94.3
	花斑癣	15	0	2	10	3	80

讨 论

中医学认为本病主要是由于湿、热、虫三邪所致。根据中医的理论并结合现代医学的认识，笔者用中药组成的香莲复方治疗各种皮肤癣病，方中黄连、龙胆草苦寒清热燥湿，丁香、藿香气味芳香化湿，共为君药；百部、枯矾为臣药，能杀虫燥湿止痒，佐以薄荷脑、冰片清凉杀虫止痒，诸药合用共奏清热燥湿、杀虫止痒之功效。有文献报道黄连、龙胆草、丁香、藿香等单味中药在实验室中可抑制致病皮肤真菌的生长[2]，笔者亦曾用香莲复方制剂进行过体外抗真菌试验和电镜观察，证实抗真菌作用比单味中药好[3]。香莲复方制剂临床除用于治疗体股癣、花斑癣外，对手足癣、外阴阴道念珠菌病、细菌性阴道炎、滴虫性阴道炎及其他外阴瘙痒性皮肤病亦有较好疗效。

参 考 文 献

1. 赵辨.临床皮肤病学.第2版.南京：江苏科学技术出版社，1989：392-393.
2. 宋兆友.80种中药抗霉菌的实验和临床观察.中华皮肤科杂志，1981，(1)：50.
3. 范瑞强.中药香莲复方外用治疗股癣及外阴念珠菌病的实验和临床研究.广州中医学院学报，1991，8(2,3)：170.

（中国中西医结合杂志，1994，14(10)：614-615.）

中药香莲复方抗真菌作用的研究

广东省中医院皮肤科　范瑞强　鲁长明*

为了寻找治疗皮肤真菌病的有效中药外用制剂，最近我们进行了香莲复方抗真菌作用的试验观察，现将结果报告如下：

材料与方法

1. 试验药物　中药香莲复方主要由丁香、藿香、黄连、龙胆草等中药组成，将其制成A、B两液供实验用。其中A液的制备方法是将方中含有挥发性成分的药物用乙醇浸提，其余药物用水煎煮提取，然后混合，原液含生药100%；B液的制备方法是将方中含有挥发性成分药物用蒸馏法提取，其余药物用水煎煮提取，然后混合，原液含生药88%。

2. 试验菌种　选用新近分离的常见皮肤致病真菌共计6种12株作为试验菌种。其中红色毛癣菌（Tr）3株；石膏样毛癣菌（Tg）3株；絮状表皮癣菌（Ef）1株；石膏样小孢子菌（Mg）1株；白念珠菌（Ca）2株：花斑癣菌（Mf）2株。

3. 药物培养基　用倍比稀释法，将香莲复方A液和B液分别配制成含生药5%、2.5%、1.25%、0.625%和4.4%、2.2%、1.1%、0.55%四个浓度的沙氏药物培养基供试验用。

4. 对照培养基　按常规制备不含药物的和含2%乙醇的沙氏培养基用作对照。

5. 接种与观察方法　在接种柜内用白金针（环）挑取约米粒大的被试菌种分别接种于上述各种培养基上，置于25℃恒温箱内培养14天。分别在培养的第4、7、14天观察记录菌块的生长情况。然后将培养14天不生长的菌块移种于普通沙氏基中再培养14天。判定标准：与空白对照管比较，菌块培养14天不生长为抑菌作用，移种后14天不生长为杀菌作用。

结果中药香莲复方A液和B液抗真菌试验结果见附表。

附表　香莲复方抗真菌实验结果

菌种	香莲复方								对照	
	A液				B液				2%乙醇	空白对照
	5%	2.5%	1.25%	0.625%	4.4%	2.2%	1.1%	0.55%	沙氏基	沙氏基
Tr_1	–	–	–*	±	–	–	–*	±	+	+
Tr_2	–	–	–*	±	–	–	–*	–	+	+
Tr_3	–	–	–*	±	–	–	–*	–	+	+
Tg_1	–	–	–	±	–	–	–	±	+	+
Tg_2	–	–	–	±	–	–	–	–	+	+
Tg_3	–	–	–	±	–	–	–	±	+	+
Mg	–	–	–*	–	–	–	–*	–	+	+
Ef	–	–	–*	–	–	–	–*	–	+	+
Ca_1	–*	+	+	+	–	–*	+	+	+	+
Ca_2	–*	+	+	+	–	–*	+	+	+	+
Mf_1	–	+	+	+	–	+	+	+	+	+
Mf_2	±	+	+	+	±	+	+	+	+	+

注：–表示不生长，± 表示第14天少许生长，+表示正常生长，*表示移种后不生长

讨　　论

中药香莲复方是笔者根据中医理论和结合现代医学认识所组成的外用方，具有清热燥湿、杀虫止痒的功效，临床主用于治疗皮肤癣病、外阴念珠菌病和其他外阴瘙痒性疾病。本试验结果证实香莲复方对常见的皮肤致病真菌Tr、Tg、Ef、Mg、Ca、Mf有较强的抑菌和杀菌作用，为临床用药提供了实验室依据。国内文献报道，单味中药丁香、藿香的浸出液抗真菌效力强于水煎剂[1,2]。考虑到水煎剂的抗菌力不如乙醇浸剂的原因可能和煎煮时药物挥发性成分丢失有关，故本研究的实验药液采用了将有挥发性成分的中药用乙醇浸提（A液）或用蒸馏法提取（B液），其余药物用水煎煮，然后混合的制备方法，以观察它们的抗真菌效力有无差异。结果是B液的抗真菌效力比A液强，提示B液的制备方法可以更好地提取药物中的抗真菌有效成分。

建国以来我国学者在实验室中筛选出了一批具有抗真菌作用的单味中药[3]，但目前实际临床应用研究以及中药复方抗真菌作用的研究开展不多。笔者认为今后应加强这方面的研究工作，充分利用丰富的中草药资源，开发研究出具有良好抗真菌作用的中药外用新制剂。

参考文献

1. 孙迅，等. 中药(丁香、藿香、桂皮、大黄)浸出液对致病性真菌抗菌作用研究. 中华医学杂志，1958，4(8)：754.
2. 曹仁烈，等. 中药水浸剂在试管内抗皮肤真菌的观察. 中华皮肤科杂志，1957，(4)：287.
3. 秦万章. 皮肤病研究. 上海：上海科技出版社，1990：305.

*中山医科大学孙逸仙纪念医院

(实用医学杂志，1995，11(1)，67-68.)

复方香莲外洗液和外用霜治疗外阴阴道念珠菌病的临床观察*

范瑞强　李丽芸*　梁君儿*　黎月英*　李　红**
广东省中医院皮肤科(邮政编码510120)

* 广东省科委基金资助课题，* 广东省中医院妇科，
** 广东中山市中医院妇科

我们用随机对照的方法进行了复方香莲外洗液和外用霜治疗外阴阴道念珠菌病的疗效观察，现将结果报告如下。

资料与方法

一、临床资料

本组58例均为妇科门诊患者，年龄18~45岁，已婚53例，未婚5例(均有性生活史)，病程3天~6年，其中1月以内的46例。所有病人均有外阴瘙痒的临床表现，其中伴外阴潮红的40例，豆渣或凝乳样分泌物的44例，奶黄色分泌物的8例。

二、观察药物

用丁香、藿香、黄连、龙胆草等中药制成外洗液(含生药100%)和外用霜(含生药30%)供临床观察用。

三、观察方法

诊断标准为病人具有外阴瘙痒、外阴潮红、阴道分泌物增多、呈豆渣凝乳样或奶黄色等典型临床表现，阴道分泌物直接镜检念珠菌阳性。对就诊前2周内未使用有关药物治疗，可以追踪观察的病人纳入临床观察。有严重全身性疾病、慢性消耗病、妊娠期以及伴有外阴阴道其他疾病的病人不纳入观察。观察病例分为治疗组和对照组。治疗组病人用复方香莲外洗液稀释成10%冲洗外阴、阴道，每天1次，同时阴道内外涂搽30%复方香莲霜；对照组病人用0.02%高锰酸钾溶液清洗浸泡外阴，每天1次，同时每天用3%苏打水冲洗阴道1次，并在阴道内外涂搽3%克霉唑霜或制霉菌素糊。两组病人均以12天为1疗程，1疗程结束时判定疗效。

疗效标准

痊愈为皮损和自觉症状全部消失，阴道分泌物直接镜检念珠菌阴性。显效为皮损和自觉症状减轻60%以上，阴道分泌物直接镜检念珠菌阴性。有效为皮损和自觉症状减轻30%~50%，阴道分泌物镜检念珠菌阴性或阳性。无效为皮损和自觉症状减轻＜30%，阴道分泌物镜检念珠菌阳性。

结果

治疗组的总有效率为89.7%，对照组为84.2%（$P>0.05$），详见附表。

附表　中药复方香莲液（霜）疗效结果（例）

组别	例数	痊愈	显效	有效	无效	总有效（%）
治疗组	39	24	4	7	4	35（89.7）
对照组	19	8	3	5	3	16（84.2）

讨论

中医认为外阴阴道念珠菌病主要是由于湿、热、虫三邪所致。复方香莲外洗液和外用霜具有清热燥湿、杀虫止痒功效，临床主要用于治疗皮肤癣病、外阴念珠菌病和其他外阴瘙痒性疾病。笔者曾用该药进行过抗真菌的抑菌试验和电镜观察，电镜下见胞壁和胞膜肿胀、松散、破裂、溃溶；胞质和胞核变性溶解，胞内空化。结果证实该药对白念珠菌有较好的杀菌作用。

本组观察结果显示，复方香莲制剂对外阴阴道念珠菌病有较好疗效。治疗过程中病人普遍反映该药气味芳香、止痒效果好，未发现皮肤黏膜过敏反应和其他毒副作用。

（中国皮肤性病学杂志，1996，10（1）：42.）

抗真菌颗粒剂内服配合香莲外洗液外用治疗足癣疗效观察

陈建宏[1]，黄妙珠[2]，何秀玉[2]，王欣[2]，关倩雅[2]，欧阳杰[1]，范瑞强[1]，禤国维[1]
（1．广东省中医院皮肤性病科，广东广州 510120；
2．广州中医药大学附属南海妇产儿童医院，广东佛山 528200）

摘　要：目的：探讨抗真菌颗粒剂内服配合香莲外洗液外用治疗足癣的疗效和安全性。方法：采用随机平行对照单盲法设计，入选病例随机分为治疗组和对照组，治疗组予以抗真菌颗粒剂内服及香莲外洗液外用，对照组单用香莲外洗液外用；2周为1个疗程；分别治疗2个疗程，对停药时及停药2周后的疗效进行分析评价。结果：疗效评价的结论建立在ITT意图治疗分析的基础上；治疗组和对照组相比，其在停药两周时其临床疗效、真菌学清除率、综合疗效以及皮损消退时间均优于对照组（$P<0.05$）；治疗组有1例发生局部皮肤红肿，发生率为3.57%。结论：抗真菌颗粒剂内服配合香莲外洗液外用具有良好的疗效和安全性，值得临床推广运用。

关键词：足癣；抗真菌颗粒剂；香莲外洗液

中图分类号：R756.3　文献标识码：B　文章编号：1000-1719（2010）01-0111-03

足癣的发病，中医认为主要是由于足部多汗，过于潮湿，卫生失理，以致湿、热、虫三邪合而外侵而发病。其治疗主要以外用为主，然而复发率高；笔者根据传统中医理论并结合现代研究成果，以抗真菌颗粒剂内服配合香莲外洗液外用治疗足癣，结果比较满意，现将临床观察结果报道如下。

1　临床资料

1.1　病例资料

全部病例来源于广东省中医院皮肤性病科门诊和病房，共观察合格受试患者66例。其中男51例，女15例，随机分为治疗组和对照组。其中治疗组男26例，女7例；年龄最小23岁，最大56岁，平均（32.14±3.23）岁；纳入前平均病程为（7.15±1.12）个月；男20例为水疱型，6例为擦烂型，女5例为水疱型，2例为擦烂型。对照组中男25例，女8例；年龄最小24岁，最大60岁，平均（33.72±4.24）岁；纳入前平均病程为（7.22±1.32）个月；男20例为水疱型，5例为擦烂型，女5例为水疱型，3例为擦烂型。两组年龄、性别、病程经统计学处理，差异无统计学意义，具有可比性。

1.2 纳入标准

诊断标准参照《中药新药临床研究指导原则》第3辑有关内容[1]。选择水疱型和擦烂型足癣患者。

1.3 排除标准

年龄在18岁以下或是65岁以上，局部合并严重感染及可能干扰诊治的皮肤病；已知对研究药物中的一些成分过敏者；患有严重的心、肝、肾功能损害者；患有神经、精神疾病或严重内分泌疾病者；已知有严重的免疫功能低下，或需长期使用糖皮质激素及免疫抑制剂患者；入选前2周内接受过局部抗真菌药物治疗者；入选前4周内接受过系统抗真菌药物治疗者；入选前4周内参加过其他药物临床试验者。

1.4 剔除标准

纳入后发现不符合纳入标准的病例。依从性差，未按规定用药或擅自服用可能影响疗效的药物。资料不全，无法判定疗效或安全性者。

1.5 退出标准

出现过敏反应或严重不良事件者。试验中病情恶化者。患者不愿意继续进行临床试验者。

1.6 分组及盲法

采用单纯随机化方法。用SAS软件制作随机号和顺序号，采用信封法操作。采用单盲法。研究人员、发药人员及统计人员各自独立。

2 治疗方法

抗真菌颗粒剂（10g/包批准文号：粤Z08122602）；香莲外洗液（120ml/瓶，批准文号：粤Z20071446）；同时制作外形相同、口味相似抗真菌颗粒剂安慰剂，主要成分为辅料。患者均予以内服抗真菌颗粒剂，1次1袋，每日3次；同时外用香莲外洗液，稀释成10%外洗浸泡患处，每次20~30min，每日1次。以2周为1个疗程，治疗2个疗程，停药后随访2周，在用药期间均禁止相关治疗，注意清洁卫生，每日更换袜子。疗程结束后揭盲。

统计方法：临床试验资料经盲态审查后，由统计学专业人员盲态输入电脑；所有数据均应用Excel 2003建立数据库，运用统计软件SAS9.1.3进行统计分析。临床疗效评价和总体疗效评价是单向有序分类资料，运用SAS提供的CMH统计量（Cochran-Mantel-HaenszelStatistic）进行分析。而真菌学评价采用四格表卡方检验。比较皮损消退时间时先对数据的正态性和方差齐性进行验证，若符合正态性和方差齐性则采用成组t检验，若不符合，则采用非参数检验中独立样本比较的Wilcoxon秩和检验。

3 疗效评定标准与结果

3.1 疗效评定标准

包括临床疗效评价、真菌学疗效评价、总体疗效评价及不良反应事件观察。

（1）临床疗效评价：在治疗前、停药时、停药2周后观察临床症状和体征，包括红斑、丘疹、水疱、浸渍糜烂及瘙痒，按照0=无，1=轻，2=中，3=重评分。按痊愈、显效、好转、无效4级标准判定。痊愈即皮损消退，症状消失，症状体征指标改善百分率为100%；显效即症状体征指标改善百分率≥60%，<100%；好转即症状体征指标改善百分率≥20%，<60%；无效即症状体征指标改善百分率<20%或继续加重。受试者在试验过程中始终由同一位研究者负责观察记录。同时比较两组的皮损开始消退时间。

（2）真菌学评价：停药时及停药2周后均进行真菌直接镜检和培养，按照消除、未消除二级标准评价。

（3）总体疗效评价：对临床和真菌学疗效进行综合判断，按照痊愈、显效、好转、无效4级标准判定。痊愈即真菌镜检和培养均阴性，且皮损消退，症状消失，症状体征改善百分率为100%；显效即真菌镜检和培养均阴性，且症状体征指标改善百分率≥60%，≤100%；好转即真菌镜检和（或）培养阳性，且症状体征指标改善百分率≥20%，≤60%；无效即真菌镜检和（或）培养阳性，且症状体征指标改善百分率<20%或继续加重。

3.2 结果

依从性报告与分析：共有61例完成整个疗程，通过询问法判断有较高的依从性；另有5例退出，治疗组3例，对照组2例，均为异地患者，在1个疗程内脱落，未完成1个疗程。采用符合方案集分析（PP）对依从性好且完成试验的受试者进行分析；采用ITT意图治疗分析（intention-to-treat analysis）对全部的受试者进行统计分析。脱落病例根据最后1次临床疗效评价均判为无效病例。并且在总体疗效评价中评价为无效病例(采用ITT分析)。结论建立在ITT意图治疗分析基础上[2]。

（1）临床疗效评价：见表1~3。

表1 两组（符合方案集）在不同时间点的符合方案集分析

时间点/分组	n	痊愈	显效	好转	无效	临床有效率（%）
停药时						
治疗组	30	23	3	1	2	86.67
对照组	31	21	5	2	3	83.87
					χ^2_{CMH}=0.7029	P=0.4018
停药2周后						
治疗组	30	19	8	1	2	90.00

续表

时间点/分组	n	痊愈	显效	好转	无效	临床有效率(%)
对照组	31	6	15	7	3	67.74
					χ^2_{CMH}=8.4036	P=0.0037

注：停药时两组疗效比较（P=0.4018），P>0.05，表明治疗后两组临床疗效比较差别无统计学意义。停药2周后两组临床疗效比较（P=0.00372），P<0.05，表明两组临床疗效比较差别有统计学意义，治疗组临床疗效优于对照组

表2 两组(全部受试者)在不同时间点ITT意图治疗分析分析

时间点/分组	n	痊愈	显效	好转	无效	临床有效率(%)
停药时						
治疗组	33	23	3	2	5	78.79
对照组	33	21	5	2	5	78.79
					χ^2_{CMH}=0.0115	P=0.9145
停药2周后						
治疗组	33	19	8	1	5	81.82
对照组	33	6	15	7	5	63.63
					χ^2_{CMH}=4.8794	P=0.0272

注：停药时两组疗效比较（P=0.9145），P>0.05，表明治疗后两组疗效比较差别无统计学意义。停药2周后两组临床疗效比较（P=0.0272），P<0.05，表明两组临床疗效比较差别有统计学意义，治疗组临床疗效优于对照组

（2）真菌学疗效评价：见表4。

（3）总体疗效评价：见表5。

（4）安全性评价：足癣治疗组有1例发生局部皮肤红肿，发生率为3.57%，对照组用药过程中无不良反应发生，两组比较差异无统计学意义。

表3 两组(符合方案集)皮损开始消退时间比较($\bar{\chi}\pm s$)

组别	n	治疗后开始消退时间(天)
治疗组	30	5.82 ± 1.33
对照组	31	6.87 ± 1.44

注：经检验，两组数据分别符合正态分布，两组比较方差齐性；治疗后两组比较（P=0.0045），P<0.05，表明治疗后两组消退时间比较差别有统计学意义，治疗组皮损消退时间早于对照组

表4 不同时间点真菌学清除率（符合方案集）比较

分组	n	停药时		停药2周后	
		消除	未消除	消除	未消除
治疗组	30	23	7	25	5
对照组	31	22	9	17	14
χ^2		0.2559		5.7721	
P		0.6130		0.0163	

注：采用Pearson卡方进行检验；在停药时比较两组的真菌学清除率构成比较，χ^2=0.2559，P=0.016130，$P>0.05$，表明停药时两组真菌清除率构成差别比较无统计学意义；在停药后2周复诊时比较两组的真菌学清除构成比较，χ^2=5.7721，P=0.0163，$P<0.05$，表明停药后两周真菌学清除率构成比较比较差别有统计学意义，根据数据分析，治疗组消除人数大于对照组，而未消除人数小于对照组，可初步认为两组的真菌学清除率不等，真菌学清除率治疗组优于对照组

表5 结合患者临床疗效和真菌学疗效进行综合疗效比较（全部受试者）

时间点/分组	n	痊愈	显效	进步	无效	总有效率（%）
停药时						
治疗组	33	21	5	1	3	78.79
对照组	33	18	4	5	3	66.67
					χ^2_{CMH}=0.7816	P=0.3767
停药2周后						
治疗组	33	17	8	5	3	75.76
对照组	33	3	14	13	3	51.52
					χ^2_{CMH}=7.8808	P=0.0050

注：停药时两组综合疗效相比较（P=0.3767，$P>0.05$，差别无统计学意义；停药2周后两组总体疗效比较（P=0.0050），$P<0.05$，差别有统计学意义，判断治疗组总有效率优于对照组

4 讨论

足癣属于中医的“田螺疱”范畴。中医认为主要是湿、热、虫三邪所致。另外，我国中医经典医著《黄帝内经》曾记载“正气存内，邪不可干”和“邪之所凑，其气必虚”。反复发作的足癣往往与脾肾不足有关。肾主水，脾主运化。如果肾之阳气不足，气化失常；脾失健运，不能运化水湿，则可致湿邪下注。故治疗上须清热燥湿杀虫治其标，益气健脾补肾以扶其本。本方外用治疗真菌性皮肤病，具有较好的疗效[3-4]。从现代医学分析足癣的反复发作往往与机体的免疫功能低下有关，故主张在抗真菌的治疗过程中伍用提高机体免疫功能的药物。现代药理研究亦表明，此方中茵陈蒿、黄连、肉桂均具有较好的

抗真菌作用[5-6]；黄芪、肉桂、茵陈蒿、黄连还能提高机体免疫功能[7-10]。初步的临床观察结果表明，中药内服外用较单一外用治疗足癣疗效好，治疗组和对照组相比，其在停药后两周临床疗效、真菌学清除率、综合疗效以及皮损消退时间均优于对照组，然而在停药时两组临床疗效、真菌学清楚率、综合疗效上差别无统计学学意义；提示内服药物可能对患者机体的免疫系统有增强作用，体现在长期疗效上就是其临床疗效、总体疗效以及真菌学清除率优于对照组。说明抗真菌颗粒剂内服配合香莲外洗液外用有良好的疗效和安全性，值得临床推广运用。

由于时间限制，未对患者的远期疗效进行追踪随访，且未进行相关免疫学和动物足癣感染模型的研究，有待以后进一步研究充实。

参 考 文 献

[1] 中华人民共和国卫生部. 中药新药临床研究指导原则：第3辑[S]. 北京：人民卫生出版社，1997.

[2] 范瑞强. 中药香莲复方外用治疗股癣及外阴念珠菌病的实验和临床研究[J]. 广州中医学院学报，1991，8（2）：170-175.

[3] 范瑞强，杨玉莲. 香莲复方制剂治疗体股癣，花斑癣疗效观察[J]. 中国中西医结合杂志，1994，14（10）：614-615.

[4] 刘建平. 随机对照试验的依从性和意向性治疗分析[J]. 中国中西医结合杂志，2003，23（12）：884-886.

[5] 于军，苏学今，王丽. 射干、金银花等八种中药抗真菌实验研究[J]. 军医进修学院学报，2007，28（4）：299-300.

[6] 王理达，胡迎庆. 13种生药提取物及化学成分的抗真菌活性筛选[J]. 中草药，2001，32（3）：241-244.

[7] 赵杰，王竞. 黄芪注射液对支气管哮喘模型大鼠的免疫调节作用[J]. 现代预防医学，2007，34（15）：2845-2846.

[8] 黄敬群，罗晓星，王四旺，等. 桂皮醛抗肿瘤活性及对S180荷瘤小鼠免疫功能的影响[J]. 中国临床康复，2006，10（11）：107-110.

[9] 孙静文，张伟. 中药对梗阻性黄疸患者术后免疫调节的研究[J]. 陕西中医，2006，27（1）：14-16.

[10] 台卫平，罗和生. 黄连素对HT-29人结肠癌细胞系Ca_2^+的抑制作用[J]. 世界华人消化杂志，2003，11（10）：1642-1644.

（辽宁中医杂志，2010，（1）：15.）

香莲栓剂制剂处方的正交设计优选

郑少文，廖晓琼，袁小红*
（广州中医药大学第二临床医学院，广东广州　510006）

**基金项目：国家“十一五”科技支撑计划
（No.2008BA I53B04）**

摘　要：目的 优选香莲栓剂的制剂处方。**方法** 用正交设计法对香莲栓剂的制剂处方进行筛选，以脱模时间、外观、1h体外溶出度的综合评分为指标，评价香莲栓剂的质量。**结果** 优选出该栓剂的最佳的制剂处方为：浸膏与基质间比例为1∶3，混合脂肪酸甘油酯（36型，36#）与蜂蜡和聚氧乙烯（40）单硬脂酸酯（S-40）之和间的比例为16∶1，蜂蜡与聚氧乙烯（40）单硬脂酸酯的比例为2∶3。**结论** 该处方设计合理，制剂工艺可行，优选出的最佳制剂处方经验证，其结果稳定、可靠，所制备的香莲栓剂色泽均匀、外观光滑，融变时限、1h的溶出度等均符合规定。

关键词： 香莲栓剂；正交设计；制剂处方
中图分类号：R283　文献标识码：B　文章编号：1008-0805（2010）04-封3-02

香莲外洗液是广东省中医院的院内制剂，主要由丁香、黄连、藿香等中药组成，具有清热燥湿、杀虫止痒的功效，临床上用于治疗各种皮肤病和阴道炎等疾病，对外阴阴道念珠菌病、细菌和滴虫性阴道炎的治疗效果尤其显著，其用于治疗股癣和外阴念珠菌病的痊愈率分别为80.76%和85.41%；有效率分别为96.15%和100%；总痊愈率和总有效率分别为83%和98%。实验研究表明，该方对皮肤真菌、细菌和滴虫有良好的抑杀作用[1]。但由于洗液在治疗阴道炎时只能轻涂患处或用棉纱吸收后置于阴道内，所以存在给药剂量不准确，使用、携带不方便等问题。因此，课题组将其制成栓剂，以提高病人的依从性和提高疗效，并通过正交实验对香莲栓剂的最佳处方组成进行筛选。现报道如下。

1　仪器与试药

1.1　仪器USC-702超声波清洗器（上海波龙电子设备有限公司）；RBY-4融变时限检查仪（天津药典标准仪器厂）；ZRS-RG智能溶出试验仪（天津市天大天发科技有限公司）；UV-2450紫外分光光度计（日本岛津公司）；DK-S26电热恒温水浴锅（上海精宏实验设备有限公司）；BS224S电子天平（北京赛多利斯仪器系统有限公司）。

1.2　试药　香莲浸膏（生药含量4g/ml，由广东省中医院制剂室提供）；混合脂肪酸甘油酯（36型）（湖北东信药业有限公司，批号：090504，符合2005版《中国药典》标准）；蜂蜡（广州杰禾蜂业有限公司）；聚氧乙烯（40）单硬脂酸酯（广州器化医疗设备有限公司）；盐酸小檗碱（中国药品生物制品检定所，批号：0713-9906）；吐温-80（天津市化学试剂厂，批号：20081108）；盐酸（广州化学试剂厂，批号：20061103）

2　方法与结果

2.1　香莲栓剂的制备　按正交实验安排的处方量分别称取水相和油相，于水浴75℃加热使溶解，待两相溶解均匀后，将油相迅速加入水相中，搅拌均匀，约30s后移出水浴继续搅拌使降温，当温度降到40℃左右时，加入预先溶解的丁香油、冰片和薄荷脑的混合溶液，搅拌均匀，待温度降到35℃左右时，将样品迅速注入到已涂好甘油的模具中，室温下冷却，刮去溢出部分，脱模，即得。

2.2　正交实验筛选香莲栓剂的制剂处方

2.2.1　确定因素水平表　根据文献报道[2,3]及预试验情况，确定考察因素为：香莲浸膏、混合脂肪酸甘油酯（36型）（以36#表示）、蜂蜡、聚氧乙烯（40）单硬脂酸酯（以SS-40表示）；其因素水平表见表1。选择$L_9(3^4)$正交表进行正交实验。

表1　因素水平

水平	A	B	C
	浸膏：基质	36#：（蜂蜡+S-40）	蜂蜡：S-40
1	1：4	12：1	4：1
2	1：3	14：1	3：2
3	1：2	16：1	2：3

基质包括36#、蜂蜡和S-40

2.2.2　正交实验结果及方差分析　采用综合评分法评价所制得栓剂的优劣，以脱模时间（Q1）、外观（Q2）、1h出率（Q3）为评价指标进行综合评分，各项指标所占分值比例分别为20%，20%，60%；评分标准为：

Q1：小于等于30min者为10分，大于30min小于40min者为5分，40min尚不能脱模或有粘模者为0分；

Q2：外观颜色均匀，完整光滑，无气泡者为10分；有小量气泡，或表面粗糙，有纹者为8分；过硬或过软，手捏即碎者为5分；颜色不均匀，有分层或有裂缝及大量气泡者为0分；

Q3：以1h的溶出率为判断标准，如100%溶出则为10分，溶出95%则为9.5分，以此类推。

正交实验结果及方差分析分别见表2-3。由表2直观分析可知，各因素对香莲栓剂制备工艺的影响次序为A>B>C，其中$A_2>A_3>A_1$，$B_3>B_2>B_1$，$C_3>C_2>C_1$，A、B因素的R值较大而且接近，而C因素的R值较小，说明A、B为本实验的主要影响因素，方差分析结果也表明，当$\alpha=0.1$时，因素A和因素B均有差异，与直观分析结果一致。综合考虑，初步确定最佳处方为$A_2B_3C_3$，即浸膏与基质间比例为1∶3，混合脂肪酸甘油酯（36型）与蜂蜡和聚氧乙烯（40）单硬脂酸酯（S-40）之和间的比例为16∶1，蜂蜡与聚氧乙烯（40）单硬脂酸酯间的比例为2∶3。

2.3　紫外分光光度法测定溶出液中总生物碱的含量

2.3.1　对照品溶液的制备　将盐酸小檗碱对照品干燥至恒重，精密称取2.0mg，置100ml容量瓶中，加适量0.1mol/L的稀盐酸超声使溶解，再以同浓度的稀盐酸稀释至刻度，摇匀，即得20 μg/ml的盐酸小檗碱标准液，作为贮备液。

2.3.2　样品溶液的制备　取所制香莲栓剂1枚置于0.1mol/L稀盐酸900ml中，于37℃水浴加热使溶解，吸取5ml用0.45 μm的微孔滤膜过滤，得样品溶液。

表2　正交实验方法及结果

试验号	因素				评价指标			综合评分
	A	B	C	D	Q1	Q2	Q3	K
1	1	1	1	1	10	10	5.03	7.02
2	1	2	2	2	10	8	7.78	8.27
3	1	3	3	3	10	10	8.76	9.26
4	2	1	2	3	10	8	9.14	9.08
5	2	2	3	1	10	8	9.90	9.54
6	2	3	1	2	10	10	9.50	9.70
7	3	1	3	2	5	5	9.98	7.99
8	3	2	1	3	10	5	9.97	8.98
9	3	3	2	1	10	5	9.63	8.78
$\overline{K_1}$	24.54	24.09	25.70	25.34				
$\overline{K_2}$	28.32	26.79	26.13	25.96				
$\overline{K_3}$	25.75	27.73	26.78	27.32				
8.18	8.03	8.57	8.45					
9.44	8.93	8.71	8.65					
8.58	9.24	8.93	9.11					
R	1.26	1.21	0.36	0.66				
K_1^2	602.31	580.33	660.49	641.91				
K_2^2	805.25	717.70	682.78	673.71				
K_3^2	662.96	769.17	717.38	746.49				
SS_j	2.49	2.38	0.20	0.69				

表3 方差分析

方差来源	离差平方和	自由度	均方	F	P
A	2.49	2	1.24	5.59	$<0.1^*$
B	2.38	2	1.19	5.36	$<0.1^*$
C	0.20	2	0.10	0.45	>0.1
D	0.69	2	0.345	1.57	>0.1
误差(C+D)	0.89	4	0.22		

$F_{0.1}(2,4)=4.32$

2.3.3 测定波长的确定 以0.1mol/L的稀盐酸作为空白溶液，将上述样品溶液和浓度为6.0 μg/ml的对照品溶液于200~700nm波长范围内进行扫描，结果见图1。可见盐酸小檗碱在230，266，345，430nm波长处均有最大吸取，与文献报道相一致[4]。考虑到峰形及吸收强度等因素的影响，选定345nm作为测定波长。

2.3.4 标准曲线的制备 精密量取“2.3.1”项下的贮备液1.0，2.0，3.0，4.0，5.0，6.0ml，分别置于10ml量瓶中，加0.1mol/L的稀盐酸稀释至刻度，摇匀，制成浓度为2.0~12.0 μg/ml的系列对照品溶液，以0.1mol/L的稀盐酸为空白，在345nm波长处测定其吸光度，以吸光度为纵坐标，浓度为横坐标，绘制标准曲线，结果表明在2.0~12.0 μg/ml范围内浓度与吸光度线性关系良好，标准曲线方程为Y =93.234 X −0.0035，r =0.9998(n=6)。

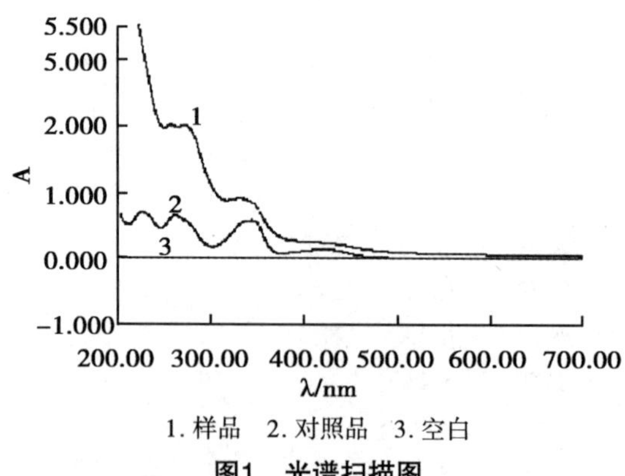

1. 样品 2. 对照品 3. 空白

图1 光谱扫描图

2.3.5 精密度实验 取上述浓度为3.0 μg/ml的盐酸小檗碱对照品溶液，同日内重复测定吸光度6次，日内RSD为0.40%；同法在第0，1，2，3，4，5天分别测定吸光度，测得日间RSD为0.28%(n=6)。

2.3.6 稳定性实验 取上述浓度为3.0 μg/m的盐酸小檗碱对照品溶液和

"2.3.2"项下的样品溶液，分别在0，2，4，8，12，24，48h测定其吸光度，结果表明盐酸小檗碱和样品在48h内稳定，RSD分别为0.78%和0.85%。

2.3.7 加样回收率实验 取已知浓度的香莲药液6份每份5ml置于10ml容量瓶中，分别加入一定量的贮备液，定容后按"2.3.4"项下方法测其吸光度，计算回收率。结果见表4。

表4 加样回收率实验结果

序号	样品含量/μg	对照品加入量/μg	实测总量/μg	回收率（%）	平均回收率（%）	RSD（%）
1	3.2	2.048	5.3	102.5	98.9	3.0
2	3.2	2.048	5.3	102.5		
3	3.2	3.072	6.2	97.7		
4	3.2	3.072	6.2	97.7		
5	3.2	4.096	7.1	95.2		
6	3.2	4.096	7.2	97.7		

2.4 溶出度测定方法 按《中国药典》（2005版）[5]Ⅱ部附录XC溶出度测定法项下规定操作，溶出介质为0.1mol/L的稀盐酸900ml，温度（37±0.1）℃，转速（100±1）r/min，取各正交试验号下栓剂6枚，分别投入6个溶出杯内，自栓剂接触溶出介质起立即计时，于1h取样5ml，每次取样操作在30s内完成。样品液用0.45μm的微孔滤膜过滤，取续滤液冷却至室温后按"2.3.4"项下方法测定吸光度。

2.5 验证实验 为保证制剂工艺的重复性和可行性，对优选的最佳处方进行验证实验。结果见表5。

表5 验证实验

批号	评价指标			综合评分	平均得分
	Q1	Q2	Q3		
09071501	10	10	9.995	9.997	9.91
09071502	10	10	9.802	9.881	
09071503	10	10	9.765	9.859	

n=6

由表5结果可见，其3批的综合评分均高于正交实验中的最高分，证明优化处方可行，重现性好，其融变时限均符合《中国药典》要求，所以筛选出的制剂处方为$A_2B_3C_3$。

3 讨论

从光谱扫描图可以看出，空白溶液在各波长处几乎无吸收，盐酸小檗碱和样品在300nm波长以下的吸收峰峰形尖锐，345nm与430nm的吸收峰峰形圆钝，更适合紫外分光光度法的测定波长，而345nm处的吸光度比430nm处强，因此我们选择了345nm作为测定波长。

关于溶出介质的选择，研究考虑到女性的阴道内pH值呈酸性，而且处方中含有多种生物碱，它们在酸性环境下的溶解度比较大，故选择0.1mol/L盐酸溶液作为本实验的溶出介质，不仅价廉易得，而且有利于生物碱从介质中溶出，贴近体内制剂溶出环境。

本实验所用混合脂肪酸甘油酯（36型）为脂溶性基质，在溶出度测定时若采用转篮法，则容易堵塞孔眼，从而造成测定结果不准确，故选择桨法。

参 考 文 献

[1] 范瑞强. 中药香莲复方外用治疗股癣及外阴念珠菌病的实验和临床研究[J]. 广州中医学院学报，1991，8（2，3）：170.

[2] 胡容锋，朱家壁，彭代根，等. 综合评分法优化银杏叶分散片处方[J]. 中国实验方剂学杂志，2006，12（2）：7.

[3] 朱小勇，徐冬英，陈卫卫. 正交实验优选消痤颗粒剂的成型工艺[J]. 时珍国医国药，2009，20（1）：111.

[4] 温坚，李芳，林三清，等. 紫外分光光度法测定三消丹胶囊中盐酸小檗碱的含量[J]. 中国药师，2009，12（5）：589.

[5] 国家药典委员会. 中国药典，Ⅱ部[S]. 北京：化学工业版社，2005：附录75.

（时珍国医国药，2010，21（4）：3-4.）

萘替芬酮康唑乳膏与两种中药制剂合用治疗角化过度型足癣临床观察

广东省中医院皮肤科　廖列辉，梁海莹，范瑞强

[摘要] 目的：观察萘替芬酮康唑乳膏分别联合中药复方香莲外洗液、抗真菌颗粒剂治疗角化过度型足癣的临床疗效。方法：将120例角化过度型足癣患者随机分为A组40例（萘替芬酮康唑乳膏外用联合温水外洗）、B组40例（萘替芬酮康唑乳膏外用联合中药抗真菌颗粒剂口服）和C组40例（萘替芬酮康唑乳膏联合中药复方香莲外洗液外用），观察3组患者的临床疗效和真菌学疗效。结果：停药后2周时，A，B和C三组的痊愈率分别是34.21%，57.89%和82.50%，有效率分别是68.42%，89.47%和97.50%，真菌清除率分别是89.47%，92.11%和100.00%。C组和B组的痊愈率、有效率均明显高于A组（P均<0.05）；C组的痊愈率明显高于B组（$P<0.05$），有效率则略高于B组，但两者相比无明显差异

（$P>0.05$）。C组的真菌清除率明显高于A组（$P<0.05$）；C组与B组、B组与A组的真菌清除率比较均无明显差异（P均>0.05）。结论：萘替芬酮康唑乳膏分别与中药复方香莲外洗液、抗真菌颗粒剂联合治疗角化过度型足癣均取得较好的疗效和安全性。

[关键词] 角化过度型足癣；萘替芬；酮康唑；中药制剂

[中图分类号] R756.3 [文献标识码]B [文章编号] 1001-7089(2010)04-0326-02

足癣是致病性皮肤丝状真菌在足部引起的皮肤病，在我国南方尤为多见。角化过度型足癣是足癣中较为难治的一类，不同程度地影响着患者的生活质量。笔者于2008年3月-2009年6月采用萘替芬酮康唑乳膏分别联合中药抗真菌颗粒剂和复方香莲外洗液治疗角化过度型足癣，取得了较好的疗效，结果报告如下。

1 病例与方法

1.1 病例入选和排除标准 入选患者均为本科门诊就诊者，符合过度角化型足癣的典型临床表现[1]：皮肤角化过度、粗糙，无汗、皲裂等，无水疱及脓疱；真菌直接镜检阳性；中医辨证均为湿热下注型；年龄15~70岁；性别不限。排除标准：局部有严重细菌感染或可能干扰治疗的其他皮肤病；对已知药物过敏者；伴有严重的系统性疾病者；长期应用免疫抑制剂或糖皮质激素；2个月内系统应用过抗真菌药或2周内局部外用过抗真菌药者；治疗及随访期间用过其他抗真菌药或可能影响疗效的其他药物者；妊娠或哺乳期妇女；违反治疗方案者、没有完成疗程者、不能按时随访者。

1.2 治疗方法 按就诊顺序用随机数字表法分为A，B，C三组，每组40例。A组温水外洗并浸泡患处，每次10~15min，再外用萘替芬酮康唑乳膏（必亮，重庆华邦制药有限公司），均1次/d，疗程4周；B组口服抗真菌颗粒剂1袋（广东省中医院自制制剂，10g/袋，主要成分为茵陈、黄连、诃子、炙黄芪、肉桂、甘草等），3次/d，并外用萘替芬酮康唑乳膏，1次/d，疗程2周；C组取复方香莲外洗液（广东省中医院自制制剂，100ml/瓶，浓度100%，主要成分为：丁香、藿香、黄连、百部等）稀释成10%外洗浸泡患处20~30min，再外用萘替芬酮康唑乳膏，均1次/d，疗程2周。

1.3 观察方法 分别在治疗前、停药时及停药后2周时对患者的症状和体征按瘙痒、红斑、丘疹、鳞屑、角化、皲裂等指标进行判断评分。计分方法：每例患者均由同一位医师负责观察、评分并记录疗效，症状及体征按4级评分法记分，0=无，1=轻，2=中，3=重。治疗前、后对患处进行真菌直接镜检。

1.4 疗效判定标准 临床疗效以用药后疗效指数为评定依据。疗效指数=（治疗前总积分–治疗后总积分）/治疗前总积分×100%。痊愈为症状和体征完全消失，疗效指数为100%，真菌直接镜检阴性；显效为症状和体征明显好转，疗效指数≥60%，真菌直接镜检阴性；进步为症状和体征好转，疗效指数为≥20%，真菌直接镜检阴性或阳性；无效为症状和体征无明显变化，疗效指数<20%，真菌直接镜检阳性。有效率以痊愈加显效计算。

1.5 统计学方法 采用SPSS13.0软件，计数资料采用χ^2检验，计量资料采用t检验，$P<0.05$为差异有统计学意义。

2 结果

2.1 一般资料 共入选120例患者，其中2例（A组和B组各1例）在试验过程中脱落，2例（A组和B组各1例）因合并应用其他抗真菌药物被剔除，共116例患者完成临床观察。三组患者在性别、年龄、病程、治疗前症状体征总积分等比较，差异均无统计学意义（P均>0.05），见表1。

表1 三组患者的一般资料比较（$\bar{\chi}\pm S$，n）

TAB.1 Comparision of general data in three group

Group	Case	Sex (male/female)	Age (year)	Pathogenesis (year)	Total Sore
A	38	22/16	31.79 ± 10.89	5.09 ± 5.27	9.76+3.69
B	38	19/19	32.26 ± 11.48	5.70 ± 5.63	9.63 ± 3.98
C	40	23/17	32.90 ± 10.08	5.74 ± 5.09	9.83 ± 3.84

2.2 临床及真菌学疗效 见表2。停药后2周时，C组的痊愈率、有效率均明显高于A组（χ^2=18.78，11.86，P均<0.05）；B组的痊愈率、有效率亦明显高于A组（χ^2=4.29，5.07，P均<0.05）；C组的痊愈率明显高于B组（χ^2=5.67，P<0.05），但有效率略高于B组，两者相比无明显差异（χ^2=2.09，P>0.05）。C组的真菌清除率明显高于A组（χ^2=4.44，P<0.05）；C组与B组的真菌清除率比较无明显差异（χ^2=3.28，P>0.05）；B组与A组的真菌清除率比较无明显差异（χ^2=0.16，P>0.05）。

表2 停药时和停药2周后各组的临床及真菌学疗效观察（例）

TAB.2 Obseration of clinical therapeutic effect and mycological effect after treatment and in two weeks after treatment Cases

Group	Case	After treatment					In two weeks after treatment				
		Recovery	Excellence	Improvement	Uselessness	Fungal clear Ance (%)	Recovery	Excellence	Improvement	Uselessness	Fungal clear Ance (%)
A	38	10	12	8	8	30(78.95)	13	13	8	4	34(89.47)
B	38	14	13	8	3	33(86.84)	22	12	4	0	35(92.11)
C	40	21	13	5	1	38(95.00)	33	6	1	0	40(100.00)

2.3 不良反应 A组有1例局部出现轻度灼热感，继续用药后自行消失；B组有1例服药后出现轻度胃肠反应，继续用药后症状逐渐消失，均未影响治疗。

3 讨论

中医认为足癣主要是由足部多汗，过于潮湿，卫生失理，以致于湿、热、虫三邪合而外侵皮肤而发病。对于湿热下注型患者，治疗应以清热利湿，杀虫止痒为则。抗真菌颗粒剂由茵陈、黄连、诃子、炙黄芪、肉桂和甘草组成，方中茵陈、黄连清热燥湿杀虫，诃子加强前两味之清热燥湿、杀虫止痒之力，炙黄芪、肉桂、甘草共奏补益脾肾、调畅营卫，又能防止君臣药性的苦寒太过，起反佐作用。现代药理研究亦表明，方中茵陈、黄连、肉桂均具有较好的抗真菌作用，黄芪、肉桂、茵陈、黄连还能提高机体免疫功能。香莲外洗液主要由丁香、藿香、黄连、百部等中药制成。前期研究表明香莲复方原液稀释为1：80时，10株红色癣菌、石膏样癣菌、絮状表皮癣菌、石膏样小孢子菌和白念珠菌全部被抑制，且经电镜观察结果显示，香莲复方对以上真菌细胞膜和细胞核有不同程度的破坏作用[1]。

萘替芬属于丙烯胺类抗真菌药物，其作用靶位是角鲨烯环氧化酶，抑制角鲨烯转化为角鲨烯环氧化物，最终抑制麦角固醇的生物合成，对皮肤癣菌杀菌力强。酮康唑属于咪唑类抗真菌药物，主要作用于羊毛固醇的C-14去甲基化酶，抑制羊毛类固醇向14去甲基羊毛类固醇的转化，从而抑制麦角固醇的合成，对皮肤癣菌和酵母菌等均有较强的抑菌和杀菌作用[2]。萘替芬酮康唑乳膏含有萘替芬100mg和酮康唑25mg，该复方制剂有益于提高局部皮肤中药物浓度，加强杀菌功效。

本研究结果显示，香莲外洗液联合萘替芬酮康唑乳膏外用对于角化过度型足癣的痊愈率达82.50%，有效率达97.50%，真菌清除率高达100%，抗真菌颗粒剂口服联合萘替芬酮康唑乳膏外用的有效率亦接近90%，真菌清除率达92.11%，以上两种治疗方案的痊愈率、有效率及真菌清除率明显高于温水外洗联合萘替芬酮康唑乳膏外用组；且用药期间未发现严重的不良反应，故认为以上治疗方案疗效佳、耐受性和安全好，而且价格适中，值得临床应用。

参考文献

[1] 范瑞强. 中药香莲复方外用治疗股癣及外阴念珠菌病的实验和临床研究[J]. 广州中医学院学报，1991，8（2，3）：170.

[2] 吴建华，温海，陶苏江，等. 萘替芬酮康唑乳膏治疗体股癣的安全性和疗效[J]. 第二军医大学学报，2005，26（8）：953.

（中国皮肤性病学杂志，2010，（4）：326-327.）

足癣疗效评价现状及体系探讨

陈信生，范瑞强，杨 洁
广州中医药大学第二附属医院，广东省中医院，广东省中医药科学院，
广东 广州 510120

基金项目："十一五"国家科技支撑计划项目
（2008BA I53B041）

[摘要] 本文通过文献调研，综述目前药物治疗足癣的疗效评价体系现状，分析目前评价体系的不足和缺陷，然后根据目前临床实际提出相应的评价体系，为今后的足癣临床疗效评价提供新的思路和可借鉴的方法。

[关键词] 足癣；疗效评价

[中图分类号] R756.3 [文献标识码] A [文章编号] 1674-8468（2010）04-0318-03

随着药物的更新换代、治疗方案的变化，患者对治疗要求的提高，治疗足癣的评价方法也应不断完善和健全。一套完备而健全的足癣疗效评价体系应该能反映出药物疗效（近期疗效、远期疗效）、费用、患者的感受等方面内容。什么样的治疗足癣评价系统能满足以上的要求？带着以上的思考，笔者通过调研文献，对外用药物治疗足癣的疗效评价体系进行了如下的分析和探索：

1 目前疗效评价的现状

以维普为数据库（1989—2009年），以足癣为主题词，对外用或涉及外用的临床疗效观察类的文章进行筛查，共检索到满足以上条件的文章92篇。按疗效评价方法可将上述文章分为3类。

1.1 第一类文章疗效评价缺少量化和真菌学方面评价。 仅以症状消失或明显好转为疗效标准的有28篇；如文章[1-2]，其疗效评价方法如下：治愈：自觉症状消失，皮疹消退；显效：自觉症状明显减轻，皮疹大部分消退；好转：自觉症状减轻，皮疹减少；无效：自觉症状及皮疹无明显改变。这类型文章一方面缺乏真菌学方面疗效判定，另一方面也未能清楚交待"症状好转"、"明显好转"等具体概念，对进行可重复的临床试验缺乏可遵循的标准。

1.2 第二类文章疗效评价简单量化 仅以症状消失百分比和真菌学转归结合进行疗效判定有32篇；如文章[3-4]用苦参洗剂联合孚琪乳膏治疗手足癣65例，其采用疗效评价如下：疗效判定标准：痊愈：临床症状和体征消失，真菌镜检阴性。显效：临床症状和体征基本消失，真菌镜检阴性。有效：临床症状

和体征明显减轻，但真菌镜检仍阳性。无效：临床症状与体征无明显改善，真菌镜检为阳性。这类文章虽然有了真菌学的判定，但对临床症状的判定也是模糊不清的，不同的观察者可能给出不同的百分比，即使同一观察者对症状转归标准的把握也不一定衡定。

1.3 第三类文章疗效评价将症状量化并有真菌学方面评价 属于此类文章共有32篇。如文章[5-6]，其评价方法：临床观察指标包括瘙痒、红斑、丘疹、脓疱、鳞屑、色素异常，用记分法评分：0=无，1=轻，2=中，3=重，同时进行真菌镜检。临床症状和体征积分下降指数=(治疗前总积分–治疗后总积分）/治疗前总积分]×100%。痊愈为临床症状和体征全部消失，真菌镜检阴性；显效为临床症状和体征明显好转，积分下降指数＞60%，真菌镜检阴性；进步为临床症状和体征好转，积分下降指数达到20%~59%，真菌镜检阳性或阴性；无效为临床症状和体征无明显好转或继续加重，积分下降指数＜20%.真菌镜检阳性。

这类文章较前2类文章相比，用记分法评分对临床症状进行量化评价，有了巨大的进步，相对客观。但是其评分以“0=无，1=轻，2=中，3=重”进行记分，临床具体可操作性不是很强。比如说：轻是什么概念？中是什么概念？重又是什么概念？对进行可重复的临床试验亦缺乏可操作性。

2 目前疗效评价体系存在的问题和不足

2.1 缺少患者自评 评价一种药物的治疗足癣的疗效，不仅要有研究者的评价，也应该将患者主诉自评纳入其中。如一些高质量的文章报道[7-8]，虽然有客观指标，但缺少患者自评。临床上真菌学治疗转阴、皮疹消失，并不等同于治愈；患者仍有瘙痒或脱屑，从患者角度来评价，并没有解决问题或治愈。

2.2 缺乏对患者生活质量的评价 作为一种易于复发或易于再感染的疾病，有学者[9-11]研究指出足癣对患者生活质量影响较大。关注治疗方案对患者生活质量的改善情况，可以全面、客观反映出一种药物或治疗方案的效果。在上述检索的92篇文章中没有一篇涉及到患者生活质量的评价。

2.3 缺少远期疗效指标 多数外用药物都可以取得较满意或满意近期疗效，但临床上患者往往关心最多的是远期疗效。在上述检索的92篇文章，治疗后追踪仅有2篇报道[12-13]，但遗憾的是没有交待追踪的方法，而在国外同类研究[14]中已有报道。

2.4 缺少经济效益比 对于医疗资源有限的国家或地区，为了节约医疗资源，卫生经济学指标也应该是衡量一种疗法或药物优劣的评价指标之一。在上述检索的92篇文章，仅有2篇文章[15-16]对治疗费用进行了调查或对比。有一篇文章[17]进行了专门研究。这说明在临床中经济效益比被越来越多的医生及患者所关注。

2.5 缺乏安全性评价 在上述检索的92篇文章中，对治疗前后进行肝肾功能及皮肤过敏反应监测报道的文章仅有17篇，说明大部分研究者还是忽视了安全性的评价。并且17篇文章中大部分多是涉及到有口服药物的研究才有安全性评价[18-19]。药物外用药物与口服药物对比相对安全，但是对于一种疗法或一种药物来说，安全性是基础，是生命线。

总之，外用药物治疗足癣的临床疗效评价还存在种种不足：要么单纯以患者自觉症状和皮疹的转化作为标准，缺少量化；要么仅注重暂时真菌学指标的转阴，未能体现患者整体情况的改观，忽略了对患者生活质量的研究。足癣作为一种易复发的慢性疾病，没有把远期疗效纳入评价中是明显不足。另外，卫生经济学指标也应该是衡量一种疗法或药物优劣的评价指标之一。

3 **设想与探索** 通过对目前外用药物治疗足癣的疗效评价现状的分析，笔者认为其理想的评价体系应该包涵以下要素：

3.1 客观量化的症状评分 要在第三类文章记分法基础上进一步细分，详细归纳足癣的临床症状，以皮损面积或基本皮疹的数目进行评分，不能简单以轻、中、重来评分。当然这一工作需要更多研究者去探索，甚至需要一个行业来进行规范。

3.2 真菌学检查 以真菌镜检和（或）真菌培养进行病原学的评价，对于足癣来说是必要而不可缺少的。

3.3 近期有效率和远期有效率 近期有效率一般以停药后2周进行疗效评价。远期有效率具体以多长时间为限，目前尚未明确的界定。法国学者JP Ortonne等[20]用单一剂量1%特比萘芬凝胶治疗足癣，在研究结束后12周对治愈患者复发率追踪统计。结合国外文献，笔者初步认为以停药后3个月对痊愈患者复发或再患情况进行追踪是较为合适的。

3.4 患者自我评分 改变研究者单方面评价，对足癣可能产生的主观症状在治疗前后让患者自我评分，可以比较客观反映药物或治疗方案的效果，减少研究者的判断偏倚。

3.5 对患者生活质量的影响 足癣作为慢性、复发性疾病，疗效评价中介入生活量表，这是有着积极意义的。具体使用何种量表可让行业进行制定和规范。

3.6 皮损治疗前后的照片对比法 随着计算机技术和数码相机的普及，对治疗前后靶皮损进行照片对比，可以简单、直观反映出疗效。

3.7 经济效益比 在当今越来越重视经济和效益的社会，药物的疗效与经济比也是影响医生用药和患者接受用药的重要因素。所以疗效评价体系中纳入经济效益比也是必要的。

3.8 安全性评价 任何一种药物或方案失去安全性基础是无意义的和无前途的。

当然，按照笔者构想的疗效评价体系在临床研究中可能会有些繁琐，需要做较多的工作。但是这样的疗效评价体系可以较全面反映出药物或治疗方案的效果和价值。

参考文献

[1] 陈益波. 苦黄酊治疗足癣120例[J]. 中医外治杂志，2007，16(1)：29.

[2] 邱桂仙. 复方苦参酊治疗手足癣50例[J]. 四川中医，2008，26(3)：94.

[3] 苏振平，张建胜，杨玉海. 苦参洗剂联合孚琪乳膏治疗手足癣65例观察[J]. 哈尔滨医药，2004，24(5)：42-43.

[4] 邹循东，林国清. 地薄汤合克霉唑治疗手足癣320例[J]. 江西中医药，2009，(10)：56-57.

[5] 徐素平. 口服和外用特比萘芬治疗体癣和股癣疗效观察[J]. 临床皮肤科杂志，2005，3(8)：554-555.

[6] 李卫红，徐植园. 姜黄酊治疗丘疹鳞屑型足癣疗效观察[J]. 长春中医药大学学报，2008，24(1)：94-95.

[7] 张翠侠，翟晓翔，李敬果，等. 姜黄浸剂联合盐酸阿莫罗芬乳膏治疗角化型足癣疗效观察[J]. 中国中西医结合皮肤性病学杂志，2009，8(6)：372-373.

[8] 陈向齐，刘向农，曾抗，等. 特比萘芬短程口服加外用复方酮康唑霜治疗演习部队期间足癣的临床对照研究[J]. 福州总医院学报，2009，1(3)：232-233.

[9] 徐楠，温海. 足癣复发对患者生活质量的影响[J]. 中国真菌学杂志，2006，1(3)：174-176.

[10] 颜丹，甘仲霖，李燎，等. 皮肤癣菌病酿酒工人个性特征及生活质量的调查[J]. 中国临床康复，2006，10(30)：18-20.

[11] 高飞. 特比萘芬口服联合联苯苄唑乳膏外用治疗足癣疗效观察[J]. 临床皮肤科杂志，2008，37(6)：401-401.

[12] 黄茂芳，郑明振，罗育武. 特比萘芬片联合环吡酮胺乳膏治疗复发性足癣疗效观察[J]. 岭南皮肤性病科杂志，2007，14(6)：353-355.

[13] 周琛，陈保江，陈新. 特比萘芬口服联合外用治疗足癣疗效观察[J]. 临床皮肤科杂志，2008，37(7)：472-473.

[14] Takiuchi I，Morishita N，Hamaguchi T. Treatment outcome and relapse with short-team oral terbinafine(250ms/day) in tinea pedis[J]. Nippon Ishinkin Gakkai Zasshi，2005，46(4)：285-289.

[15] 赖维，黄怀球，万苗坚，等. 特比萘芬短程口服加外用特比萘芬治疗中重度皮肤癣菌病的临床对照研究[J]. 中国真菌学杂志，2007，2(2)：85-87.

[16] 刘赛君，邓列华，赵刚，等. 短程口服特比萘芬加外用联苯苄唑乳膏治疗中、重度足癣[J]. 暨南大学学报：自然科学与医学版，2008，29(4)：409-411.

[17] 王海优. 3种用药方案治疗足癣的成本-效果分析[J]. 海峡药学，2009，21(7)：178-179.

[18] 台永红. 特比萘芬口服联合克霉唑霜外用治疗足癣临床疗效观察[J]. 中国药物与临床，2009，(9)：871-872.

[19] 涂波，潘炜华，徐红，等. 特比萘芬口服联合联苯苄唑乳膏外用治疗足癣临床疗效观察[J]. 临床皮肤科杂志，2008，37(6)：403-404.

[20] JP O rtonne, HC Korting C V iguie-Vallane, et al. Efficacy and safety of a new single-dose terbinafine 1% formulation in patients with tinea pedis(athlete's foot): a randomized, double-blind placebo-controlled study[J]. J Eur Acad Dermatol Venereol, 2006, 10 : 1307-1313.

（皮肤性病诊疗学杂志，2010，(4)：318-320.）

中药香莲外洗液对40株白色念珠菌的药敏分析*

刘宇倩，池凤好△，刘绮娜，范瑞强

广东省中医院皮肤科（广州510120）

国家科技支撑计划资助项目（编号：2008BA I53B04）

△通信作者 E-mail；chifenghao0141@126.com

【摘要】 目的：初步探索中药香莲外洗液对白色念珠菌临床株的最低抑菌浓度值（MIC值）和最低杀菌浓度值（MFC值）。方法：采用微量液基稀释法测定香莲外洗液和氟康唑对40株白色念珠菌临床株的MIC值及香莲外洗液对临床菌株的MFC值，质控菌株为克柔念珠菌ATCC6258。结果：质控菌株ATCC6258在M27-A的质控MIC结果内。40例菌株的香莲外洗液MIC为（3.20 ± 2.83）mg/ml，MFC为（53.1 ± 25.7）mg/ml；氟康唑MIC为（4.00 ± 2.94）μg/ml；两种药物的抑菌作用差异无显著性（$P>0.05$）。结论：体外抗真菌药敏试验证实香莲外洗液在一定浓度范围内对白色念珠菌有较满意的抑杀作用，其抑菌作用和氟康唑差别不大。

【关键词】 白色念珠菌；药敏试验；香莲外洗液；氟康唑

近年在中草药抗浅部真菌实验研究中，许多中药已被证实具有优越的抗真菌作用。我院研制的中药香莲外洗液用于治疗皮肤黏膜真菌病方面取得了较好临床疗效[1-2]，但对其抗白色念珠菌的疗效作用机制仍缺乏系统化研究。为进一步探索其最低抑菌浓度（MIC）和最低杀菌浓度（MFC），现运用美国临床和实验室标准化协会（CLSI）推荐的酵母菌药敏试验参考方法（M27-A）进行香莲外洗液体外抗菌抑杀作用研究，并和氟康唑进行比较，现报告如下。

1 资料与方法

1.1 一般资料 实验菌株选择我院2009年6月皮肤性病门诊和妇科门诊中符合外阴阴道念珠菌病诊断标准[3]的患者白带常规标本，并经分离、培养、鉴定后确定为白色念珠菌的40例标本。

1.2 标准菌株 质控菌株克柔念珠菌ATCC6258由第二军医大学长海医院提供。

1.3 培养基 RPMI-1640培养液：含有L-谷氨酰胺、酚红指示剂及MOPS缓冲液，不含碳酸氢钠，按全国临床检验操作规程配制[4]：取10.4gRPMI1640粉剂加入900ml蒸馏水中，再加34.53gMOPS（终浓度0.165mol/L），于25℃搅拌使其溶解，用1mol/L氢氧化钠溶液调节pH值至7.0±0.1，加蒸馏水使培养液终体积达1L，过滤除菌后4℃保存。

沙堡葡萄糖琼脂培养基（SDA，含葡萄糖2%，蛋白胨1%，琼脂2%）和科玛嘉念珠菌显色培养基均购自广州市迪景微生物科技有限公司。

1.4 仪器 电子分析天平仪，真菌培养箱，比浊仪。

1.5 药物 香莲外洗液：120ml/瓶，含生药浓度100%，批号粤Z20071446，使用前过滤除渣，其原液浓度为1000mg/ml。氟康唑粉末：由海南曼克星制药厂提供，纯度99.82%，批号070501，用无菌蒸馏水溶解配制成1280μg/ml的母液作为储存液。

1.6 方法

1.6.1 培养鉴定 菌株在SDA平板28℃培养24~48h后，经科玛嘉显色板转种培养48h，筛选出显绿色或翠绿色的白色念珠菌，再转种于SDA平板孵育24h以保证菌株的纯度和活力。质控菌株移种在SDA平板上28℃培养24~48h。

1.6.2 菌液制备 于每例菌株上各挑取数个直径＞1mm的菌落于5ml的0.85%氯化钠溶液中制成菌悬液，用比浊仪调整菌悬液浊度以适应0.5麦氏浊度。

1.6.3 MIC测定 用RPMI-1640按1∶1000比例稀释菌液，再于96孔板上各孔依次添加培养液、药液、菌液，各含药孔按2倍浓度等比稀释。每板35℃孵育48h后，按M27-A方案标准进行各孔评分，肉眼观察各孔和对照孔的生长比较，MIC值判定取≤2分的最低药物浓度。评分后氯化钠溶液洗涤＞MIC值各孔的药液并接种培养于不含药物的SDA平板上，28℃孵育48h后，MFC值取无菌生长的最低药物浓度。

1.6.4 MFC测定 将香莲组药物浓度大于MIC值的各孔内培养液混匀，各取100μl，分装于无菌离心管内，加入10ml无菌生理盐水洗涤，振荡混匀，在离心机上离心后，静置15s，吸去上清液以清除培养液内的药液，继续重复洗涤培养液2次。洗涤后，用消毒接种环将培养液接种于不含药物的SDA平板上，置于28℃恒温箱孵育48h，若仍无菌生长，表示菌已被杀死，菌仍未生长的最低药基浓度为香莲外洗液对临床白念珠菌的MFC。

1.7 统计学方法 用SPSS17.0统计软件包进行统计学处理，采用描述性分析：$x \pm s$、Min、Max、M。MIC值组间的比较采用配对t检验，检验水平α=0.05。

2 结果

2.1 MIC测定结果 孵育48h后，菌株生长良好，MIC终点清楚，标准菌株在质控范围内。两种药物的MIC值差异无显著性（$P>0.05$）。各菌株的MIC值统计结果见表1。

表1 氟康唑组与香莲外洗液组的最低抑菌浓度范围分析

药物分组	n	$\bar{x}\pm s$	Min	Max	M	均数95%CI		t值	P值	差值95%CI	
						下限	上限			下限	上限
氟康唑（μg/ml）	40	4.00±2.94	2	16	3	3.1	4.9	1.32	0.19	-0.4	2.0
香莲外洗液（mg/ml）	40	3.20±2.83	1.0	15.6	2.0	2.3	4.1				

2.2 MFC测定结果 香莲外洗液组的MFC为31.3~125.0mg/ml，中位MFC为62.5mg/ml，平均MFC为（53.1±25.7）mg/ml，P25、P50、P75分别为31.3、62.5、62.5mg/ml。

3. 讨论

近10年随着广谱抗生素、免疫抑制剂、内镜和导管等技术的广泛应用，真菌感染率逐年上升，在致病菌群中尤以白色念珠菌为主[5-6]。目前用于治疗白色念珠菌感染的抗真菌药虽具一定疗效，但因耐药现象严重、不良反应明显和部分患者耐受性差，加大了治疗真菌感染的难度。因此，为有利于探寻更有效的抗真菌新药，体外抗真菌药敏试验成为国内外研究热点。

在大量的中药体外药敏试验中发现不少中草药具有优越的抑杀真菌作用，如刘军等[7]对土荆皮的醇溶液进行杀菌实验考察，发现其醇溶液有很强的杀灭真菌作用，对白色念珠菌杀灭率均达99.90%以上。马廉兰等[8]实验发现，黄连、黄芩、大黄、知母等中草药对白色念珠菌和新生隐球菌均有较强的抑菌作用，其中黄连的抑菌作用最强，MIC最低。TSAO等[9]的研究亦证实了大蒜油的抗微生物活性对临床上分离的276个菌株具有明显的抑杀作用。而本研究中的对照组氟康唑虽有较好的体内外药效一致性，并在一定浓度上有较强抑菌作用，但未发现有杀菌作用[10-11]，且能诱导产生耐药[10]。本研究采用CLSI推荐的M27-A方案进行中药香莲外洗液的体外药敏试验以探索其抑杀真菌程度，并和氟康唑的抑菌作用进行比较。

我院研制出的香莲外洗液主要由丁香、藿香、黄连、大黄等中药制成，是用于治疗皮肤癣病、外阴阴道念珠菌病和细菌滴虫性阴道炎的纯中药外用复方制剂，具有清热燥湿、杀虫止痒的功效。在临床观察前的实验研究表明，该药对真菌细胞的杀伤是多层次多途径的，电镜下可见胞壁、胞膜被破坏和细胞的生化代谢过程被干扰抑制，通过此作用机制使真菌死亡，具有明显的抑杀真菌作用[1,12]，但尚未明确该药对真菌临床株抑杀作用的具体程度，其MFC值的实验数据亦缺如。考虑到这一问题，本实验在对香莲外洗液抗白色念珠菌临床株的MIC范围作进一步探索的同时，也初步探讨其MFC范围。结果表明：香莲外洗液对白色念珠菌有较好的抑杀作用，抑菌作用程度与氟康唑差别不大，其MIC为（3.20 ± 2.83）mg/ml，MFC为（53.1 ± 25.7）mg/ml。

本实验中对照组氟康唑是新一代广谱高效的双三唑类抗真菌药，其抗真菌机制主要是通过作用于细胞色素P450血素环，从而阻止真菌细胞膜的主要成分麦角固醇的合成阶段，且还抑制细胞色素氧化酶与过氧化酶而使细胞内过氧化物堆积过量，造成真菌死亡。该药具有疗效高、不良反应小的优点，其不良反应主要有腹泻、恶心、头晕，少数出现失眠或药疹等。实验组中药香莲外洗液在我院应用多年，其疗效已得到相关的实验证实和临床确切的肯定[1-2]。同时，本研究证实了该药与氟康唑在抑菌程度上差异无显著性（$P>0.05$），且有明显的杀菌作用，值得临床推广。

诚然，人体是一个复杂的动态系统，而体外药敏试验由于方法学本身的问题，其判定折点较难以预测临床疗效，故存在一定程度的体内外药敏不一致的现象[13]。此外，加之中药复方的抗真菌成分的多样性和作用机制的复杂性，因此，本研究对香莲外洗液作用于白色念珠菌的MIC和MFC范围的初步探讨，仅为临床应用香莲外洗液治疗白念珠菌感染提供实验数据参考，为今后香莲外洗液的疗效作用机制研究提供依据。

参考文献

[1] 范瑞强. 中药香莲复方外用治疗股癣及外念珠菌病的实验和临床研究[J]. 广州中医学院学报，1991，8（2）：170.

[2] 范瑞强，李丽芸，梁君儿，等. 复方香莲外洗液和外用霜治疗外阴阴道念珠菌病临床观察[J]. 中国皮肤性病杂志，1996，10（1）：42.

[3] 中华妇产科学分会感染性疾病协作组. 外阴阴道念珠菌病诊治规范（草案）[J]. 中华妇产科杂志，2004，39（6）：430.

[4] 叶应妩，王毓三. 全国临床检验操作规程[M]. 3版. 南京：东南大学出版社，2006：618.

[5] Kucukates F, Eriuran Z, Susever S, et al. In vitro susceptibility of yeasts isolated from patients in intensive case units to fluconazole and amphotericin B during a 3-year period[J]. APMIs, 2005, 113(4): 278-283.

[6] Samra Z, Yardenim, Peled N, et al. Species distribution and antifungal susceptibility of Candida blood stream isolates in a tertiary medical center in Israel[J]. Clin Microbiol Infect D-is, 2005, 24(9): 592-595.

[7] 刘军，孙雪梅，孙美玲．土荆皮中药消毒剂杀灭白色念珠菌效果观察[J]．中国消毒学杂志，2005，22(3)：301-303．
[8] 马廉兰，钟有添．六种中草药对深部感染真菌的体外抑菌效果[J]．赣南医学院学报，2001，21(1)：1-3．
[9] TSAO SM，YINMC．In-vitro antimicrobial activity of four diallyl sulphides occurring in garlic and Chinese leek oils[J]．J Med Microbiol，2001，50(7)：646．
[10] 张文平，王小丽，黄真，等．肉桂醛体外诱导白色念珠菌耐药的实验[J]．中国临床康复杂志，2006，10(35)：148-150．
[11] 王志远，郭涛，颜鸣，等．注射用大蒜油羟丙基-β-环糊精包合物的体外抗真菌作用研究[J]．中国药房，2007，18(28)：2173-2174．
[12] 何盛琪，章国来，莫莉莉，等．中药复方香莲外洗液的实验研究[J]．辽宁中医杂志，1994，21(12)：277．
[13] 刘维达．抗真菌治疗：希望与挑战[J]．中华皮肤科杂志，2005，38(8)：467-469．

（广东医学，2010，(16)：2161-2163.）

香莲外洗液诱导白色假丝酵母菌耐药菌株恢复对氟康唑的敏感性

张　文[1]，梁　惠[1]，周　强[1]，陈建宏[2]，范瑞强[2]
（1.广州中医药大学第二附属院检验科
2.皮肤科，广东广州510120）

基金项目：国家科技支撑计划（2008BAI53B041）

摘　要：目的：探讨香莲外洗液诱导耐药白色假丝酵母菌恢复对抗真菌药物的敏感性。方法：以白色假丝酵母菌国际标准耐药菌株SC5314为材料，应用微量肉汤稀释法确定耐药菌株对氟康唑恢复敏感性。结果：经香莲外洗液作用后，耐药菌株SC5314培养至第六代恢复对氟康唑敏感，其MIC为0.25 μg/ml；而无香莲外洗液作用的对照组，耐药SC5314培养至第十六代才恢复对氟康唑敏感。结论：香莲外洗液能较快诱导耐药白色假丝酵母菌恢复对氟康唑的敏感性，其将有助于白色假丝酵母菌病的治疗。

关键词：香莲外洗液；白色假丝酵母菌；耐药；敏感性
中图分类号：R978.1　文献标识码：A　文章编号：1005-4529(2010)10-1455-03

近年，深部真菌感染的发病率呈上升趋势，同时耐药菌株的发生率逐渐增高，对咪唑类抗真菌药物耐药的深部真菌主要为假丝酵母菌属，以白色假丝酵母菌最为常见[1]。白色假丝酵母菌耐药性是目前临床上治疗系统真菌感染失败的主要原因之一。中药治疗真菌性疾病有其独特的优势：其价格便宜，疗效突出，不良反应小等；然而其机制未明，尚待进一步揭示。本试验通过香莲外洗液体外诱导耐药的白色假丝酵母菌恢复对氟康唑的敏感性，采用微量肉汤稀释法测定MIC，以确定耐药菌株对氟康唑恢复敏感的代数，以期为临床白色假丝酵母菌病的治疗提供参考。

1 材料与方法

1.1 药物 香莲外洗液，120ml/瓶，含生药浓度100%，批准文号：粤Z20071446，批号08101737。氟康唑原药粉末：海南曼克星制药厂提供，批号070501，纯度99.82%，有效期3年（至2010年4月）。

1.2 试验菌种 白色假丝酵母菌SC5314标准菌株（Ted White教授馈赠），近平滑假丝酵母菌ATCC22019、克柔假丝酵母菌ATCC6258质量控制菌株（第二军医大学长海医院赠送）。

1.3 培养基 SDA培养基（萨布罗培养基）、RPMI1640培养基及无菌96孔U型塑料板（购自广州市迪景微生物科技有限公司）。

1.4 体外耐药菌株恢复敏感性诱导 取耐药白色假丝酵母菌SC5314在含香莲外洗液药物的RPM1640培养基中连续传代48h，将每代菌株以微量肉汤稀释法测定MIC。观察耐药菌株恢复对药物的敏感性所需代数。香莲外洗液对原代耐药白色假丝酵母菌的MIC作为第一代的诱导浓度，以后每代的MIC作为下一代的诱导浓度。取耐药白色假丝酵母菌SC5314菌株在不含香莲外洗液药物的RPM1640培养基中连续传代，将各代菌株，将各代菌株以微量肉汤稀释法测定MIC，观察耐药菌株恢复敏感性所需代数。

1.5 微量肉汤稀释法进行体外药敏试验[2]

1.5.1 药物的配制 配制所需药物剂量可根据下述公式进行计算：药物量（mg）=稀释剂用量（ml）×贮存液浓度（μg/ml）/药物有效力（μg/ml）。氟康唑以无菌蒸馏水溶解，贮存液浓度为1280μg/ml，药物稀释剂为试验用培养基。实际应用浓度范围为0.125~128μg/ml；香莲外洗液原液浓度为1000mg/ml，实际应用浓度范围为0.2442~250mg/ml（药物贮存液置无菌聚乙烯小瓶-70℃保存）。

1.5.2 菌悬液的制备 取原代、培养的每代耐药白色假丝酵母菌SC5314菌株在SDA培养基上转种，35℃孵箱中过夜培养（48h）；取数个直径＞1mm的菌落用0.85%的无菌生理盐水制成菌悬液，漩涡振荡器混匀。调菌悬液浊度达到0.5麦氏浊度，相当于（1×10^6~5×10^6）CFU/ml，血细胞计数板镜下计数确定其在此范围。用上述制备好的RPMI1640培养基1∶20倍稀释后再1∶50倍稀释至最终浓度为（5×10^2~2.5×10^3）CFU/ml，作为最终接种菌悬液。

1.5.3 接种 药物为氟康唑：无菌96孔U型塑料板上一排为一组，在第1孔加入160 μl RPMI1640液体培养基，其余每孔加入100 μl，在第1孔加入40 μl的氟康唑药物贮存液并振荡混匀；然后吸取100 μl到第2孔，混匀后吸取100 μl到第3孔；连续倍比稀释至第11孔，第11孔吸取100 μl弃去；第12孔为不含药物的生长对照。最后在每孔中加入菌悬液100 μl。此时从第1~11孔的药物浓度分别为128、64、32、16、8、4、2、1、0.5、0.25、0.125 μg/ml。

药物为香莲外洗液：按照上述方法，无菌96孔U型塑料板上一排为一组，每孔加入100 μl RPMI1640液体培养基；第1孔加入100 μl香莲外洗液并混匀；吸取100 μl到第2孔，混匀后吸取100 μl到第3孔，连续倍比稀释至第11孔；将第11孔吸取100 μl弃去；第12孔为不含药物的生长对照。最后在每孔中加入制备好的菌悬液100 μl。此时从第1~11孔的药物浓度分别为250、125、62.5、31.25、15.62、7.81、3.91、1.95、0.98、0.49、0.24mg/ml，35℃孵育48h观察并记录结果。每试验平行做4次。

1.5.4 质量控制 用近平滑假丝酵母菌标准菌株ATCC22019、克柔假丝酵母菌标准菌株菌ATCC6258按上述方法进行MIC测定。

1.5.5 结果判读 MIC终点判定，与对照孔按下列标准比较，0：肉眼观察清晰;（1）轻度模糊。（2）浊度显著减低（约50%被抑制）。（3）浊度轻度减低。（4）浊度不减低。两性霉素B以肉眼观察清晰不混浊孔为MIC判定终点，唑类药物取（2），浊度显著减低为MIC判定终点[3]。

2 结果

2.1 质控结果 质控菌株ATCC22019和ATCC6528的MIC结果分别在0.5~0.25 μg/ml、8~4 μg/ml，符合CLSI推荐的M27-S3的48h标准，结果在控。表明试验条件、操作等均在控。

2.2 氟康唑对原代耐药白色假丝酵母菌SC5314MIC结果 氟康唑对原代耐药白色假丝酵母菌SC5314的MIC结果为＞128 μg/ml，表明试验菌株白色假丝酵母菌SC5314为耐药菌株。

2.3 香莲外洗液对耐药白色假丝酵母菌SC5314MIC 经做4次平行试验，香莲外洗液对原代耐药白色假丝酵母菌SC5314 MIC其结果为0.98mg/ml，以此香莲外洗液MIC为诱导第一代菌株的试验浓度，此后的第二~五代的试验香莲外洗液MIC都是非常稳定地维持在0.98mg/ml的诱导浓度。

2.4 耐药菌株白色假丝酵母菌SC5314恢复对氟康唑的敏感性结果 经香莲外洗液作用后，耐药白色假丝酵母菌SC5314于第六代恢复对氟康唑敏感，其香莲外洗液的MIC为0.25 μg/ml；同步对照组，无香莲外洗液作用于第十六代才恢复对氟康唑敏感，两者差异有统计学意义。香莲外洗液作用的第6代菌株和无香莲外洗液作用的第十六代菌株都是骤然变成敏感株。

3 讨论

随着癌症放化疗、器官移植和艾滋病患者例数的增加，广谱抗菌药物和免疫抑制剂的大量使用，深部真菌病，尤其是因白色假丝酵母菌感染所致的深部真菌病发病率正逐年增加，据统计，深部白色假丝酵母菌感染病死率达40%[3]。真菌耐药是一个涉及包括质粒、基因突变等多种机制，并不是几个单一基因作用的结果，此外还可能涉及细胞耐药性形成的基因。氟康唑是临床应用最广泛的抗真菌药物，但由于其仅具有抑菌作用，因此在长期治疗和重复给药过程中容易通过质粒、基因突变等机制而诱导产生氟康唑耐药菌株，是临床治疗失败的主要原因之一[4]。近年来国内中药抗菌作用相关报道日益增多，如邱莹等[5]对2种中药及其复方抗真菌试验研究发现，大部分中药有明显抑菌作用。本院制剂复方香莲外洗液其主要组成为丁香、黄连、藿香、龙胆草和百部等，对临床假丝酵母菌性阴道炎、假丝酵母菌性皮炎等的治疗效果显著；但复方香莲外洗液对假丝酵母菌属耐药菌株是否同样具有抑菌效应尚不清楚。

本研究通过观测复方香莲外洗液对白色假丝酵母菌耐药菌株SC5314的抑菌效应，以期为临床耐药假丝酵母菌病治疗提供试验依据。结果表明，经香莲外洗液作用后，耐药白色假丝酵母菌SC5314菌株于第六代恢复对氟康唑敏感；同步对照组，无香莲外洗液作用于第十六代才恢复对氟康唑敏感，二者差异无统计学意义，提示经香莲外洗液作用后，耐药菌株基因表达谱可能发生变化，如当多种热休克蛋白表达上调时，可以诱导细菌外排系统功能的上调，从而有利于保护菌体免受药物的攻击而处于耐药状态[6]，香莲外洗液作用后，有可能诱导细胞表达的热休克蛋白谱下调；亦或许香莲外洗液能改善耐药相关基因的表达，恢复细胞的敏感性。总之，香莲外洗液作用于什么途径尚不甚清楚，但这也许就是香莲外洗液和氟康唑作用机制的差异性所致的结果，具体机制有待于以后进一步研究。在试验过程中发现：耐药菌株SC5314恢复对氟康唑的敏感性是骤然变化的，无论有无香莲外洗液诱导都有这种趋势，香莲外洗液作用的第6代菌株和无香莲外洗液作用的第16代菌株都是骤然变成敏感株；但经香莲外洗液诱导后，耐药菌株恢复对氟康唑药物的敏感性所经历的时间较未经该药物诱导作用所需的时间及传代数明显缩短；同时，香莲外洗液对诱导后每代耐药白色假丝酵母菌SC5314MIC测定过程中，其MIC浓度均在0.49~0.98mg/ml范围内，提示香莲外洗液对耐药菌株作用浓度相对稳定。

本试验中，氟康唑对质控菌株ATCC22019和TCC6258经过多次重复试验，其结果均落在CLSI推荐的M27-S3 48h标准范围内，结果均在控，因此氟康唑对香莲外洗液作用后第六代SC5314的MIC为0.25 μg/ml其结论是可信的。香莲外洗液和氟康唑不同，氟康唑作用于假丝酵母菌属的有CLSI标准可供参考。而香莲外洗液则不同，作为一种医院自制外用药剂，虽然其开发应用>15年，但仅限于本院使用，而且无香莲外洗液作用于假丝酵母菌属的MIC可供参照的标准。因此，试验对香莲外洗液作用于假丝酵母菌属的MIC测定也进行了初步的探索，试验中，香莲外洗液作用于试验菌株SC5314其MIC为0.49mg/ml，而氟康唑作用于SC5314的MIC为0.25 μg/ml，基本可以推断：在体外抑菌白色假丝酵母菌SC5314试验中，香莲外洗液0.49mg/ml和氟康唑0.25 μg/ml效力相当。氟康唑药物抗菌机制主要是抑制靶酶即羊毛固醇14a-去甲基酶（14-DH）合成酶途径[7]；而香莲外洗液的作用途径尚不清楚，有待进一步研究。本试验的不足之处在于采用香莲外洗液复方制剂，若能采用提取物，进一步分析并纯化其抑菌的有效成分将更具有临床研究与应用价值。

总之，本试验证实，香莲外洗液在抑制假丝酵母菌属的生长方面，明显优于当前常用抗真药物的作用，可以有效的解决临床上真菌因耐药而引起的治疗困惑；至于香莲外洗液作用的靶点及所致基因表达谱的差异性等内容，将是以后本研究延续探索的主要内容之一。

参 考 文 献

[1] 韩钢. 深部真菌耐药性研究近况[J]. 中国现代医学与临床，2007，6（1）：40-43.

[2] Clinical and Laboratory Standards Institute（CLSI）. Reference method for broth dilution antifungal susceptibility testing of yeasts[S]. Approved Standard-Third Edition. CLSI document M27-A3（ISBN 1-56238-666-2）. Clinical and Laboratory Standards Institute，2008.

[3] Snydman DR. Shifting patterns in the epidemiology of noso-comial Candida infections[J]. Chest，2003，123（5 Suppl）：500s.

[4] 阎澜，张军东，曹永兵，等. 体外诱导白念珠菌对氟康唑耐药性的研究[J]. 药学服务与研究，2005，9（5）：331-333.

[5] 邱莹，于腾. 20种中药及其复方抗真菌实验研究[J]. 济宁医学院学报，2007，30（3）：237-238.

[6] Vermitsky JP，Edlind TD. Azole resistance in Candida glabrata：coordinate upregulation of multidrug transporters and evidence for a Pdrl-like transcription factor[J]. Antimicrob Agents Chemother，2004，48（10）：3773-3781.

[7] 曹先伟，冀朝辉，李若瑜，等. 白色念珠菌对唑类抗真菌药物的耐药机制探讨[J]. 中华医院感染学杂志，2007，17（3）：258-261.

（中华医院感染学杂志，2010，20（10）：1455-1457.）

Th1/Th2细胞因子在复发性外阴阴道念珠菌病中的作用

杨　洁　综述，范瑞强　审校
（广东省中医院，广州510120）

基金项目：国家科技支撑计划项目（2008BAI53B041）

摘　要：复发性外阴阴道念珠菌病同阴道局部的Th1/Th2细胞的极化密切相关。念珠菌诱导局部产生的白介素（IL）-4，IL-10和IL-25等细胞因子，促使Th10细胞向Th2型细胞分化，并抑制Th1型细胞的增值，引起局部免疫功能紊乱，从而导致阴道局部对念珠菌的免疫功能降低。

关键词：复发性外阴阴道念珠菌病；Th1/Th2细胞极化；细胞因子

中图分类号：R711.31文献标识码：A文章编号：1672-0709（2010）05-0333-02

念珠菌是引起外阴阴道念珠菌病（vulvovaginal candidiasis，VVC）最主要的因素之一，其中大约5%的妇女则可能演变为复发性外阴阴道念珠菌病（recurrent vulvovaginal candidiasis，RVVC）。RVVC是指患VVC后经过治疗，临床症状和体征消失，真菌学检查阴性后，又出现症状且真菌检查阳性，1年内≥4次。

临床研究发现对大多数RVVC患者，单纯抗真菌的疗效是不理想的。这就促使人们开始考虑，是否本病的发生与局部免疫功能紊乱相关。Th1/Th2极化是免疫应答调节中的关键环节，细胞因子则是影响Th细胞分化的最重要因素。干扰素（IFN）-γ、白介素（IL）-12和IL-23等Ⅱ型细胞因子促使Th0向Th1分化，并抑制Th2细胞分化；而IL-4，IL-10和IL-25等Ⅱ型细胞因子则促使Th0向Th2分化，同时也抑制Th1细胞增殖。Th1细胞可以在感染部位激活巨噬细胞和中性粒细胞，发挥抵御感染的作用；而Th2细胞通过抑制Th1应答，使巨噬细胞失活，增加易感性。文中就影响RVVC的局部免疫机制的部分Th1/Th2细胞因子进行综述。

1　Th1细胞在念珠菌病中的免疫作用

1.1　IFN-γ　人IFN-γ为21-24Kda的亚基构成的同二聚体，主要由Th1细胞和自然杀伤细胞（NK细胞）合成，也是Th1效应细胞的标志。它可增加单核细胞的吞噬和吞饮作用，刺激细胞通过释放氧化因子和肿瘤坏死因子（TNF）-α而增强对已吞噬的念珠菌的消化。它可增加活化B细胞的繁殖，与IL-2协同增加免疫球蛋白轻链的合成。IFN-γ还能促使Th0细胞向Th1转化，诱导主要组织相容性复合物（MHC）-Ⅰ和Ⅱ的表达，并抑制Th2细胞诱导的炎症效应。此外，IFN-γ还能激活中性粒细胞，NK细胞，血管内皮细胞等。刘朝晖、路会侠等[1,2]发现RVVC患者阴道局部的IFN-γ表达明显高于健康对照组，同时，当Th2细胞（IL-10）表达活跃时，IFN-γ的活性则被明显抑制。

1.2 IL-12 IL-12是诱导Th1细胞分化的重要因子，能刺激原始Th0细胞向Th1细胞亚群分化，从而提高机体对念珠菌的抵抗力。IL-12由二个亚基（P35和P40）靠二硫键结合形成的异二聚体（P70），两个亚单位是由不同的基因所编码。P35与P40指间具有受体同源性，两者结合后组成细胞因子受体复合物，共同发挥IL-12的生物活性。它主要由B淋巴细胞产生，当念珠菌刺激阴道局部时，促进B细胞产生免疫球蛋白的类型转换，由IgM转为IgG，持续发挥抗感染作用，同时抑制IL-4诱导B细胞IgE合成，减轻炎症反应。IL-12也是已知最有效的NK细胞激活剂，它可诱导NK细胞分泌IFN-γ而发挥抗念珠菌感染的作用[3]。

1.3 IL-23 IL-23是由P19和IL-12的P40亚单位通过二硫键相连组成的异二聚体细胞因子，它和IL-12结构相似且共用P40亚单位。它主要由活化的树突细胞（DC）和巨噬细胞（Mφ）分泌，IL-12Rβ1和IL-23R为其受体。IL-23能促进T细胞的增殖及IFN-γ的产生，具有较强的抗肿瘤活性和抗感染免疫保护功能[4]。吴艳等[5]通过免疫完全和免疫抑制的小鼠进行研究，发现前者阴道局部的IL-23的表达明显高于后者，且表达时间提前，该结果提示IL-23可能在防止小鼠念珠菌性阴道炎的发病中起到保护作用。有观点认为IL-23在免疫机制中可能发挥着比IL-12更为重要的作用，而且原先认为IL-12的作用实际上许多很可能是由IL-23介导的；也有观点认为IL-12和23均能有效抵御念珠菌感染，但IL-12可能在炎症早期发挥重要作用，而IL-23则在后期发挥作用[4]。

2. Th2细胞在念珠菌病中的免疫作用

2.1 IL-4 IL-4是促进Th0向Th2分化的关键，也是Th1分化的重要抑制因素。它主要由T细胞产生，包括$CD4^+$和$CD8^+$T细胞，另外活化的嗜碱性粒细胞和肥大细胞以及NK细胞也可产生。它的功能包括：首先，IL-4启动抗原刺激的Th0细胞向Th2细胞发育，可抑制机体抗念珠菌的能力。用抗IL-4单克隆抗体或游离重组的IL-4受体处理小鼠后，小鼠体液中IL-4下降，Th2细胞激活受抑制，小鼠对白念珠菌产生强烈的迟发性变态反应，并获得对念珠菌的免疫力。其次，IL-4可降低中性粒细胞和单核细胞吞噬杀伤念珠菌的能力，并阻断大多数IFN-γ活化巨噬细胞后所产生的效应。Weissenbacher等人[6,7]的研究将RVVC、有临床症状的VVC、无临床症状的VVC患者和健康对照组进行比较，发现前两者阴道局部的IL-4的表达明显增高；后两者阴道局部的IL-4表达的差异无统计学意义。说明RVVC患者阴道局部的免疫功能紊乱，出现了Th2型细胞的极化，抑制Th1型细胞的增殖及免疫功能的发挥。

2.2 IL-10 IL-10主要来源于Th2细胞，具有多向性生物学活性的强免疫抑制因子，能改变机体的免疫应答和MHCⅡ类抗原的表达，并介导Th1和Th2

两类细胞之间的相互调节。IL-10可抑制许多肥大细胞的功能，包括抑制主要抑制宿主的天然免疫和炎症反应。其机制可能是IL-10抑制APC产生IFN-γ和IL-12抑制Mφ的活性，进而抑制Th1细胞的分化，抑制Th1细胞调节的免疫反应，在感染后期增加念珠菌的易感性[8]。Del Sero构建先天缺乏IL-10基因的C57BL/6小鼠后，将其与野生株小鼠同时感染念珠菌，再观察两者免疫因子的表达情况，发现在IL-10缺乏或表达抑制的小鼠体内Th1细胞调节的免疫反应更强，从而有效降低组织破坏和炎性、肿瘤因子的表达。Carvalho[10]则利用IL-10的单克隆抗体去中和RVVC患者和VVC患者的阴道局部的IL-10，实验结果发现受试者阴道局部的IFN-γ的表达明显增强，考虑IL-10对女性阴道局部的T细胞免疫反应起着免疫抑制作用。

2.3 IL-25 IL-25（IL-17E）是新近发现的IL-17家族中独特的一员，参与诱导Th2型免疫反应，通过IL-17RB和IL-17RA组成的杂聚肽型受体发挥生物活性和信号传导，可诱导IL-4、IL-5和IL-13的增殖，但负性调节Th17/IL-17的生物活性以及单核细胞的促炎症反应[11]。尽管目前对IL-25的研究集中在系统性真菌感染方面，但对于RVVC机制的研究也可能提供新的思路。如在小鼠肺部真菌感染实验中发现IL-25能激动气道过敏性哮喘样反应，包括嗜酸性粒细胞增多，黏液分泌增多，增加血清中IgE、IgG1和IgA等病理改变。Claudio等[12]认为，这是受体蛋白CIKS（Act1）在IL-25启动Th2型免疫反应中起到免疫感应和效应作用。Cheung[13]发现IL-25通过激活p38MAPK，调节细胞间黏附分子（intercellular adhesion molecule，ICAM）ICAM-1/3 and L-selection从而作用于嗜酸性粒细胞。敲除IL-25基因后，小鼠肺部炎症反应减轻，IL-17诱导的中性粒细胞及IL-25诱导的嗜酸性粒细胞浸润减少[12,14,15]，提示IL-25可减少变态反应过程的炎症反应。

综上所述，RVVC患者的阴道局部普遍存在着Th1/Th2细胞极化失衡的现象，局部免疫功能的紊乱降低了对念珠菌感染的抵抗力。因此，如何纠正Th细胞的分化失衡，如何发挥调节细胞因子的诱导功能和作用，对研究RVVC患者局部免疫功能紊乱的机制和探寻有效的治疗途径，具有重要的理论和实践意义。

参考文献

[1] 刘朝晖，王晓莉，廖秦平．外阴阴道假丝酵母菌病患者阴道局部免疫环境状态研究[J]．中华妇产科杂志，2006，41（12）：843-844．

[2] 路会侠，李绍波．IL-10、IFN-γ在外阴阴道念珠菌病患者发病中的作用[J]．四川解剖学杂志，2008，16（2）：25-27．

[3] Romani L，Bistoni F，Puccetti P. Initiation of T- Helper Cell Immunity to Candida albicans by IL-12：the role of neutrophils[J]. Chem Immunol，1997，68：110-135.

[4] Van de Vosse E, Lichtenauer- Kaligis EG, van Dissel JT, et al. Genetic variations in the interleukin- 12/interleukin- 23 receptor(betal)chain, and implications for IL-12 and IL-23 receptor structure and function[J]. Immunogenetics,2003,54 : 817-829.

[5] Wu Y, Tan Z, Liu, et al. Local IL-23 expression in murine vaginal candidiasis and its relationship with infection and immune status[J]. JHuazhong Univ Sci Technolog Med Sci, 2006,26(2): 245-247.

[6] Fan SR, Liao QP, Liu XP, et al. Vaginal allergic response in women with vulvovaginal candidiasis[J]. Int J Gynaecol Obstet,2008,101 : 27-30.

[7] Weissenbacher TM, Witkin SS, Gingelmaier A, et al. Relationship between recurrent vulvovaginal candidosis and immune mediators in vaginal fluid[J]. Eur J Obstet Gynecol Reprod Bid,2009,144 : 59-63.

[8] Ouyang W, Chen S, Liu Z, et al. Local Thl/Th2 cytokine expression in experimental murine vaginal candidiasis [J]. J Huazhong Univ Sci Technolog Med Sci,2008,28 : 352-355.

[9] Del Sero G, Mencacci A, Cenci E, et al. Anfifungal type 1 responses are upregulated in IL-10-deficient mice[J]. Microbes Infect,1999,1 : 1169-1180.

[10] Carvalho LP, Bacellar NevesN, et al. Downregulation of IFN-gamma production in patients with recurrent vaginal candidiasis[J]. J Allergy Clin Immunol,2002,109 : 102-105.

[11] Rickel EA, Siegel LA, Yoon BR, et al. Identification of functional roles for both IL-17RB and IL-17RA in mediating IL-25-induced activities[J]. J Immunol,2008,181 : 4299-4310.

[12] Claudio E, Sonder SU, Saret S, et al. The adaptor protein CIKS/Actl is essential for IL-25-mediated allergic airway inflammation [J]. J Immunol,2009,182 : 1617-1630.

[13] Cheung PF, Wong CK, Ip WK, et al. IL-25 regulates the expression of adhesion molecules on eosinophils: mechanism of eosinophilia in allergic inflammation[J]. Allergy,2006,61 : 878-885.

[14] Swaidani S, Bulek K, Kang Z, et al. The critical role epithelial- derived Actl in IL-17-and IL-25- mediated pulmonary inflammation[J]. J Immunol,2009,182 : 1631-1640.

[15] Caruso R, Stolfi C, Sarra M, et al. Inhibition of monocyte-derived inflammatory cytokines by IL- 25 occurs via p38 Map kinase-dependent induction of Socs- 3 [J]. Blood,2009,113 : 3512- 3519.

（中国中西医结合皮肤性病学杂志,2010,9(5): 333-334.）

中医药外用治疗足癣临床研究的文献分析

陈信生，范瑞强，吴盘红，曾靖纯
（广东省中医院，广州510120）

摘　要: 目的: 通过对中医药外用治疗足癣的临床文献进行分析研究，寻找足癣外治法的用药、用方规律及了解文献的类型、数量，评估其质量。方法:

使用《中国期刊全文数据库》和《中国生物医学文献数据库》，以“足癣”、“治疗”为关键词，共检索到与中医药外治临床相关的文章102篇，涉及药味122种。结果：在102首方剂中出现的频次最多的中药为苦参，共应用63次；其次为明矾（43次）、蛇床子（41次）等。在122味中药中，清热类药32味，占26.23%，居首位；祛湿类共19味，共占15.58%，居其次；攻毒杀虫止痒药16味，占19.11%，排在第3位。1994—2010年间文献数量呈下降、上升、下降的趋势；其中以2004年文献数量最多。在所纳入的研究文献中，未见到有盲法设计的临床研究，其中以病例总结、经验介绍类文章居多；发表在核心期刊类文章仅有5篇，占4.9%。结论：通过对中药外用治疗足癣文献的分析，可以了解中医药外用治疗足癣的用药特点和规律，也可以发现领域研究中所存在的问题，为今后该方面的研究提供思路。

关键词： 中医药；外治疗法；足癣；文献分析

中图分类号：R756.3文献标识码：A文章编号：1672-0709（2012）02-0082-03

足癣是皮肤科常见的皮肤黏膜真菌病，据有关统计表明我国足癣发病率在人群中高达60%以上，有些地区甚至高达80%；足癣给病人带来了极大的困扰，极大地降低了患者的生活质量。据调查足癣对患者的工作、社交及日常生活有明显的影响；超过半数的患者因瘙痒而影响睡眠；继发细菌感染者高达40%[1]。足癣的治疗方法虽然众多，但外用药物治疗足癣仍是目前常用及主要的方法之一。中医药自古至今对足癣认识和治疗积累了丰富的经验，临床疗效确切，特别是以外用疗法为主的治疗方案，具有简便效廉的特色和优势。为了解国内中医药领域对足癣的外用治疗的现状，笔者采用文献计量学方法，对1994–2010年在国内刊物上发表的有关中医药外用治疗足癣的临床研究的文献进行统计分析，报道如下。

1. 资料与方法

使用《中国期刊全文数据库》（检索期刊出版年代为“1989—2010年”）和《中国生物医学文献数据库》（检索期刊出版年代为“1994—2010年”）的专业检索功能，检索有关足癣的临床药物外治法方面的文献，检索导航范围为“医药卫生全部期刊”，以“篇名”作为检索项，制定检索式为：题名或关键词=足癣AND主题=治疗，共检索到文献274篇，除外与中医药外治法临床研究无关的文献，纳入研究的篇数为102篇。使用Epidata3.1建立数据库，采用2次录入的方法录入数据并校正，采用计数资料的统计描述方法进行统计分析。

2. 结果

2.1　中药在外用方面的使用情况　外用治疗足癣的中草药共122味，排在第1位的是苦参，共应用63次，在102首方剂中出现的频率为61.76%；其次为明矾（43次）、蛇床子（41次）等（频率低于3次未列入）。见表1。

2.2 各类中药在足癣外用治疗方面的情况 按照《中药学》归类方法对122味中药进行分类（新世纪全国高等中医院校教材）。清热类药，其中有18味清热解毒药、5味清热燥湿药、5味清热凉血、1味清虚热，在122味中药中占26.23%，居首位；祛湿类（包括祛风湿药、化湿药、利水渗湿药）共19味，共占15.58%，居其次；排在第3位的为攻毒杀虫止痒药。见表2。

2.3 1994—2010年文献的数量及分布情况 该时段国内足癣中医药外用治疗临床研究的文献数量呈下降、上升、下降的趋势；2000—2006年间文献数量整体呈上升趋势，其中以2004年文献数量最多。见图1。

表1 各味中药在外用方使用的频次、频率

序号	药物	频次（次）	频率（%）	序号	药物	频次（次）	频率（%）
1	苦参	63	61.76	20	苍术	8	7.84
2	明矾	41	40.20	21	甘草	8	7.84
3	蛇床子	41	40.20	22	当归	8	7.84
4	黄柏	34	33.33	23	冰片	8	7.84
5	白癣皮	32	31.37	24	地骨皮	6	5.88
6	地肤子	29	28.43	25	丁香	6	5.88
7	百部	28	27.45	26	土茯苓	6	5.88
8	大黄	17	16.67	27	金银花	6	5.88
9	花椒	17	16.67	28	乌梅	6	5.88
10	土槿皮	15	14.71	29	苦楝皮	4	3.92
11	醋	13	12.75	30	紫草	4	3.92
12	大枫子	13	12.75	31	蒲公英	4	3.92
13	黄连	11	10.78	32	五加皮	4	3.92
14	荆芥	11	10.78	33	地榆	3	2.94
15	防风	10	9.80	34	野菊花	3	2.94
16	藿香	10	9.80	35	薏仁	3	2.94
17	皂角	9	8.82	36	全蝎	3	2.94
18	红花	9	8.82	37	白芷	3	2.94
19	黄精	9	8.82				

表2　足癣外用中药的分类

药物归类	药物的味数	药物的使用比例（%）	药物归类	药物的味数	药物的使用比例（%）
解表药	7	5.74	补虚药	12	9.84
清热药	32	26.23	理气药	2	1.64
泻下药	4	3.28	收涩药	7	5.74
祛风湿药	6	4.92	止血药	3	2.46
化湿药	5	4.10	活血化瘀药	11	9.02
利水渗湿药	8	6.56	化瘀类	4	3.28
温里药	3	2.46	拔毒祛腐	2	1.64
攻毒杀虫止痒药	16	13.11			

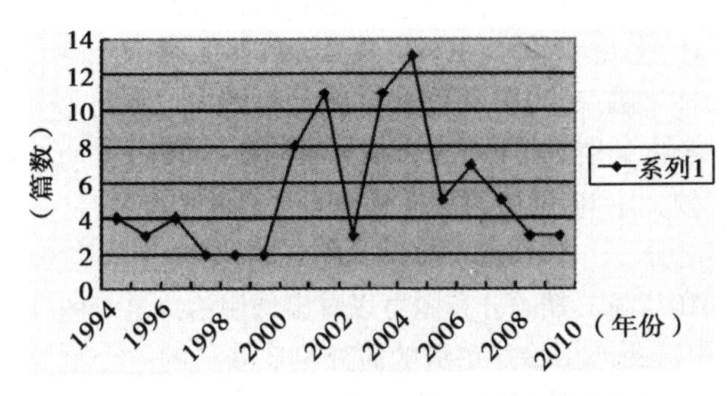

图1　1994—2010年国内足癣外治文献研究各年分布

2.4　文献研究、评价的方法情况　在所纳入的研究文献中，未见到有盲法设计的临床研究，其中以病例总结、经验介绍类文章居多；疗效评价方法有真菌学指标的相对少。见表3。

表3　文献研究、评价的方法

文献研究方法	文献数量（篇）	百分比（%）
盲法、随机对照	0	0
非盲法随机对照	29	28.43
病例总结、经验介绍	73	72.57
结局评价（有真菌性指标）	38	37.25
结局评价（无真菌性指标）	64	62.75

2．5　文献发表的期刊级别　发表在核心期刊类文章仅有5篇，占4.9%；大部分发表在统计源期刊。见表4。

表4 文献分布的期刊级别

期刊级别	文献数量(篇)	百分比(%)
核心期刊	5	4.90
统计源期刊	79	77.45
其他	18	17.65

3 讨论

中药外用治疗足癣的药物众多，在纳入的102首处方中涉及了122味中药，占常用中药的24.75%(方剂学教材常用中药493味)。其中苦参、明矾、蛇床子等出现频率较高，有试验证明这些药有良好的抗真菌作用。如蛇床子的最小抑菌浓度(MIC)为25g/L，苦参的MIC 25g/L，与对照组克霉唑比较差异无统计学意义[2]。通过对这些文献的分析，也可为抗真菌药物的筛选、组方提供借鉴。

通过对上述122味中药进行分类可以看出，清热类、祛湿热、祛毒杀虫类居前3位，从而印证了脚湿气(足癣)以热、湿、虫三邪为主的中医病因学说[3-4]，也支持中医治疗足癣的清热燥湿杀虫的治疗原则。不可忽视的是补虚类及活血类中药也占了较大比例，这说明即使外用中药也需相应的辨证加减，脚湿气的证候也有虚实之分。

1994—2010年间文献的分布图可以看出外用治疗足癣的临床研究文献从未间断，说明中医药外用治疗足癣的研究是皮肤科的一个重要领域。从20世纪90年代初起少量的文献，至2004年达高峰，说明有越来越多的学者参与该领域的研究。

从文献研究、评价的方法及发表的期刊级别上看，目前中医外用治疗足癣的研究水平有待提高：缺乏循证医学的研究方法、客观的评价方法；中医药治疗足癣的成果有待突破：缺少高水平的论文，缺少标志性研究成果。这也可能是近年来外用治疗足癣研究所遇到的瓶颈和现状[5]。也可以作为为什么近年来发表的文章有所减少的原因之一。

总之，通过对中药外用治疗足癣文献的分析，可以了解中医药外用治疗足癣的用药特点和规律，也可以发现领域研究中所存在的问题，为今后该方面的研究提供思路，为中医药外用治疗足癣的临床及科研提供借鉴。

参 考 文 献

[1] 徐楠，温海. 足癣复发对患者生活质量的影响[J]. 中国真菌学杂志，2006，1(3)：174-176.
[2] 于军，苏学今，王丽. 射干、金银花等八种中药抗真菌实验研究[J]. 军医进修学院学报，2007，28(4)：299-300.
[3] 欧柏生. "藿香土荆皮配方颗粒" 泡足治疗足癣51例临床观察[J]. 江苏中医药，2010，42

(5): 47-48.
[4] 芦士奎. 自拟中药洗液治疗足癣126例[J]. 中医外治杂志,2011,20(5): 39.
[5] 滕红丽. 脚湿气(足癣)中医药治疗进展[J]. 广西中医学院学报,2005,8(3): 105-107.

(中国中西医结合皮肤性病学杂志,2012,(2): 82-84.)

念珠菌性阴道炎的菌种分布及耐药性分析

张　文[1],柏彩英[2],周　强[1],范瑞强[1]
(1广东省中医院,广东广州510120；
2广东省妇幼保健院检验科,广东广州510010)

基金项目："十一五"国家科技支撑计划
(编号：2008 BAI53 B041)

摘　要　目的: 分析念珠菌性阴道炎的菌种分布及耐药性情况,为临床提供诊断和合理用药的依据。方法: 采用科玛嘉显色平板和梅里埃公司API和ATB试剂盒进行真菌菌株鉴定及药敏试验,回顾性分析我院527例念珠菌性阴道炎的检测结果。结果: 共检出527株念珠菌。分别为白念珠菌412株(78.18%),光滑念珠菌47株(8.92%),热带念珠菌24株(4.54%),其他念珠菌44株(8.35%); 念珠菌对抗真菌药物的敏感率分别为: 两性霉素B 100%,伏立康唑91.4%,5-氟胞嘧啶89.5%,伊曲康唑84.4%,氟康唑78.20%。结论: 念珠菌性阴道炎以白念珠菌感染为主,不同菌种对常用抗真菌药物的敏感性存在差异。临床应加强真菌的鉴定和药敏试验,合理使用抗真菌药物,以提高诊疗效果,减少耐药菌株的出现。

关键词　念珠菌; 阴道炎; 药敏试验

念珠菌性阴道炎是临床常见的妇科感染性疾病,患者主要表现为外阴瘙痒和分泌物增多或异常,并可引起宫颈炎、流产、早产以及不孕,且其治疗较为困难,容易反复发作[1],严重影响患者的正常生活。近年来,由于广谱抗生素、免疫抑制剂、激素的广泛应用及不规范抗真菌治疗,念珠菌感染日益增多,且耐药菌株不断出现。为了解念珠菌性阴道炎的念珠菌感染及耐药情况,我们对临床527例念珠菌性阴道炎患者的念珠菌菌种分布及耐药性情况进行分析,以期为临床诊断和治疗念珠菌性阴道炎提供有益的参考。现将结果报告如下。

1. 资料和方法

1.1　标本来源　527例阴道分泌物真菌培养标本取自本院2010年1月至2011年12月门诊念珠菌性阴道炎确诊患者,年龄18~61岁(平均35岁); 排除重复病例，同一患者连续多次分离出相同阳性真菌菌株时，只统计初诊1株。

1.2 仪器和试剂 ATBFUNCUS药敏和API-20C AUX鉴定试剂盒购自法国生物梅里埃公司；沙保氏培养、科玛嘉念珠菌显色培养基购自广州迪景微生物科技有限公司。

1.3 质控菌株 近平滑假丝酵母菌ATCC22019、克柔假丝酵母菌ATCC6258购于卫生部临检中心。

1.4 方法 阴道炎患者送检的阴道分泌物标本真菌培养阳性时，再转种科玛嘉念珠菌显色及沙保氏培养基，置35℃培养18~24h，据菌落显色不同判断念珠菌的种类，菌落显翠绿色为白念珠菌，对于其他不能判断念珠菌，用API 20C AUX鉴定试剂盒鉴定。同时用ATBFUNCUS药敏板进行药敏试验。

1.5 统计学方法 采用WHONET5.4软件分析。

2. 结果

2.1 念珠菌检出的构成及分布 527例念珠菌性阴道炎标本中分离培养出念珠菌527株，主要是白念珠菌412例（78.18%）其次为光滑念珠菌47株（8.92%），热带念珠菌24株（4.54%），其他念珠菌44株（8.35%）。

2.2 念珠菌的药敏试验结果 念珠菌对常用几种抗真菌药物有较好的敏感性，两性霉素B敏感率最高为100%，其次为伏立康唑91.4%，5-氟胞嘧啶89.5%，伊曲康唑84.4%，氟康唑78.2%；在菌群方面，白念珠菌对常用抗真菌药物的敏感性最好，而光滑念珠菌、热带念珠菌及其他念珠菌对药物的敏感性较低（见表1）。

表1 念珠菌药敏试验结果%

抗真菌药物	总念珠菌（n=527）			白念珠菌（n=412）			光滑念珠菌（n=47）			热带念珠菌（n=24）		
	R	I	S	R	I	S	R	I	S	R	I	S
两性霉素B	0.0	0.0	100	0.0	0.0	100	0.0	0.0	100	0.0	0.0	100
5-氟胞嘧啶	6.3	4.2	89.5	3.6	0.0	96.6	21.2	14.9	63.7	50.0	0.0	50.0
伏立康唑	4.4	4.2	91.4	3.6	1.7	94.7	17.0	14.9	68.1	12.5	12.5	75.0
伊曲康唑	9.3	6.3	84.4	5.8	3.6	90.6	19.1	21.3	59.6	16.7	12.5	70.8
氟康唑	12.5	9.3	78.2	9.1	5.8	85.1	53.2	23.4	14.9	20.8	16.7	62.5

注：R：耐药；I：中敏；S：敏感

3. 讨论

念珠菌是人体正常菌群之一，可存在于正常人体的皮肤、黏膜、消化道或阴道中，约有10%健康无症状妇女的阴道分泌物可培养出此菌。它又是一种条件致病菌，在机体抵抗力降低或阴道内环境改变的情况下，可导致念珠菌性阴道炎[2]。在本文分析中，527例女性念珠菌性阴道炎患者的阴道分泌物标本中检出白念珠菌最多，占78.18%。尽管与江苏周晔2008年报道的96.06%[3]、陕西张力等2011年报道的85.4%[4]有所差别，但都是以白念珠菌为主。提示目前临床上念珠菌性阴道炎患者仍以白念珠菌感染为主，但其他非白念珠菌感染也逐渐增多。另外，由于不同的念珠菌对药物敏感性差异较大，有些菌株对某些药物天然耐药，如葡萄牙念珠菌对两性霉素B、克柔念珠菌对氟康唑天然耐药；光滑念珠菌对氟康唑有剂量的依赖性，往往需增加70%剂量临床上才有疗效，因此临床上念珠菌性阴道炎的菌种分布和准确鉴定对抗真菌药物的选择具有重要价值。

目前有报道耐氟康唑的念珠菌有上升趋势，念珠菌体外药敏试验对常用抗真菌药物的耐药性各家报道结果差异较大，这可能与不同地区临床用药习惯以及念珠菌菌种分布和流行菌株差异等因素有关。本文药敏试验分析显示，527株念珠菌对常用5种抗真菌药物有较好的敏感性，而且未发现对两性霉素B耐药菌株。在菌群方面，白念珠菌对这5种药物敏感率较高，且唑类抗真菌药物依然保持很高的抗菌活性，敏感性超过85%。这一结果高于以前的报道[3-4]，可能与本院是中医院，主要以中药或中药配合西药治疗，较少滥用抗真菌药有关，且本院中药香莲制剂在治疗念珠菌感染方面有其独特的优势，疗效突出[5-6]。光滑念珠菌、热带念珠菌及其他念珠菌的药物敏感性则存在菌种差异，且敏感性较低，如光滑念珠菌对唑类药物敏感率不超过70%。

综上所述，本研究表明，念珠菌性阴道炎以白念珠菌感染为主。念珠菌对常用的几类抗生素表现出不一致的耐药性，不同菌种对常用抗真菌药物的敏感性存在差异。临床上治疗用药应注意念珠菌感染菌种类型和对药物敏感性的差异，加强流行菌株的鉴定和药敏试验，根据菌种类型和药敏结果选择抗真菌药物进行治疗，这对控制耐药菌株的产生和提高诊治效果尤显必要。

参考文献

[1] Lev-Sagie A, Nyirjesy P, Tarangelo N, et al. HyMuman in vaginal secretions: association with recurrent vulvovaginal eandidiasis [J] . Am J Obstet Gyneeol, 2009, 201(2): 206.

[2] 王衍屏，史洪博，许朝晖. 635例阴道分泌物涂片检测结果分析[J]. 大连医科大学学报，2009, 31(5): 592-594.

[3] 周晔. 383例阴道真菌感染菌群鉴定及药敏分析[J]. 检验医学与临床，2008(1): 38-39.

[4] 张力，贺帅. 女性阴道念珠菌药敏试验及分析[J]. 吉林医学，2011, 32(33): 7044.

[5] 范瑞强，李丽芸，梁君儿，等. 复方香莲外洗液和外用霜治疗外阴阴道念珠菌病临床观察

[J]. 中国皮肤性病杂志，1996，10（1）：42.
[6] 张文，梁惠，周强，等. 香莲外洗液诱导SC5314耐药菌株恢复对氟康唑的敏感性[J]. 中华医院感染学杂志，2010，20（5）：1455-1457.

（皮肤性病诊疗学杂志，2012，（3）：139-141.）

香莲外洗液对硝酸咪康唑抗白念珠菌增效作用的体外实验研究

吴盘红[1]，谢 婷[2]，范瑞强[2]，张 文[2]
（1. 广州中医药大学第二临床医学院，广东广州510405；
2. 广东省中医院，广东广州510120）

基金项目："十一五"国家支撑计划项目（编号：2008BAI53B041），广东省自然科学基金项目（编号：S2011040003509）

摘 要 目的：探讨体外香莲外洗液对硝酸咪康唑抗白念珠菌的增效作用。方法：从单纯性外阴阴道念珠菌病患者的阴道分泌物中培养分离白念珠菌菌株，参照微量稀释法，以氟康唑药敏操作方法为标准，测定联合应用硝酸咪康唑溶液和香莲外洗液对12株白念珠菌的药物最小作用浓度，并与二者单独应用进行比较；用联合抑菌指数来判断两者的联合效应。结果：单用硝酸咪康唑溶液的MIC均值为（7.92 ± 6.13）μg/ml；单用香莲外洗液的M1C均值为（5.78 ± 4.66）mg/ml；二者联用时，平均M1C值分别为：硝酸咪康唑（1.32 ± 1.41）μg/ml，香莲外洗液（1.59 ± 1.62）mg/ml；两者的FICI为0.46。结论：香莲外洗液对硝酸咪康唑溶液抗白念珠菌有增效作用。

关键词 香莲外洗液；白念珠菌；硝酸咪康唑溶液；抗菌增效

外阴阴道念珠菌病（vulvovaginal candidiasis，VVC）是女性外阴皮肤黏膜常见的真菌感染疾病，白念珠菌为最常见的致病菌[1]。近年随着抗生素、糖皮质激素、抗肿瘤药物、免疫抑制剂的应用以及不当的生活方式和护理方式，本病发病率呈上升趋势，耐药发生率也逐渐增高。硝酸咪康唑被美国疾病控制中心列为首选药物，有报道其疗效优于制霉菌素、克霉唑[2,3]，但由于其在临床上已使用多年，耐药率也逐年上升。联用增强硝酸咪康唑敏感性的药物是降低其耐药性、增强其药敏性的方法之一。香莲外洗液是本院院内制剂，具有清热燥湿、杀虫止痒的功效，应用于临床近二十年，主要用于治疗皮肤癣病、外阴念珠菌病和其他外阴瘙痒性疾病，疗效显著。本试验采用微量肉汤稀释法，对比香莲外洗液联用硝酸咪康唑与分别单用硝酸咪康唑和香莲外洗液抗白念珠菌的药物最小作用浓度（minimum inhibitory concentration，MIC），以了解香莲外洗液对硝酸咪康唑抗白念珠菌抗菌增效作用，尝试探讨VVC有效的治疗方案，为临床VVC的治疗提供参考。

1. 材料与方法

1.1 药物 香莲外洗液：120ml/瓶（含生药浓度100%，批准文号：粤Z20071446）。硝酸咪康唑溶液：上海世康特制药有限公司，规格：20ml（含硝酸咪康唑0.4g，浓度为2%，国药准字号：H31022700）。

1.2 试验菌种 来源于广东省中医院妇科门诊单纯性VVC患者的阴道分泌物，经真菌科玛嘉显色培养确证为白念珠菌菌株，共12株；质量控制菌株：近平滑假丝酵母菌ATCC 22019、克柔假丝酵母菌ATCC6258（第二军医大学长海医院赠送）。

1.3 培养基 科玛嘉显色培养基、SDA培养基（萨布罗培养基）、RPMI1640培养基及无菌96孔U型塑料板（购自广州市迪景微生物科技有限公司）。

1.4 白念珠菌的鉴定 取临床确诊为单纯性VVC的患者阴道分泌物，用棉签蘸取适量标本涂抹于SDA培养基上，再用消毒接种环按四个不同方向在该平板上均匀涂划标本。标本接种后，置于37℃恒温箱孵育24~48小时，可见菌落后，将呈奶油色、光滑菌落分离，转种于真菌显色板上，筛选出绿色或蓝绿色显色明显的菌落，经YBC酵母菌鉴定卡鉴定该菌株为白念珠菌后，将白念珠菌二次转种在SDA培养基上37℃培养24~48小时，以保证试验菌株的纯度和活力。转种24~48小时后放置10℃冰箱保存备用。

1.5 微量肉汤稀释法进行体外药敏试验[4] 参照美国临床和实验室标准协会（clinical and laboratory standards institute，CLSI）提出的标准（M27-A方案），采用肉汤微量稀释法进行试验。

1.5.1 药物的配制 配制所需药物剂量根据下述公式进行计算：药物量（mg）=稀释剂用量（ml）·贮存液浓度（g/ml）/药物有效力（g/mg）。因CLSI提出的标准中，缺乏硝酸咪康唑的相关研究，因此参照氟康唑的药物配制方法。硝酸咪康唑溶液以培养液来稀释，贮存液浓度为1280g/ml，药物稀释剂为试验用培养基。实际应用浓度范围为0.125~128g/ml；香莲外洗液原液浓度为100mg/ml，实际应用浓度范围为0.2442~250mg/ml（药物贮存液置无菌聚乙烯小瓶-70℃保存）。

1.5.2 菌悬液的制备 取二次转种在SDA培养基上37℃培养24~48小时的白念珠菌菌株，再次转种在SDA培养基上，37℃孵箱中培养48小时；取数个直径＞1mm的菌落用0.85%的无菌生理盐水制成菌悬液，漩涡振荡器混匀。调菌悬液浊度达到0.5麦氏浊度，相当于（1×10^6~5×10^6）CFU/ml，血细胞计数板镜下计数确定其在此范围。用上述制备好的RPMI1640培养基1：20倍稀释后再1：50倍稀释至最终浓度为（1×10^3~5×10^3）CFU/ml，作为最终接种菌悬液。

1.5.3 接种 单用硝酸咪康唑溶液：无菌96孔U型塑料板上一排为一组，每孔加入100 μl RPMI 1640液体培养基，在第1孔加入40 μl的硝酸咪康唑药物贮存液和60 μl的RPMI 1640液体培养基并振荡混匀；然后吸取100 μl到第2孔，混匀后吸取100 μl到第3孔；连续倍比稀释至第11孔，第11孔吸取100 μl弃去；第12孔为不含药物的生长对照。最后在每孔中加入菌悬液100 μl。此时从第1~11孔的药物浓度分别为128、64、32、16、8、4、2、1、0.5、0.25、0.125 μg/ml，37℃孵育48h观察并记录结果。

单用香莲外洗液：无菌96孔U型塑料板上一排为一组，在每孔加入100 μl RPMI 1640液体培养基，在第1孔加入100 μl的香莲外洗液液并振荡混匀，其余步骤同单用硝酸咪康唑溶液。此时从第1~11孔的药物浓度分别为250、125、62.5、31.25、15.63、7.81、3.91、1.95、0.98、0.49、0.24mg/ml，37℃孵育48h观察并记录结果。

硝酸咪康唑溶液联用香莲外洗液：按照上述方法，无菌96孔U型塑料板上一排为一组，每孔加入100 μl RPMI1640液体培养基；第1孔加入60 μl香莲外洗液并混匀，接着加入40 μl硝酸咪康唑药物贮存液混匀；其余步骤同单用硝酸咪康唑溶液。此时从第1~11孔的药物含香莲洗液浓度分别为150、75、37.5、18.75、9.38、4.69、2.35、1.18、0.59、0.30、0.15mg/ml，含有硝酸咪康唑溶液浓度分别为128、64、32、16、8、4、2、1、0.5、0.25、0.125 μg/ml，37℃孵育48h观察并记录结果。三组试验均平行做3次。

1.5.4 质量控制 用近平滑假丝酵母菌标准菌株ATCC 22019、克柔假丝酵母菌标准菌株ATCC6258按上述方法进行MIC测定。

1.5.5 结果判读 MIC终点判定，与对照孔按下列标准比较，0：肉眼观察清晰；1：轻度模糊；2：浊度显著减低（约50%被抑制）；3：浊度轻度减低；4：浊度不减低。唑类药物取2，浊度显著减低为MIC判定终点[6]。

1.6 联合用药效果评价 试验结果以联合抑菌指数（fractional inhibitory concentration index，FICI）来判断两者的联合效应。$FICI=MIC^{A联合}/MIC^{A单独}+MIC^{B联合}/MIC^{B单独}$。当FICI≤0.5时为协同作用；0.5 <FICI≤1时为相加作用；1<FICI≤4时为无关作用；当FICI>4时为拮抗作用。

2. 结果

2.1 质控结果 质控菌株ATCC 22019和ATCC 6528的MIC结果分别在0.5~0.25 μg/ml和2~4 μg/ml，符合CLSI推荐的M27-S3的48h标准，结果在控，表明试验条件、操作等均在控。

2.2 单用硝酸咪康唑溶液、香莲外洗液及二者联用作用于临床12株白念珠菌的MIC结果　经做3次平行试验，单用硝酸咪康唑溶液作用于临床12株白念珠菌MIC结果分别为：16、16、16、16、6、6、5、4、4、2、2、2 μg/ml，平均MIC值为（7.92 ± 6.13）μg/ml。单用香莲外洗液作用的MIC结果分别为：15.63、15.63、7.81、3.91、3.91、3.91、3.91、3.91、3.91、3.91、1.95、0.97mg/ml，MIC均值为（5.78 ± 4.66）mg/ml。二者联合应用时，硝酸咪康唑MIC结果分别为：4、4、2、2、1、1、0.5、0.5、0.5、0.13、0.13、0.13 μg/ml，平均MIC值为（1.32 ± 1.41）μg/ml，香莲外洗液MIC结果分别为：4.69、4.69、2.35、2.35、1.18、1.18、0.59、0.59、0.59、0.3、0.3、0.3mg/ml，平均MIC值为（1.59 ± 1.62）mg/ml。见表1。

表1　单用和联用硝酸咪康唑、香莲外洗液时作用于临床菌株的平均MIC $\bar{x} \pm s$

方式	硝酸咪康唑（μg/ml）	香莲外洗液（mg/ml）
单用	7.92 ± 6.13	5.78 ± 4.66
联用	1.32 ± 1.41	1.59 ± 1.62

2.3　联合用药效果　两者的FICI=0.46≤0.5。加用香莲外洗液后，硝酸咪康唑对白念珠菌的平均MIC值由（7.92 ± 6.13）μg/ml降到（1.32 ± 1.41）μg/ml，其敏感度由中介变为敏感（参照氟康唑对假丝酵母菌体外敏感性试验结果解释标准[5]。表明香莲外洗液与硝酸咪康唑联用二者为协同作用，香莲外洗液对硝酸咪康唑抗白念珠菌有较好的抗菌增效作用。

3. 讨论

近年来由于真菌病发病率的不断上升，其耐药率也在不断上升，广大临床医务工作者一直在不断探索治疗VVC更加高效的抗菌药物。张超等[6]报道用棋盘微量稀释法测定单用硝酸咪康唑溶液抗白念珠菌的MIC为7.8 μg/ml，联用中药提取物之后的MIC为3.6 μg/ml。李丰霞等[7]用微量稀释法测定了氟康唑对16株白念珠菌的MIC，在有汉防己甲素配伍时，其中11株氟康唑敏感株的MIC值从0.25~8 μg/ml降至0.125~2 μg/ml，3株剂量依赖敏感株和2株耐药株的MIC值从16~64 μg/ml降至4~16 μg/ml。张文等[8]的报道表明经香莲外洗液作用后，耐药菌株SC5314培养至第六代恢复对氟康唑敏感性，其MIC为0.25 μg/ml；而无香莲外洗液作用的对照组，耐药SC5314培养至第十六代才恢复对氟康唑的敏感性。提示香莲外洗液能较快诱导耐药白色假丝酵母菌恢复对氟康唑的敏感性。国内关于中药单方或复方抗真菌作用的报道日益增多，表明大部分中药有明显抑菌作用。但是其抑菌作用机制复杂，尚待进一步研究。

硝酸咪康唑通过干扰细胞色素P-450的活性，抑制真菌的三酰甘油和磷脂的生物合成，抑制氧化酶和过氧化酶的活性，抑制白念珠菌从芽孢转变为侵袭性菌丝的过程，从而起到抑菌杀菌的功效。本研究表明硝酸咪康唑溶液联用香莲外洗液后，联合应用作用效果优于单独使用硝酸咪康唑溶液或单独使用香莲外洗液。两者联用的FICI为0.46，考虑与二者间的协同作用有关，此协同作用明显降低了白念珠菌对硝酸咪康唑的耐药率，增强了白念珠菌对硝酸咪康唑的敏感性。本研究表明硝酸咪康唑对白念珠菌的MIC为7.92 μg/ml，但是其标准差为6.13，离散程度较大，表明其MIC各观察值的分布不均匀，差异较大（MIC波动范围在16~2 μg/ml），说明不同白念珠菌株对硝酸咪康唑的敏感性不稳定，存在较大差异。敏感性差的菌株在临床常常表现为VVC患者对硝酸咪康唑耐药，常规用药剂量治疗难以达到理想的效果。这也许可以解释临床上念珠菌感染患者用硝酸咪康唑常规治疗后疗效不同的原因，即对硝酸咪康唑敏感的患者效果较好，而不敏感的患者疗效差。然而联合香莲外洗液之后，硝酸咪康唑抗白念珠菌MIC降至1.32 μg/ml，其MIC标准差变为1.43，MIC明显降低，离散程度明显变小，说明联用香莲外洗液之后，不但增加了白念珠菌对硝酸咪康唑的敏感性，而且使其敏感性相对较稳定，差异相对较小，减少了耐药性，为临床念珠菌病的治疗提供了可靠而有效的实验室参考依据。

综上，香莲外洗液对硝酸咪康唑溶液抗白念珠菌有增效作用，在抑制白念珠菌的生长方面，明显优于单用硝酸咪康唑溶液的作用，提示临床上治疗外阴阴道念珠菌病时，可在外用硝酸咪康唑的同时配合应用中药复方香莲外洗液以增强抑菌效果，提高临床疗效。至于香莲外洗液及其与硝酸咪康唑溶液联合作用的靶点，以及其协同相加作用机制等，将是以后本研究延续探讨的主要内容之一。

参考文献

[1] 席丽艳，吕桂霞，郭宁如. 295例女性门诊病人阴道带菌情况调查[J]. 中华皮肤科杂志，1995，28（4）：99.

[2] 许红霞. 硝酸咪康唑治疗念珠菌性阴道炎380例[J]. 2003，19（4）：294-295.

[3] 夏玉真. 达克宁栓、制霉菌素治疗念珠菌性阴道炎的探讨[J]. 中国现代药物应用，2011，5（17）：12-13.

[4] Clinical and Laboratory Standards Institute（CLSI）. Reference method for broth dilution antifungal susceptibility testing of yeast[S]. Approved Standard-Third Edition. CLSI document M27-A3（ISBN1-56238-666-2）. Clinical and Laboratory Standards Institute，2008.

[5] 孙长贵，曾贤铭，杨燕. 肉汤稀释法酵母菌药物敏感性试验及质量控制介绍[J]. 江西医学检验，2007，25（1）：57-60.

[6] 张超，雷春娟，魏琴，等. 复方中药提取物和硝酸咪康唑的联合抑菌作用[J]. 江苏农业科学，2011，39（4）：388-389.

[7] 李丰霞，张宏. 汉防己甲素对氟康唑抗白色念珠菌活性的增效作用[J]. 中华皮肤科杂志，2006，39（8）：454-456.

[8] 张文，梁惠，周强，等. 香莲外洗液诱导白色假丝酵母菌耐药菌株恢复对氟康唑的敏感性

[J]. 中华医院感染学杂志，2010，20(10)：1455-1457.

（皮肤性病诊疗学杂志，2012，(3)：142-145.）

复发性外阴阴道假丝酵母菌病的中医证候分布规律研究

陈　颐[1]，梁　颖[2]，冉青珍[1]，黄晋琐[1]，范瑞强[1]
（1广东省中医院，广东广州510120；2清远市中医院，广东清远511500）

国家“十一五”科技支撑计划（2008BAI53B04）

摘　要： 目的：探讨复发性外阴阴道假丝酵母菌病的中医证候分布规律。方法：选择复发性外阴阴道假丝酵母菌病患者84例，采用SPSS 17.0建立数据库，分析不同中医证候在年龄、病程.VVC评分、居住环境、婚姻状况、孕产史等方面的分布规律。结果：复发性外阴阴道假丝酵母菌病的中医证候以湿热蕴结为主，脾虚湿注次之。不同证候在年龄、病程上存在差异；在VVC评分<7分的患者中，脾虚湿注证人数最多；在VVC评分≥7分的患者中，湿热蕴结证人数最多。

关键词： 复发性外阴阴道假丝酵母菌病；辨证；分布规律；相关因素

中图分类号：R711.72文献标识码：A文章编号：1000-1719(2012)08-1448 -03

复发性外阴阴道假丝酵母菌病(RVVC)是临床上妇科门诊最常见的一种疾病，该病由假丝酵母菌引起，以瘙痒和白带增多为主要临床表现，其他还包括外阴阴道灼热、性交痛、尿痛等不适。近年来，RVVC的患病率有增高的趋势。原因是许多妇女感觉外阴不适时，擅自应用不适当的药物治疗；另外经常应用商业冲洗产品以致产生阴道菌群失调及阴道局部微生态平衡破坏；还有首次发生外阴阴道假丝酵母菌感染时治疗不彻底，致使假丝酵母菌侵犯黏膜上皮层深部，从而发生RVVC。而且不规范的用药也导致了耐药菌的出现[1]，更加重了该病的反复发作，并形成恶性循环。本病属于中医的“带下’、“阴痒”等范畴。尽管RVVC各家推荐的治疗方法有多种，但到目前为止尚无一种理想的治疗方法根治RVVC。对于RVVC的高复发率，且随着耐药菌的出现，单纯西医已不能满足临床需要，抗真菌药的长期应用更使患者自身的免疫力进一步降低。许多临床研究显示，中药的运用可针对这种情况发挥优势，一方而可扶正提高患者抵抗力，一方而又可杀虫止痒止带。中医治疗的特色在于辨证论治，而证候机制研究对于全面认识疾病的本质、提高防治效果具有重要意义。本研究通过对84例RVVC患者的临床资料进行分析，总结出该病的中医证候分布规律与临床相关因素的关系。

1. **资料与方法**

1.1 研究对象来源 本研究观察的全部病例来源于2010年4月-2011年3月广东省中医院妇科门诊收治的患者。

1.2 诊断标准 （1）西医诊断标准：按2008年中华妇产科学会分会感染性疾病协作组制定《外阴阴道念珠菌病诊治规范》诊断标准[2]执行。（2）中医证候诊断标准：按1993年中华人民卫生部发布《中药新药临床研究指导原则》中医辨证原则[3]执行，将带下病分为脾虚湿注、湿热蕴结、肾阴虚、冲任虚寒四大类。（3）VVC评分标准：参照中华妇产科学会分会感染性疾病协作组《外阴阴道念珠菌病诊治规范（草案）》[2]拟定。

1.3 纳入标准 （1）符合西医诊断标准；（2）符合中医证候诊断标准；（3）年龄18~50岁，已婚，或有性生活史者；（4）自愿参加本次调查者。

1.4 排除标准 （1）年龄小于18岁或大于50岁或无性生活者；（2）不符合西医诊断标准和中医证候诊断标准者；（3）妊娠期、哺乳期妇女；（4）不愿意参与合作者，或患有神经、精神疾患无法合作者。

1.5 研究方法 研究过程中由专人填写调查表，由2名副高以上专家按1993年中华人民卫生部发布《中药新药临床研究指导原则》中医辨证原则执行，将患者进行中医辨证分型，并根据相关症状、体征按积分表进行积分。

1.6 统计分析及数据处理 采用SPSS 17.0统计软件建立数据库及统计分析。根据资料性质选择适当的统计分析方法，证候规律采用描述分析，计量数据采用（$\bar{x} \pm s$）、min、max、M表示，组建比较采用方差分析，非正态或方差不齐采用秩和检验等，计数资料采用构成比及率表示，组间比较采用χ^2检验。检验水平α=0.05。

2. **结果**

2.1 RVVC中医证候分布特点 通过对84例患者临床证型分布的探讨分析，发现RVVC患者中各证型出现率最高为依次为湿热蕴结（33例，占39.3%）；其次为脾虚湿注（30例，占35.7%）；最后是肾阴虚和冲任虚寒（分别为19例，占22.6%和2例，占2.4%）。中医证候分布如表1所示。因冲任虚寒组人数太少，以下讨论将予剔出。

表1 RVVC中医证候分布情况

证型	例数	百分比（%）	证型	例数	百分比（%）
脾虚湿注	30	35.7	冲任虚寒	2	2.2
肾阴虚	19	22.6	湿热蕴结	33	39.3
总计	84	100			

2.2 RVVC中医证候分布与年龄的关系 所有RVVC患者中，肾阴虚证患者平均年龄最大，为（35.95 ± 6.88）岁；湿热蕴结证患者平均年龄最小，为（29.21 ± 4.95）。不同年龄段各证候间的构成比经卡方检验，有显著统计学意义（$P<0.01$），详见表2。

表2 RVVC中医证候分布与年龄的关系[例（%）]

年龄（岁）	脾虚湿注	肾阴虚	湿热蕴结	总数
20~29	15（34.9）	6（14.0）	22（51.2）	43
30~39	14（42.4）	8（24.2）	11（33.3）	33
40~50	1（16.7）	5（83.3）	0（0.0）	6

注：χ^2=16.04，P=0.00

2.3 RVVC中医证候分布与病程的关系 本次纳入研究的RVVC患者共84例，病程最短为4个月，病程最长为336个月，平均病程为29.63个月，其中肾阴虚组的病程最长。不同病程各证候间的构成比经卡方检验，有差异性（$P<0.05$），详见表3。

表3 RVVC中医证候分布与病程的关系[例（%）]

病程（月）	脾虚湿注	肾阴虚	湿热蕴结	总数
$<$12	15（41.7）	3（8.3）	18（50.0）	36
12~35	13（43.3）	7（23.3）	10（33.3）	30
36~60	2（22.2）	4（44.4）	3（33.3）	9
$>$60	0（0.0）	5（71.4）	2（28.6）	7

注：χ^2=17.46，P=0.01

2.4 RVVC中医证候分布与VVC评分的关系 RVVC患者在VVC评分方面，大部分患者的VVC评分$<$7分，共有50例，占总病例数的61.0%；VVC评分≥7分的患者有32例，占总病例数的39.0%。经卡方检验，VVC评分$<$7分组与VVC评分≥7分组在中医证型构成方面存在统计学意义（$P<0.05$）。

其中VVC评分$<$7分的病例中，脾虚湿注组人数最多，有24人，占48%。卡方检验，在VVC评分$<$7分组中，脾虚湿注组与其他证型的构成差异有统计学意义；而VVC评分≥7分的病例中，湿热蕴结组人数最多，有16人，占50%。卡方检验，在VVC评分≥7分组中，湿热蕴结组与其他证型的构成差异有统计学意义，详见表4。

表4 RVVC中医证候分布与VVC评分的关系[例(%)]

VVC积分	脾虚湿注	肾阴虚	湿热蕴结	总数
<7分	24(48.0)	9(18.0)	17(34.0)	50
≥7分	6(18.8)	10(31.3)	16(50.0)	32

注：χ^2=7.28，P=0.03

3. 讨论

RVVC属于中医带下病的范畴，在本次调查中，以湿热蕴结证最多见，脾虚湿注次之，可见湿、热、虚为本病的主要病机。如《素问·太阴阳明论》："伤与湿者，下先受之"。湿邪为病多见于下部的症状。也如《傅青主女科》曰："夫带下俱是湿症"。湿邪有内湿和外湿之分。内湿为肝脾等脏腑功能失调所致，外湿多有外感六淫之湿、热之邪所致。外湿之湿热淫邪可能与广东地处岭南地带，日照时间长，气候炎热，且降雨量多，江川河流遍布，湿热之邪为四季的主导邪气有关。患者久居湿地，致湿热内蕴，流注冲任，使带脉失约，发为本病。如朱玲等[4-5]所述"VVC"好发时令以春夏潮湿多雨炎热的季节为主，湿邪损伤任带二脉，使任脉不固、带脉失约而发生带下病。同时湿邪也损伤人体正气，正气损伤导致驱邪抗病力减退，从而导致湿浊为患反复发作致RVVC。她还认为"内湿为患占有重要地位"，疾病的反复发作，影响患者生活质量，导致肝失疏泄，肝气乘脾，进一步影响脾的运化功能、肾的封藏功能，出现RVVC。这一点与本调查中肾阴虚证在RVVC患者中出现率升高一致。肾为先天之本，受五脏六腑之精而藏之。若肾受损而虚，阳虚则温化不利，阴虚则固摄失常，下焦相火妄动，故水谷精微难为体所用，下聚成白带而溢脱成病。

RVVC患者中医证型在各年龄段分布上有统计学意义，提示年龄与证型分布有明显关系。阴虚证患者的平均年龄较脾虚湿注证、湿热蕴结证患者的大，为(35.95±6.88)岁，提示本病证候以标实为主的患者平均年龄小于本虚为主的患者。随着年龄增加，证候特点由标实证逐渐向本虚证过渡和转换。这是"正气存内，邪不可干"，成年人正气盛，可驱邪外出，但如《上古天真论》曰："女子五七阳明脉衰，六七阳气衰于上，七七任脉虚"，随年龄增长，患者精气渐衰，脾肾等脏腑气血不足，加之前文提及疾病的反复发作，影响患者生活质量，导致肝失疏泄，肝气乘脾，进一步影响肾的封藏功能，因此湿热蕴结证逐渐减少，而肾阴虚证增加。

根据表3可知，病程在12月内的患者证候以湿热蕴结为主，病程在12个月以上的患者证候以脾虚湿注和肾阴虚证为主，而病程在3年以上者以肾阴虚证为主。可能是湿热蕴结证多是由于感受外来湿热邪气诱发，患者得到正规治疗后外邪得以驱除，该证可在短时间内消除，但随着病程延长，证候特点有由标实证向本虚证转换的趋势，肾阴虚证的频率增加，可能与"久病及肾"、脏腑功能减退有关。因此，疾病后期在中医药辨证论治的同时应注意以扶正为主，补益脾肾、益气养阴。

从VVC评分与中医证候分布的关系看，VVC评分<7分的患者中，脾虚湿注证人数最多；VVC评分≥7分的患者中，湿热蕴结证人数最多，即湿热蕴结证多表现为临床症状重，而脾虚湿注证的临床表现则较为轻。因湿热蕴结证为实证，常出现于RVVC的急性期；患者感受湿热之外邪，湿与热结，湿性趋下，易袭阴位，加之热邪易伤津耗气，易致疮痈，湿热下趋冲任，带脉失约，临床上除了出现带下增多、豆渣样的症状外，还表现为带下色黄或呈脓性，伴有臭味，外阴、阴道局部皮肤充血水肿、瘙痒，甚至出现皴裂、糜烂等一派重度VVC的症状。而脾虚湿注证为本虚标实证，乃RVVC反复发作，人体正气虚损，因饮食不慎或劳累过度等诱因的作用下，内湿乘虚而发，湿邪下注于冲任，带脉无力约束，临床上出现带下量多、豆渣样等表现，外阴、阴道症状不如湿热蕴结证的患者重。因此，对于临床症状较重的急性期的患者可适当加强驱邪之力，尽早采用清热祛湿疗法干预和治疗湿热状态，而对于临床症状较轻的患者可适当加强扶正之力，采用补益脾肾、益气养阴之法以抵抗外邪。

本研究初步探讨了RVVC中医证候分布特点及相关因素对其影响，但由于受到一些客观条件所限，仅收集了84例患者的病例资料，样本数偏小，且不是多中心的临床研究。本次调查中，只有2例冲任虚寒证，不具代表性，考虑其原因有二：（1）可能是样本量不够大；（2）本次调查研究病例主要来源为广东省，其居住地为岭南湿热之地，故起病少见虚寒证，这也提示地理气候不同，治病须因地制宜，也给我们以后的研究方向提供了新的思路。基于以上问题，在今后的研究中，应进行多中心、大样本的调查，以求更进一步了解RVVC中医证候分布特点，为其中医证候的客观化、规范化提供依据。

参考文献

[1] 曹先伟，万喆，李若瑜. 复发性念珠菌性阴道炎患者阴道分离白念珠菌对唑类药物的敏感性试验[J]. 临床皮肤科杂志，2004，33（10）：604-606.

[2] 中华妇产科学会分会感染性疾病协作组。外阴阴道念珠菌病诊治规范[S]. 中华妇产科杂志，2004，39（6）：430-431.

[3] 中华人民卫生部. 中药新药临床研究指导原则（第一辑）[M]. 北京：中国医药科技出版社，1993：91-93.

[4] 谢雪雁，朱玲. 试从“脾”“湿”“虚”论治复发性外阴阴道假丝酵母菌病[J]. 第九次全国中医妇科学术人会论文集，2009：232-234.

[5] 朱玲，罗颂平，徐丽绵，等. 复发性外阴阴道假丝酵母菌病中医病机特点及防治策略[J]. 新中医，2010，42（1）：7-8.

（辽宁中医杂志，2012，（8）：1448-1450.）

香莲软膏剂体外透皮试验

袁小红[1,2]，袁雪妹[3]，范瑞强[2*]
（1. 广东省中医药科学院，广州510006；2. 广州中医药大学第二临床医学院，广州510120　3. 广州中医药大学，广州510006）

国家"十一五"科技支撑计划（2008BAI53B04）

[摘要] 目的：优选香莲软膏剂体外透皮试验条件。方法：使用药物透皮试验仪进行试验，采用紫外分光光度法测定不同时间、接收液、取样量及鼠皮试验时总生物碱的含量，计算其累积透过率，优选香莲软膏剂的体外透皮试验条件。结果：优选的香莲软膏体外透皮试验条件为香莲取样量0.1g，以30%乙醇为接收液，有角质层的大鼠鼠皮为介质：采用UV测定总生物碱含量，波长345nm。结论：该优选试验方法简便可行、稳定。

[关键词] 香莲软膏剂：经皮渗透：紫外分光光度法：总生物碱

[中图分类号] R283.6　**[文献标识码]**A　**[文章编号]** 1005-9903（2012）11-0010-03

香莲系列制剂是广东省中医院的院内制剂，主要由黄连、丁香等中药组成，具有清热燥湿、杀虫止痒的功效，临床上用于治疗各种皮肤病和阴道炎等疾病[1]。香莲软膏剂属于经皮吸收制剂，使用效果关键在于透皮。本实验通过体外渗透试验比较不同条件下香莲软膏剂中总生物碱的透皮效果，优选出较佳的体外透皮试验条件，以期为其进一步研究提供依据。

1. 材料

RYJ-6A型药物透皮扩散仪（上海黄海药检仪器有限公司），BS224S型1/万电子天平（德国赛多利斯），UV-2450型紫外分光光度计（日本岛津公司），B600A型医用离心机（安新县白洋离心机厂）。

盐酸小檗碱对照品（中国药品生物制品检定所，批号0713-9906），香莲软膏剂由广东省中医院中药制剂实验室提供，实验所用试剂均为分析纯。

2. 方法与结果

2.1　总生物碱含量测定

2.1.1　对照品溶液的制备　精密称取盐酸小檗碱对照品10.2mg，置100ml量瓶中，加无水乙醇溶解并稀释至刻度，摇匀，即得102mg/L盐酸小檗碱对照品储备液。

2.1.2　供试品溶液的制备　精密称取香莲软膏0.5g，置小烧杯中，加无水乙醇使之分散，转移至25ml量瓶中，加无水乙醇至刻度以下，超声数分钟至软膏完全分散在无水乙醇中，放冷至室温，加无水乙醇至刻度，摇匀。滤过，精密吸取续滤液1ml，置10ml量瓶中，加无水乙醇稀释至刻度，摇匀，即得。

2.1.3 阴性样品溶液的制备 取空白软膏，按2.1.2供试品溶液的制备方法制备，得阴性样品溶液。

2.1.4 紫外吸收波长的确定 取盐酸小檗碱对照品储备液，阴性样品溶液，供试品溶液于200~500nm波长扫描。盐酸小檗碱和样品溶液均有多个吸收峰，在345nm波长处阴性样品溶液没有干扰，故本实验选择345nm波长为香莲软膏中总生物碱的测定波长。

2.2 方法学考察

2.2.1 标准曲线的制备 分别精密吸取盐酸小檗碱储备液0.5，1.0，2.0，3.0，4.0，5.0ml，置25ml量瓶中，加无水乙醇稀释至刻度，摇匀，即得到质量浓度分别为2.04，4.08，8.16，12.24，16.32，20.4mg/L的盐酸小檗碱对照品溶液；精密吸取2.04mg/L对照品溶液0.1，0.3，0.5，0.7，1.0ml置10ml量瓶中，加无水乙醇稀释至刻度。以无水乙醇为空白，采用紫外分光光度法在345nm波长处测定吸光度。以对照品溶液质量浓度C为横坐标，以吸收度A为纵坐标进行线性回归，得回归方程$A=0.06029C+0.03447$（$r=0.9999$），线性范围0.0204~20.40mg/L。

2.2.2 精密度试验 取0.102mg/L盐酸小檗碱对照溶液，于345nm波长处分别测定吸光度6次，结果RSD 0.1%，说明仪器精密度良好。

2.2.3 稳定性试验 按2.1.2项下方法制备1份供试品溶液，分别于0，1，2，4，8，24，48h时测定A，结果RSD 1.8%，说明样品在48h内稳定。

2.2.4 重复性试验 取同一批号的样品6份，按2.1.2项下方法平行配制供试品溶液6份，测定吸光度，结果香莲软膏中总生物碱量的平均值2.2203mg/g，RSD 0.7%。说明该方法重复性好。

2.2.5 加样回收率试验 精密称取香莲软膏样品6份，分别精密加入102mg/L盐酸小檗碱对照液10ml，按2.1.2项下方法平行制备6份加样供试品溶液，分别测定其A，结果盐酸小檗碱平均回收率为98.29%，RSD 1.0%。

2.3 体外透皮试验 采用RYJ-6A型药物透皮扩散仪进行实验。接收池体积为6.5ml，透皮扩散而积2.28cm^2，接收液温度（37±1）℃，电磁搅拌速度250r/min。将涂有香莲软膏的鼠皮覆盖在接收池上，用铁夹夹紧并固定；接收池内加满接收液（6.5ml），使鼠皮与接收液充分接触（不能有气泡）。在（37±1）℃下连续搅拌接收液。分别于2，4，6，8，10，24h时取样，每次全部取完接收池内的接收液，并迅速补充等体积接收液。采用UV测定各样品溶液中总生物碱的含量，求算不同取样点的累积渗透量。累积渗透量（M）按式（1）计算。

$$M=C_{i-1}V_{i-1}+C_iV_i \qquad 式（1）$$

其中C_i为第i个取样占测得的后量浓度，V_i为第i个取样点样品定容后的体积。

2.4　溶出样品溶液的制备　将所取样品液置于蒸发皿中蒸干，加无水乙醇适量溶解残渣，完全转移至5ml量瓶中，加适量无水乙醇定容，摇匀，离心（2500r/min）10min，取上清液作为待测的样品溶液。

2.5　透皮接收液的选择　按2.3项下方法，分别用0.9%生理盐水，0.1mol/ml盐酸和30%乙醇作为接收液进行试验，比较总生物碱在不同的接收液中透过大鼠皮肤的量，结果见表1。

表1　香莲软膏剂中总生物碱在不同接收液中的累积透过率

接受液	累积透过率/%				
	2h	4h	6h	20h	24h
0.9%生理盐水	1.49	2.28	3.19	7.74	8.96
0.1mol/ml盐酸	0.61	0.76	0.90	1.28	2.02
30%乙醇	2.07	3.54	5.27	10.55	13.38

由结果可知，总生物碱在不同接收液中的累积透过率的大小顺序为30%乙醇>0.9%生理盐水>0.1mol/ml盐酸，故本实验采用30%乙醇作为香莲软膏体外透皮试验的接收液。

2.6　大鼠腹皮透皮效果比较

2.6.1　大鼠腹皮的处理

2.6.1.1　有角质层的大鼠腹皮的处理　将大鼠处死后立即取其腹部皮肤，用8%硫化钠酒精溶液脱毛，小心除去皮下脂肪组织和黏液组织，注意不能损伤角质层，用清水清洗，用0.9%生理盐水洗净皮肤至不浑浊，用0.9%生理盐水放置至冰箱浸泡24h，取出置于-80℃冰柜中冷藏备用。

2.6.1.2　无角质层大鼠腹皮的处理　同上法取得大鼠腹部皮肤，处理后用清水洗净，用压敏胶带均匀用力地剥离角质层，平行操作25次，即得无角质层大鼠腹皮[2]，用0.9%生理盐水洗净皮肤至不浑浊，用0.9%生理盐水放置至冰箱浸泡24h后，取出置于-80℃的冰柜中冷藏备用。

2.6.2　不同大鼠腹皮的透皮试验　按2.3项下方法，采用30%乙醇作为接收液进行试验，结果见表2。

表2　香莲软膏剂在无角质层和有角质层皮肤中的透皮情况

大鼠腹皮类型	累积透过率/%					
	2h	4h	6h	8h	10h	24h
无角质层	58.80	73.18	80.22	83.99	85.29	87.76
有角质层	0.61	1.03	1.36	1.67	2.11	13.13

由表2可知，在香莲软膏剂的体外透皮试验中，无角质层的大鼠腹皮比有角质层的大鼠腹皮的累积透过率明显要大，24h时累积透过率前者约是后者的6.7倍。有角质层的腹皮更能反应透皮的真实性，故试验确定采用有角质层的大鼠腹皮作为介质。

2.7　香莲软膏剂取样量的选择　透皮试验时软膏剂取样量对结果有较大的影响，取样量太小，测定结果误差较大，取样量太大，软膏涂抹得太厚，则整体的透过率会比较低，在预试验的前提下，对软膏取样量进行筛选，结果见表3。

表3　不同取样量时香莲软膏剂中总生物碱的透过量

取样量/g	生物碱含量/μg	累积透过量/μg					
		2h	4h	6h	8h	10h	24h
0.050	111.02	0.61	0.93	0.98	1.20	1.53	13.96
0.075	166.52	0.84	1.39	1.59	1.94	2.51	15.68
0.100	222.03	1.30	2.40	3.01	3.66	4.70	23.69

由表3可知，总生物碱的透过量随取样量增大而增大，故本实验选择取样量0.100g。

2.8　验证试验　通过上述试验优选出香莲体外透皮试验条件为选用波长为345nm的UV测定香莲软膏中总生物碱的含量，以30%乙醇作为接收液，以有角质层的大鼠鼠皮作为透皮的介质，香莲的取样量为0.1g进行体外透皮试验，结果生物碱含量为222.47μg。2，4，6，8，10，12h时累积透过量分别为1.16，2.53，3.93，5.82，7.93，28.07μg。说明该方法简便，稳定，重复性较好。

3. 讨论

在体外透皮试验中，透皮介质有采用大鼠鼠皮[2]、小鼠腹皮[3-4]以及半透膜[5]等。以半透膜为介质比用鼠皮的透过率大大增加，采用鼠皮做介质时，处理鼠皮的过程中极易损伤角质层，故试验对2种鼠皮进行比较，探讨角质层对透皮试验的影响。由试验结果可知，角质层是主要渗透障碍，对结果影响很大，故在处理大鼠腹皮时宜保证皮肤的一致性，减少实验误差。所用大鼠腹部皮肤可能存在厚度的差异，皮肤状况难以完全一致等。故要尽量挑选体重一致的大鼠，尽量除净皮下脂肪同时小心不要破坏角质层，且鼠皮处理好后最好在一周内使用；进行体外透皮试验时软膏涂抹要尽量薄而均匀；温湿度对试验结果有一定影响，实验过程中要注意接收池中接收液的量，使其充满接收杯，以使鼠皮与接收液充分接触，尤其是试验时间较长时，当接收液减少要及时补充，以免接收液的液而不接触鼠皮而影响透皮的效果。

参考文献

[1] 范瑞强.中药香莲复方外用治疗股癣及外阴念珠菌病的实验和临床研究[J]. 广州中医学院学报，1991，8（2）：170.

[2] 张英丰，汪小根，周莉玲.大鼠皮肤角质层对青藤碱脂质体贴剂透皮吸收的影响[J]. 中草药，2006，37（9）：1322.

[3] 姜昊，谢京宇，龙海东，等.癣湿涂膜剂的制备工艺研究及评价[J]. 中国实验方剂学杂志，2007，13（11）：13.

[4] 马平勃，黄中伟. 透皮促进剂对青藤碱凝胶体外透皮吸收的影响[J]. 中国实验方剂学杂志，2003，9（2）：7.

[5] 吴健，李嵘，谭家凤，等. 烫伤膜体外释放的初步研究[J]. 中国实验方剂学杂志，2007，13（3）：18.

（中国实验方剂学杂志，2012，18（11）：1012.）

香莲外洗液对白念珠菌阴道分离耐药株的实验研究

王平[1]，谢婷[2]，范瑞强[2]

1.广州中医药大学2010级博士研究生，广东广州510405；

2.广东省中医院皮肤科，广东广州510120

国家科技部“十一·五”国家科技支撑计划项目（编号：2008BAI53B041）；广东省自然科学基金项目（编号：S2011040003509）；广东省科技计划项目[编号：粤科规划字（2011）97号]

摘　要：目的：探讨香莲外洗液诱导白念珠菌阴道分离耐药株恢复对氟康唑的敏感性。方法：香莲外洗液作用于白念珠菌阴道分离耐药株，采用肉汤微量稀释法测定氟康唑对原代及每代菌株的最低抑菌浓度（MIC）值，从而判断白念珠菌阴道分离耐药株恢复对氟康唑敏感所需的代数。结果：经香莲外洗液作用后，临床耐药菌株A1~A10分别于第8、5、6、7、10、5、7、8、6、7代恢复对氟康唑敏感，而无香莲作用的耐药试验菌株白念珠菌A1~A10则分别在第19、14、15、12、17、12、17、19、14、17代恢复对氟康唑敏感。结论：香莲外洗液能较快诱导临床耐药白念珠菌恢复对氟康唑的敏感性。

关键词：香莲外洗液/药理学；白念珠菌；敏感性；真菌性疾病/中药疗法

中图分类号：R285.5　**文献标志码：**A　**文章编号：**1007-3213（2013）03-

0383-04

近年来，真菌性疾病发病率越来越高，真菌耐药问题愈加突出，由本课题组负责人范瑞强教授的经验方香莲方制成的香莲外洗液在治疗真菌感染性皮肤黏膜念珠菌病方面取得了较好的临床疗效[1]。本研究通过观察香莲外洗液对耐药白念珠菌临床株的作用，进一步证实香莲外洗液的抗菌作用，为临床治疗提供参考，现报道如下。

1. 材料与方法

1.1 试验菌株与筛选 试验菌株A1~A10选自本院2011年2月—2012年5月皮肤科和妇科门诊符合外阴阴道念珠菌病诊断标准[2]患者的白带常规标本。将标本转种纯化后，经科玛嘉显色培养基鉴定，筛选出白念珠菌，之后采用肉汤微量稀释法[3]，筛选出对氟康唑耐药[最低抑菌浓度（MIC）≥64 μg/ml]的白念珠菌10株，保存于沙氏培养基上置4℃冰箱备用。参考菌株克柔假丝酵母菌ATCC6258为质量控制菌株（由第二军医大学长海医院赠送）。

1.2 药物 香莲外洗液120ml/瓶，含生药浓度1g/ml，批准文号：粤Z20071446，批号：120308；氟康唑原药粉末购自武汉圣天宇科技有限公司，批号20110707，纯度99.75%。

1.3 培养基与仪器 RPMI-1640培养液（含有L-谷氨酰胺、酚红指示剂及MOPS缓冲液，不含碳酸氢钠）按文献[4]方法配制；SDA培养基（萨布罗培养基，含葡萄糖20g/L，蛋白胨10g/L，琼脂20g/L）、科玛嘉念珠菌显色培养基、96孔U型塑料板均购自广州迪景微生物科技有限公司。MJX型智能真菌培养箱（中国宁波江南仪器厂制造）；MixPlu型漩涡振荡仪（中国合肥艾本森科学仪器有限公司）；M294477型麦氏比浊仪（中国北京中西远大科技有限公司）；FA2204B型电子分析天平（中国上海精科天美贸易有限公司）。

将经纯化和鉴定后的临床耐药株A1~A10分别转种至新的SDA板上，35℃孵育48小时，连续传代，将每代菌株采用肉汤微量稀释法测MIC。

1.4 香莲外洗液诱导体外耐药菌株恢复敏感性 将临床耐药株A1~A10在含香莲外洗液（浓度为0.2442~250mg/ml）的RPMI-1640培养液中，连续传代48h，将每代菌株用肉汤微量稀释法测香莲外洗液对各代菌株的MIC值，每一代的MIC值为下一代的诱导浓度。

1.5 肉汤微量稀释法测定菌株的MIC值 按照美国临床和实验室标准协会（clinical and laboratory standards institute，CLSI）提出的标准（M27-A3方案）[3]，采用肉汤微量稀释法进行试验。

1.5.1 药物的配制 氟康唑用无菌蒸馏水溶解，配制成浓度为1280 μg/ml的贮存液，实际应用浓度范围为0.125~128 μg/ml；香莲外洗液贮存液浓度为1000 mg/ml，实际应用浓度范围为0.2442~250mg/ml（药物贮存液置无菌聚乙烯小瓶-70℃保存）。按以下公式进行所需药物的配制：$m_{药物}(mg)=V_{稀释液}(ml)\times \rho_{贮存液}(g/ml)/w_{药物有效力}(g/mg)$[3]，稀释剂为RPMI-1640培养液。

1.5.2　菌悬液的制备　将原代及每代培养的实验菌株转种在SDA培养基上，35℃培养48h，用接种环挑取数个直径为1mm左右的有念珠菌菌落，加入8.5g/L生理盐水5ml，漩涡振荡器混匀，采用麦氏比浊仪调整其浓度为麦氏浊度0.5，使浓度达到1×10^6~5×10^6，CFU（菌落形成单位）/ml，血细胞计数板镜下计数确定此范围。取此菌悬液用RPMI-1640培养基进行1∶20稀释后，再1∶50稀释，使菌悬液浓度达到1×10^3~5×10^3CFU/ml，作为最终接种菌悬液。

1.5.3　接种　将96孔板每孔加入RPMI-1640培养液，氟康唑组每行第1孔加入160μl，香莲外洗液组每行第1孔加入100μl。再在每行第1孔分别加入氟康唑40μl、香莲外洗液100μl。混匀后，各吸取100μl到第2孔，再将第2孔混匀后吸取100μl至第3孔，连续倍比稀释至第11孔，第11孔吸取100μl后弃去，第12孔不添加任何药物，为空白对照，最后在每孔加入菌悬液100μl。此时氟康唑组从第1~11孔的药物浓度分别为128、64、32、16、8、4、2、1、0.5、0.25、0.125μg/ml。香莲组从第1~11孔的药物浓度分别为250、125、62.5、31.25、15.63、7.81、3.91、1.95、0.98、0.49、0.24mg/ml，将96孔板35℃孵育48h观察并记录结果。以上每次试验均平行做4次。

1.5.4　质量控制　采用克柔假丝酵母菌标准菌株ATCC6258按上述方法进行MIC测定。

1.5.5　结果判读　MIC值的判定按M27-A3方案标准[3]进行各孔评分：通过肉眼观察各孔和对照孔的生长进行比较。0分：肉眼观察清晰；1分：轻度模糊；2分：浊度显著减低（约抑制50%受试菌生长）；3分：浊度轻度减低；4分：浊度不减低。以浊度显著减低孔（2分）为MIC判断终点。MIC值≥64μg/ml为氟康唑耐药株，MIC值≤8mg/ml为氟康唑敏感株[4]。

2. 结果

2.1　质控结果　经多次重复实验，质控菌株ATCC6528的MIC结果均符合CLSI推荐的M27-A3的标准[3]，表明试验条件与结果均在控。

2.2　氟康唑对原代试验菌株白念珠菌A1~A10MIC结果　氟康唑对原代临床试验菌株白念珠菌A1~A10的MIC均≥128μg/ml，表明试验菌株白念珠菌均为耐药菌株。

2.3　香莲外洗液对试验菌株白念珠菌A1~A10MIC结果　香莲外洗液对原代临床试验菌株白念珠菌A1~A10的MIC结果分别为：7.81、1.95、15.63、3.91、3.91、7.81、0.98、1.95、15.63、3.91mg/ml，以后各代的实验，香莲外洗液对其MIC都与原代的MIC值相同。

2.4　耐药白念珠菌A1~A10恢复对氟康唑敏感性结果　表1结果显示：香

莲外洗液组（试验组）临床耐药白念珠菌恢复对氟康唑敏感的代数早于自然转种组（对照组），差异有统计学意义（$P<0.01$）。

表1　耐药白念珠菌菌株不同条件下恢复对氟康唑敏感的代数比较（$\bar{x} \pm s$）

Table 1　Comparison of the generation of drug-resistant Candida albicans strains regaining the sensitivity to fluconazole under the conditions with or without the induction of Xianglian lotion

组别	N	$n_{恢复敏感代数}$/代
自然转种组	10	15.60 ± 2.59
香莲外洗液组	10	6.90 ± 1.52①

①$P<0.01$，与自然转种组比较

3. 讨论

近年来，随着广谱抗生素和激素以及免疫抑制剂的滥用、HIV感染逐年增加、器官移植广泛开展、静脉插管等介入性操作的增加等因素使得真菌感染率逐年上升。白念珠菌是最重要的机会致病真菌之一[5]。众所周知，白念珠菌具有易于感染、难以防治的特点，究其原因主要在于其具有高适应性的特点，耐药性是其高适应性的表现形式之一[6]。同时，临床上广泛使用的一些抗真菌药物如氟康唑等仅具有抑菌作用，长期重复给药的过程中，在基因突变等可能机制的作用下，真菌容易产生耐药性[7]。耐药问题已成为西医药治疗真菌性疾病的“瓶颈”。

开发具有新的作用靶点的药物、作用靶点不同的抗真菌药物联合用药，或者寻找具有较好的抑菌或杀菌作用、或可以提高耐药真菌对抗真菌药物敏感的天然化合物，无疑是解决越来越棘手的真菌耐药问题的可行之路[8]。近年来，有关中医药抗真菌的研究越来越多，如郭建辉等[9]将中药癣净散加入沙氏培养基内，制成不同浓度的药基试管，对真菌进行培养，发现与不含药物的培养基对照组比较，菌落形成较迟并生长缓慢，说明中药复方有明显的抑菌作用。

中药香莲外洗液是本课题组负责人范瑞强教授的经验方，主要由丁香、黄连、龙胆草、百部等组成，已在临床使用多年，临床效果确切。同时实验研究也证明：该方在抗菌杀菌方面具有突出功效，如刘宇倩等[10]采用微量液基稀释法测定香莲外洗液和氟康唑对40株白念珠菌临床株的MIC值，结果表明香莲外洗液在一定浓度范围内对白念珠菌有较满意的抑菌作用。张文等[11]研究显示：经香莲外洗液作用后，耐药标准菌株SC5314培养至第6代恢复对氟康唑敏感性；而无香莲外洗液作用的对照组，耐药标准菌株SC5314培养至第16代才恢复对氟康唑的敏感性。提示香莲外洗液能较快诱导耐药白念珠菌恢复对氟康唑的敏感性。

香莲外洗液对标准菌株具有提高耐药真菌对抗真菌药物敏感的作用，对临床实际工作中遇到的临床分离株是否具有相同的作用？本研究将香莲外洗液作用于10株采集自不同临床患者的菌株，结果表明：在香莲外洗液作用下，10株临床株分别在第8、5、6、7、10、5、7、8、6、7代恢复对氟康唑敏感，而无香莲作用下的同样临床株则分别在第19、14、15、12、17、12、17、19、14、17代恢复对氟康唑敏感，两者比较差异有统计学意义，从而证实，香莲外洗液同样可以较快诱导耐药临床株恢复敏感。

在本研究中，临床各个菌株之间恢复敏感性所需的代数与张文等[11]对标准株的研究结果不同，考虑为菌株个体差异所致。在试验过程中，无论有无香莲作用，耐药菌株都可变为敏感株，这与曹先伟等[12]的研究结果是相同的，香莲外洗液的作用体现在可较快诱导耐药菌株恢复对药物敏感。此外，香莲外洗液对各代转种的临床耐药菌株MIC值与原代相同，表明香莲外洗液对耐药菌株作用相对稳定，这与张文等[11]的研究相同。

氟康唑作为一种曾在临床广泛使用的抗真菌药，其作用机制主要是抑制靶酶即羊毛固醇14a-去甲基酶（14-DH）合成酶途径[12]，而香莲外洗液在其较快诱导耐药菌株恢复敏感性的过程中，其作用的靶点是什么，耐药菌株其基因表达谱是否发生改变，均有待进一步深入研究。

总之，本研究进一步证实了香莲外洗液可较快诱导耐药白念珠菌株恢复对氟康唑敏感，并具有一定的抑菌作用。

参考文献

[1] 范瑞强，李丽芸，梁君儿，等. 复方香连外洗液和外用霜治疗外阴阴道念珠菌病的临床观察[J]. 中国皮肤性病学杂志，1996，10（1）：42.

[2] 中华妇产科学分会感染性疾病协作组. 外阴阴道念珠菌病诊治规范（草案）[J]. 中华妇产科杂志，2004，39（6）：430.

[3] Clinical and lab oratory standards institute. Reference method for broth dilution antifungal susceptibility testing of yeasts.Third informational supplement, CLSI Document M27-A3[S]. Clinical and Laboratory Standards Institute, Wayne, PA, 2008.

[4] 叶应妩，王毓三. 全国临床检验操作规程[M]. 3版. 南京：东南大学出版社，2006：618.

[5] Lai C C, Tan C K, Huang Y T, et al. Current challenges in the management of invasive fungal infections [J]. J Infect Chemother, 2008, 14（2）：77.

[6] 黄海，王彦，李荣，等. 白念珠菌的应激反应与耐药性[J]. 第二军医大学学报，2010，31（11）：1239.

[7] 王志远，张宏，张革化. 白念珠菌对唑类药物的耐药与对策[J]. 中国人兽共患病学报，2011，27（12）：1126.

[8] 姜远英，刘伟，曹永兵. 念株菌的耐药机制及应对策略研究[J]. 中国真菌学杂志，2011，6（4）：193.

[9] 郭建辉，曹毅，陶茂灿. 中药癣净散抗真菌作用的研究[J]. 中国真菌学杂志，2006，1（3）：154.

[10] 刘宇倩，池风好，刘绮娜，等.中药香莲外洗液对40株白念珠菌的药敏分析[J].广东医学，2010，31（16）：2161.
[11] 张文，梁惠，周强，等.香莲外洗液诱导白念珠菌耐药菌株恢复对氟康唑的敏感性[J].中华医院感染学杂志，2010，2C（10）：1455.
[12] 曹先伟，冀朝辉，李若瑜，等.白色念珠菌对唑类抗真菌药物的耐药机制探讨[J].中华医院感染学杂志，2007，17（3）：258.

（广州中医药大学学报，2013，（3）：383-385.）

外用药物治疗足癣疗效评价方法的研究

陈信生，范瑞强，杨洁
（广州中医药大学第二附属医院，广东广州510120）
“十一五”国家科技支撑计划项目（2008BAI53B041）

摘要：目的：通过筛选外用药物治疗足癣的疗效评价指标，建立客观、全面的外用药物治疗足癣的疗效评价方法。方法：采用德尔菲（Delphi）法，根据文献资料，编制外用药物治疗足癣的疗效评价方法专家问卷，进行专家问卷调查研究。结果：发放问卷25份，回收21份，回收率为84%，专家们对主症积分的减少、真菌镜检、真菌培养、安全性指标、再发率、治疗前后靶皮损的对比、经济-效益比意见的集中程度和协调程度较高。在安全性检查项目中，专家们对过敏反应、血常规、尿常规、肝肾功能、心电图意见的集中程度和协调程度较高。结论：症状积分、真菌镜检、真菌培养、安全评价、再发率、靶皮损前后照片对比、经济效益比应该均作为外用药物治疗足癣疗效评价指标，这些指标构成的评价方法可以从不同方面和角度全面、客观的评价足癣外用的治疗药物或方案的疗效。

关键词：足癣；评价方法；德尔菲（Delphi）法
中图分类号：R756.3　　**文献标志码：**B　　**文章编号：**1000-1719（2013）08-1555-02

足癣是皮肤科常见的皮肤黏膜真菌病，据有关统计——我国足癣发病率在人群中高达60%以上，有些地区甚至高达80%；足癣给病人带来了极大的困扰，极大的降低了患者的生活质量[1]。外用药物治疗足癣仍是目前常用及主要的方法之一。但就目前足癣的外治疗法研究中，疗效评价方法众多而不统一。如何建立外用药物治疗足癣的临床疗效系统评价体系，科学、客观、系统地开展外用药物治疗足癣临床疗效的评价具有十分重要的意义。笔者采用德尔菲（Delphi）法，根据文献资料，编制外用药物治疗足癣的疗效评价方法专家问卷，向全国30位专家发送问卷调查。调查共分四轮进行，在前三轮调查结果统计分析的基础上编制了第四轮调查问卷，现将第四轮专家问卷分析报道如下。

1. 资料与方法

1.1 疾病疗效评价指标的筛选 根据文献资料研究[2]和前三轮专家问卷基础上，从以下几个方面进行：（1）主症积分的减少；（2）真菌镜检；（3）真菌培养；（4）安全性指标；（5）再发率；（6）治疗前后靶皮损的对比；（7）经济-效益比。

1.2 疗效指标评价及计分 疗效指标在疾病疗效评价中的重要程度，分为4级：无关、有关、重要、必须，分别计0、1、2、3分。

1.3 评价标准 疾病疗效评价指标均数>0.5，满分比>0.5，变异系数<0.4，则将该指标列入。

1.4 专家遴选 参加问卷咨询的专家来源于中华中医药学会皮肤性病专业委员会、中华医学会皮肤性病专业委员会、中国中西医结合学会皮肤性病专业委员会，长期从事中医、中西医结合、西医皮肤性病专业的临床医师，具有高级职称、经验丰富并有一定知名度。遴选时充分考虑专家的地区分布，使参加问卷调查的专家具有较广泛的代表性。

1.5 统计方法 对回收问卷、专家意见的集中程度和协调程度，采用计算均数、满分比（K），等级和（S）、变异系数（CV）的方法进行相关统计学分析。

2. 结果

2.1 问卷回收情况 自2010年3月20日以信函形式寄给在全国范围内选出的25名皮肤科专家，包括华北、东北、华东、中南、西南、西北6大行政区的21个省市。至2010年5月20日，共收到21位专家回信，回信收率（积极系数）为84%。

2.2 专家对外用药物治疗足癣疗效评价方法意见的集中程度和协调程度，结果见表1，专家对外用药物治疗足癣 疗效评价指标中对于主症积分减少、真菌镜检、安全性指标的均数、满分比均为1，变异系数为0，意见高度集中，专家们认为必不可少。真菌培养、靶皮损前后照片对比、经济效益比、再发率的均数都大于0.5，变异系数小于0.4，意见也相对集中。

表1 21位专家对外用药物治疗足癣疗效评价方法意见的集中程度和协调程度

指标	主症积分的减少	真菌镜检	真菌培养	靶皮损前后照片对比	安全性指标	经济效益比	再发率（%）
均数	1	1	0.95	0.90	1	0.85	93
满分比	1	1	0.95	0.90	1	0.85	93
等级和	21	21	20	19	21	17	20
变异系数	0	0	0.28	0.32	0	0.38	35

2.3 因为安全性评价涉及到较多指标 笔者也对其详细指标进行了分析，结果见表2。在安全性指标中，过敏反应均数为1，变异系数为0，专家意见高度集中。血常规、尿常规、肝肾功能、心电图指均数介于0.8~0.9，变异系数介于0.38~0.43，专家意见也相对集中。粪常规、胸片均数小于0.5，变异系数大于0.4。

表2 21位专家对外用药物治疗足癣疗安全性指标意见的集中程度和协调程度

指标	血常规	尿常规	粪常规	肝肾功能	过敏反应	心电图	胸片
均数	0.85	0.80	0.45	0.90	1.0	0.85	0.40
满分比	0.85	0.80	0.45	0.90	1.0	0.85	0.40
等级和	18	17	8	18	21	18	8
变异系数	0.38	0.43	0.85	0.34	0	0.40	0.88

3. 讨论

专家咨询表是应用德尔菲评价法[3]对某一项评估及预测的重要手段，是收集信息的主要来源。专家咨询表的统计方法中，专家意见集中程度包括均数、满分比、等级和，其值越大，则其对应的证候指标越重要。变异系数反映专家对各指标相对重要性的协调程度，其变异系数越小，专家的协调程度越高。本文内容是通过该方法设计并进行的研究。

在外用药物治疗足癣的疗效评价中，对于症状积分的减少及真菌镜检指标专家意见一致，认为必不可少。这与足癣本身定义及临床特点所决定，症状消失及真菌转阴才是疾病痊愈的标志。目前也越来越多治疗足癣的疗效评价类的文章将该两项指标同时纳入疗效评价，说明这与以往单纯症状作为疗效评价相比是进步，也是今后的趋势。然而真菌培养与真菌镜检相比，虽然同为真菌学指标但专家重视程度有所差异，可能与真菌培养耗时（2周以上出结果）及基层医院难以具备该条件相关。

安全性评价作为疗效评价的必要指标也是容易理解。安全性是必要条件，没有安全性做保障，药物或方案便失去其存在的意义，也没有前景。在安全性评价指标中专家一致关注过敏反应，外用药物对患者皮肤和黏膜有没有直接的不良刺激或过敏反应，这也是医生和患者都很关心的临床问题。血常规、尿常规、肝肾功能、心电图作为外用药物治疗足癣的安全性指标，也被专家高度关注，这可能是所有外用是否对人身内环境产生影响的共性要求，也是临床新药的基本要求，也是与世界接轨的要求。

足癣复发率高，约84%的患者平均每年发作2次以上。所以专家除了关注疗效及安全性外，对治疗后的再发率也高度关注。这与临床实践问题相符合。足癣极其复发或再感染，临床上患者经常会问医生“我的足癣是否可以根治？”。有了再发率这个评价指标就可以告诉患者，这种药物或方案在治疗结束后3个月或6个月或1年后有多少人可能会复发，有多少人可能不会复发。

与传统评价指标相比，靶皮损前后照片对比及经济效益比[4]是专家在足癣疗效评价中较关注及较感兴趣的新指标。笔者推测靶皮损照片作为足癣评价指标是与电子科技的发展、摄影技术的普及、皮肤病直观特点相关。选择典型的靶皮损，在治疗前、治疗中、治后结束时进行拍照，与主症积分评价相辅相成，可以真实而永久的记录，也可以有效杜绝学术做假。效价比作为评价指标的出现，可能与足癣治疗有众多药物（或方案）及经济费用相关。临床医生该如何选择，病人该如何选择？效价比应该是一个重要的参数。所以，通过本研究，笔者认为症状积分、真菌镜检、真菌培养、安全评价（皮肤过敏反应、血常规、肝肾功能、尿常规、心电图）、再发率、靶皮损前后照片对比、经济效益比应该均作为外用药物治疗足癣疗效评价指标，这些指标构成的评价方法可以从不同方面和角度全面、客观的评价足癣外用的治疗药物或方案的疗效。

参考文献

[1] 徐楠，温海. 足癣复发对患者生活质量的影响[J]. 中国真菌学杂志，2006，1（3）：174-176.
[2] 陈信生，范瑞强，杨洁. 足癣疗效评价现状及体系探讨[J]. 皮肤性病诊疗学杂志，2010，17（4）：318-320.
[3] 曾光. 现代流行病学方法与应用[M]. 北京：北京医科大学、中国协和医科大学联合出版社，1994：250-270.
[4] 钱江，沈翠蓉. 口服抗真菌药物治疗于足癣药物经济学分析[J]. 中国社区医师，2006，22（24）：21-22.

（辽宁中医杂志，2013，（8）：1555-1556.）

念珠菌生物膜研究热点与前沿可视化分析

袁娟娜，范瑞强，吴元胜，陈信生，谢婷
（广州中医药大学第二临床医学院皮肤科，广东广州510120

摘　要　目的：分析念珠菌生物膜文献的研究热点和研究前沿。方法：使用基于java平台的科学知识图谱分析软件citespaceⅡ，以web of science数据库中收录的念珠菌生物膜文献为研究对象，通过对经典文献、高频主题词、突现主题词的分析，绘制可视化知识图谱。结果：共分析1 631篇文献，10篇经典文献，20个高频主题词、5个突现主题词，确定念珠菌生物膜的研究热点为生物膜的形成、基础实验技术、模型建立及耐药问题，研究前沿集中在生物膜体外模型、药敏实验建立新方法上。结论：可视化分析为快速把握念珠菌生物膜学科领域的研究热点与前沿提供了科学量化参考。

关键词 念珠菌；生物膜；知识图谱；citespace Ⅱ

念珠菌是一种条件致病菌，全身或局部的念珠菌感染在临床各科中均较常见[1]。近年来，念珠菌感染的治疗因耐药问题而变得棘手，念珠菌生物膜的形成是其中重要的耐药原因之一[2]生物膜这一概念最早是由荷兰科学家Antonie van Leeuwenhoek在1684年提出，直至1978年才被其他的科学家明确阐述，从此也引起微生物界和医学界的重视。生物膜是附着于无活力的或活组织表面的、由其自身产生的细胞外基质包裹的有结构的菌细胞群体，是相对于单个分散的游离状态菌细胞而言的另一种微生物独特的生存形式[3]。生物膜形成后可明显降低抗菌药物的敏感性，产生耐药性，是临床抗菌治疗失败的主要原因之一[4-5]。

本文以美国web of science数据库中收录的念珠菌生物膜文献为研究对象，借助信息可视化软件citespace Ⅱ[6-7]，展示念珠菌生物膜国际研究的热点及研究前沿。

1. 数据与方法

1.1 数据来源 Web of science是美国ISI数据库中的引文索引数据库，涵盖世界范围内8000余种最有影响力的高质量期刊，以此为平台检索“念珠菌生物膜”相关文献，进行数据分析。检索策略为：主题=（candida*）AND主题=（biofilm*）；时间跨度=所有年份数据库=SCI-EXPANDED，SSCI，A&HCI，CPCI-S，CPCI-SSH，CCR-EXPANDED，IC；精炼文献类型=ARTICLE；数据库更新时间截止至2013年5月3日。共检索得到1631条记录，保存全记录供信息可视化分析。

1.2 分析方法 利用web of science上“分析检索结果”、“创建引文报告”功能进行简明文献计量分析，结合美国Drexel大学信息科学与技术学院陈超美教授开发的第二代信息可视化技术citespace Ⅱ（Version 3.5.R6，（64-it））进行可视化知识图谱绘制。

运行citespace Ⅱ，时间跨度Time Slicing设置为1991—2013年（1991年前此数据库无相关文献记录），Years Per Slice设置为2（即2年为一个时间段），设置突变术语检测Burst Terms，节点类型Node Types选择Cited Reference（参考文献）、Term（术语）、Keyword（关键词）；经过不断探索和优化，选择Cited Reference阈值（C，CC，CCV）分别为2、2、20；4、3、20；4、3、20；Keyword阈值为TOP50。

2. 结果与分析

2.1 文献时间分布 web of science数据库中收录的最早的相关研究文献

出现在1991年，近20年来，共收录文献1631篇，与念珠菌生物膜相关的文献呈现逐年增长趋势，详见表1。

表1　念珠菌生物膜文献年代分布　篇(%)

年份	篇数	年份	篇数	年份	篇数
1991	2(0.12)	1999	13(0.80)	2007	115(7.05)
1992	2(0.12)	2000	13(0.80)	2008	130(7.97)
1993	2(0.12)	2001	26(1.59)	2009	160(9.81)
1994	4(0.25)	2002	26(1.59)	2010	228(13.98)
1995	7(0.43)	2003	38(2.33)	2011	278(17.05)
1996	10(0.61)	2004	49(3.00)	2012	280(17.17)
1997	9(0.55)	2005	71(4.35)	2013	82(5.03)
1998	10(0.61)	2006	76(4.66)		

表2　念珠菌生物膜文献主要来源期刊

序号	篇数	期刊名
1	90	ANTIMICROBIAL AGENTS AND CHEMOTHERAPY
2	57	EUKARYOTIC CELL
3	44	PLOS ONE
4	38	JOURNAL OF ANTIMICROBIAL CHEMOTHERAPY
5	36	MYCOSES
6	35	APPLIED AND ENVIRONMENTAL MICROBIOLOGY
7	35	MICROBILOGY SGM
8	33	MEDICAL MYCOLOGY
9	31	MYCOPATHOLOGIA
10	30	ARCHIVES OF ORAL BIOLOGY
11	30	JOURNAL OF MEDICAL MICROBIOLOGY
12	26	FEMS YEAST RESEARCH
13	26	JOURNAL OF APPLIED MICROBIOLOGY
14	24	INTERNATIONAL JOURNAL OF ANTIMICROBIAL AGENTS
15	23	INFECTION AND IMMUNITY

2.2　主要来源期刊由表2可见，与念珠菌生物膜相关的文献主要源自于微生物专业期刊或医学真菌期刊，载文量在20篇以上的期刊共有15种，占载文总量的34.21%。这一现状与国内念珠菌生物膜相关文献主要发表在临床医学杂志情况迥异，一定程度上说明国际研究偏重于基础方面，而国内则更多着眼于临床，国内外可相互补充、交流学习。

2.3　主要国家或地区分布　对念珠菌生物膜研究文献贡献较大的依次是：美国、巴西、中国、德国、法国、日本、荷兰、英格兰、加拿大和意大利。其中贡献最大的国家是美国，说明美国在该领域的研究工作处在国际先进水平。中国位居第三，但在绝对数量上远远落后于美国，仍有较大发展空间。其中美国的哥伦比亚大学、凯斯西储大学、卡内基梅隆大学，比利时的根特大学和中国的香港大学均是发表相关文献较多的机构，在此研究领域所做的贡献较大，可以作为学术交流合作的重点对象。

2.4　经典文献分析　经分析，与念珠菌生物膜相关的文献被引频次总计为24995，去除自引的被引频次总计为17777；施引文献为12947，去除自引的施引文献为11713，每项平均引用次数为15.32，h-index为70。表明随着信息科技的飞速发展，念珠菌生物膜文献被引呈快速上升趋势，可见该研究领域学术氛围活跃，学科交流频密。

本文结合web of science中“创建引文报告”与citespace共被引网络分析结果，筛选较多被引与共被引的前10篇文献，见表3。分析经典文献的内容发现，对于念珠菌生物膜的研究主要集中在念珠菌生物膜生物特性、在耐药中的作用及其分子机制、相关体外模型的建立方法与药敏检测、外排泵作用等内容。上述内容正是念珠菌生物膜各项研究的基础知识，已被其他研究者反复多次引用与验证，可信程度较高，研究者可作为参考依据。

2.5　研究热点　通过citespace的关键词与主题术语聚类功能，筛选念珠菌生物膜研究的热点。关键词与主题术语是一篇文章的核心与凝练，可以高度概括并代表文章的主要内容，频次高的关键词或主题词常被用来确定研究领域的热点[8]。

图1是高频关键词与主题术语的可视化图谱，图中圆圈代表关键词，方块代表主体术语，每个节点代表一个研究热点，节点的大小代表节点的受关注程度。频次高的关键词或主题术语即研究热点。念珠菌生物膜文献的共引聚类分析网络共由145个节点和276条连线组成。由于软件暂无识别或合并单复数词语功能，且关键词与主体术语部分重复，故将同义术语合并，取其中较高的中心性。经整理统计后，频次＞100的关键词或主题术语共20个，见表4。

表3 念珠菌生物膜研究经典文献及其内容梗概

序号	文献信息	内容梗概
1	CHANDRA J,2001, Biofilm formation by the fungal pathogen Candida albicans: Development, architecture, and drug resistance	生物膜生物特性及耐药分子机制
2	DOCGLAS LJ,2003, Candida biofilms and their role in infection	生物膜在感染及耐药中的作用
3	RAMAGE G,2001, Standardized method for in vitro antifungal susceptibility testing of Candida albicans biofilms	生物膜的体外抗真菌药敏试验的标准化方法
4	HAWSER SP,1994, Biofilm Formation By Candida Species on the Surface of Catheter Materials In-vitro	生物膜模型系统的建立
5	COSTERTON JW,1999, Bacterial biofilms: a common cause of persistent infections	生物膜与耐药的关系
6	CHANDRA J,2001, Antifungal resistance of candidal biofilms formed on denture acrylic in vitro	生物膜体外模型建立
7	KUHN DM,2002, Antifungal susceptibility of Candida biofilms: Unique efficacy of ampbotericin B lipid formulations and ecbinocandins	生物膜对两性霉素B、棘白霉素的体外药敏实验
8	KUHN DM,2002, Comparison of biofilms formed by Candida alhirans and Candida parapsilosis on bioprosthetic surfaces	不同念珠菌生物膜的区别
9	BAILLIE GS,2000, Matrix polymers of Candida biofilms and their possible role in biofilm resistance to antifungal agents	生物膜基体聚合物在耐药中的作用
10	RAMAGE G,2002, Investigation of multidrug efflux pumps in relation to fluconazole resistance in Candida albicans biofilms	多药外排泵与氟康唑耐药念珠菌生物膜的关系

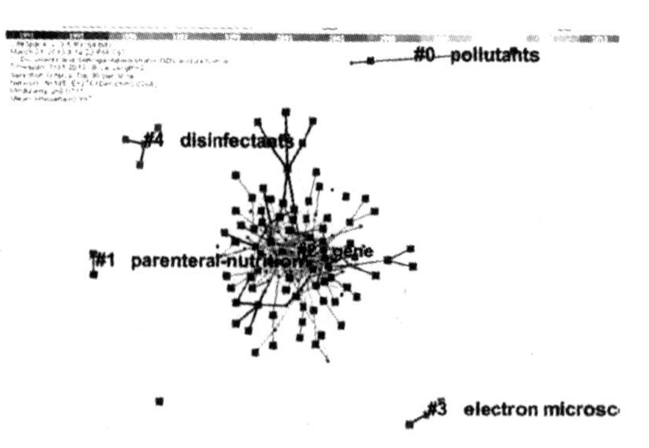

图1 主题术语聚类图谱

由表4可见，在念珠菌生物膜相关研究中，按照一般研究设计方案顺序可以将研究热点归纳如下：①白念珠菌最常被当成研究媒介，原因在于白念珠菌是最常见的病原菌之一，具有现实意义；②生物膜在不同菌种、不同疾病中的形成机制是研究热点，只有清楚生物膜是如何形成的，才能在不同环节对其进行干预或深入研究；③体外生物膜模型建立对本研究领域至关重要，现已有多种相对成熟的建模方法可供借鉴；④病原菌的反复持续感染、对抗真菌药物的耐药问题棘手，研究表明与真菌生物膜形成密切相关；⑤在生物膜的研究中，主要的技术手段是扫描电镜。此外“细菌”频频出现，说明细菌生物膜与念珠菌生物膜间存在共性的方面，两个领域的研究方法可以相互借鉴，共同促进发展。

表4　念珠菌生物膜文献主题术语频次表

主题术语	频次	中心性	主题术语	频次	中心性
candida albicans/candida-albicans/albicans白念珠菌	1194	0.23	virulence毒力	122	0.02
			identification鉴定	119	0
biofilm formation生物膜形成	728	0.32	growth生长	110	0.03
biofilm /biofilms生物膜	368	0.21	antifungal agents抗真菌药物	109	0.04
in-vitro体外	337	0.14	candida species念珠菌种类	109	0.05
infections/infection感染	279	0.08	candida念珠菌	109	0.09
adherence/adhesion依附	269	0.24	pseudomonas aeruginosa绿脓杆菌	108	0
resistance抵抗	239	0.08			
susceptibility易感性	158	0.07	escherichia-coli大肠埃希菌	107	0.01
Saccharomyces-cerevisiae酿酒酵母	146	0.02	amphotericin b两性霉素B	105	0.09
			scanning electron microscopy扫描电镜	102	0.11
bacteria细菌	127	0.16			

注：中心性表示主题术语与其他术语共同出现的概率，数值越大表示在网络中的影响力越大

2.6　研究前沿　通过citespace的突变术语能突显突然变化的主题，考察其时间分布规律，可以揭示各时期研究前沿、预测发展趋势。研究前沿是由Price D在1965年提出的，认为在科学论文形成的引文网络中，只有极少数论文被新发表的较多论文引用，表明被引频次较高的这一小部分论文可视为学科的新生长点，成为热门的科学前沿。研究前沿代表某个研究领域正在兴起或突然涌现的新主题，代表该领域的思想现状。

Kleinberg 0设计的跳跃检测算法（burst detection algorithm）可用于辨识新

出现的研究前沿专业术语，陈超美博士设计的时区视图（time-zone views）[9]可以动态观察研究前沿新趋势和新动态。Citespace Ⅱ结合多种理论和方法实现研究前沿的可视化。节点选择“cited reference，term，keyword”，词项选择为“burst term”（突变术语），运行citespace Ⅱ，选择时区视图，得到突变术语时区可视化图谱，如图2。

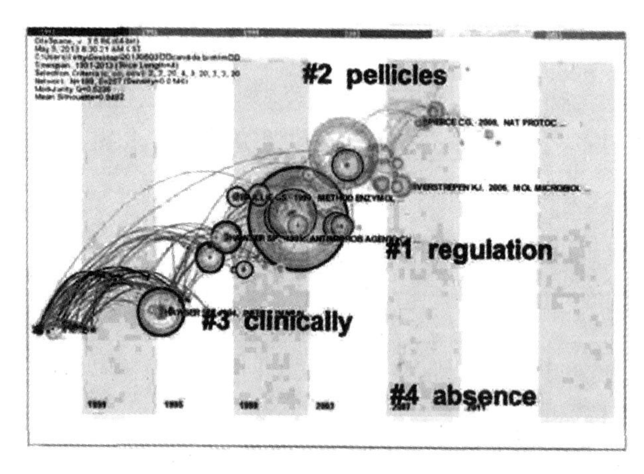

Network：N=188，E=257，Modularity Q=0.5236，Mean Silhouette=0.9482

图2　念珠菌生物膜突变术语时区图

图2中的红色圆圈为突变术语点，从时间维度上清晰地展现文献的更新节点、相互影响情况及其研究发展脉络。由图标识所见，AU HAWSER SP等的5篇[10-14]文章在不同的时区被引频数激增。1994年Hawser SP等[7]通过在体外导管表面成功建立念珠菌生物膜模型，为生物膜的抗真菌药物药效实验提供了可靠的模型，是一次革命性的进展；1995年Hawser SP等[11]利用该模型进行5种临床主要抗真菌药物的活性作用实验，提示氟康唑对其有最大的活性，而两性霉素B则对生物膜细胞的活性最小，该研究为临床治疗及基础研究提供了有力证据，被广泛引用；1999年Baillie GS等[12]在导管圆盘、圆柱纤维素过滤器、改良生物膜发酵灌上建立念珠菌生物膜模型，并探讨其对抗真菌药物的敏感性，是对前期建模方法的进一步改进，为研究者提供更多选择；Verstrepen KJ等[13]在2006年从念珠菌细胞与细胞之间的粘附性角度探讨生物膜形成机制，结果显示包括Ras/cAMP/PKA、MAP kinase（MAPK）依赖丝状生长途径控制其黏附，这些途径受重力、营养限制、宿主产生的小分子如植物生长素或哺乳动物NAD影响。另外，粘附还受端粒的表观交换随机表达模式的影响。此文献取得的成就掀开本研究领域新的篇章，被广泛引用。2008年PierceCG等[14]提出一种快速和高重现性的96微

量滴定实验方法来建立生物膜模型，整个试验约需要2天完成。这项技术简化了生物膜的形成和量化，使其更加可靠和具有可比性，是真菌生物膜药敏试验的标准化的一个必要的步骤。该文献的出现引起学术界的高度关注。

3. 结语

念珠菌生物膜相关感染机制复杂，临床治疗极为困难，对患者及社会健康造成不良影响。科学界对其研究方兴未艾，涌现海量文献，但后续研究者参考时往往无从下手，难以客观、正确把握研究的时代背景环境、主流研究方向的演变，更难以预测研究发展趋势。本文以Web of Science科学数据为基础，对历年来的念珠菌生物膜相关文献作了系统梳理，进行可视化科学知识图谱分析，具有较好的可靠性、客观性。

通过知识图谱分析发现，念珠菌生物膜的研究热点为生物膜的形成、基础实验技术、模型建立及耐药问题等，研究前沿集中在生物膜体外模型、药敏实验建立的新方法上。本研究不仅快速把握了念珠菌生物膜学科领域研究成果，还为决策者制定卫生策略和为研究者预测未来研究趋势提供了科学量化参考。但由于Citespace Ⅱ软件本身存在一些缺陷，可能在数据处理过程中难免产生一些误差，如同义词无法合并、分析阈值多样化等。在分析过程中，笔者综合考虑多种因素，结合专业知识特点在一定程度上给予人工调整作为弥补，使结果更可靠、有效。随着知识系统的更新扩充，必将涌现更多新热点与前沿，需要我们在研究中不断跟进。

参考文献

[1] Vermitsky JP, Self MJ, Chadwick SG, et al. Survey of vaginal-flora Candida species isolates from women of different age groups by use of species-specific PCR detection[J]. J Clin Microbiol, 2008, 46(4): 1501-1503.

[2] Donlan RM. Biofilms: microbial life on surfaces [J]. Emerg Infect Dis, 2002, 8(9): 881-890.

[3] Donlan RM, Costerton JW. Biofilms: survival mechanisms of clinically relevant microorganisms[J]. Clin Microbiol Rev, 2002, 15(2): 167-193.

[4] Bailie GS, Douglas LJ. Candida biofilms and their susceptibility to antifungal agents [J]. Methods Enzymol, 1999, 310: 644-656.

[5] Costerton JW, Stewart PS, Greenberg EP. Bacterial biofilms: a common cause of persistent infections [J]. Science, 1999, 284(5418): 1318-1322.

[6] Chen C. CiteSpace II: Detecting and visualizing emerging trends and transient patterns in scientific literature[J]. J Am Sci Technol, 2006, 57(3): 359-377.

[7] Chen C. Searching for intellectual turning points: progressive knowledge domain

visualization[J]. Proc Natl Acad Sci USA,2004,101 : 5303-5310.
[8] Bailon MR, Jurado AE, Ruiz BR, et al. Analysis of the field of physical chemistry of surfactants with the unified scienctometric model fit of relational and activity indicators[J]. Seientometries,2005,63(2): 259-276.
[9] 陈超关,陈悦,侯剑华,等. Citespace Ⅱ：科学文献中新趋势与新动态的识别与可视化[J]. 情报学报,2009,28(3): 401-421.
[10] Hawser SP, Douglas LJ. Biofilm formation by Candida species on the surface of catheter materials in vitro[J]. Infect Immun,1994,62(3): 915-921.
[11] Hawser, SP, Douglas LJ. Resistanc of Candida albicans biofilms to antifungal agents in vitro [J]. Antimicrob Agents Chemother,1995,39(9): 2128-2131.
[12] Baillie GS, Douglas LJ. Candida biofilms and their susceptibility to antifungal agents [J]. Methods Enzymol,1999,310 : 644-656.
[13] Verstrepen KJ, Klis FM. Flocculation, adhesion and biofilm formation in yeasts[J]. Mol Microbial,2006,60(1): 5-5.
[14] Pierce CG, Uppuluri P, Tristan AR, et al. A simple and reproducible 96-well plate-based method for the formation of fungal biofilms and its application to antifungal susceptibility testing[J]. Nat Protoc,2008,3(9): 1494-1500.

（皮肤性病诊疗学杂志,2014,(3): 201-205.）

附二：浅部真菌病临床图片

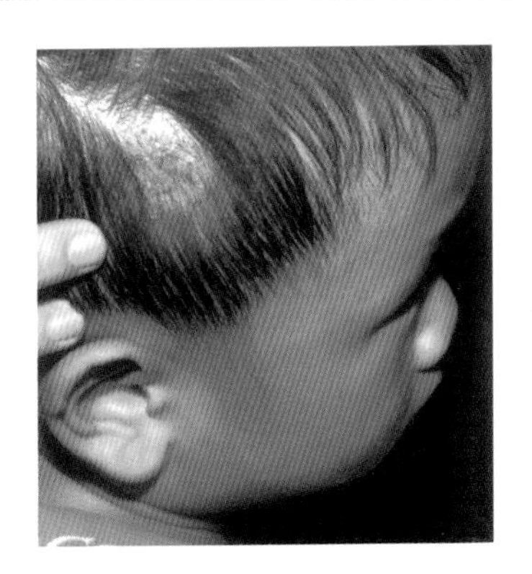

图1　白癣

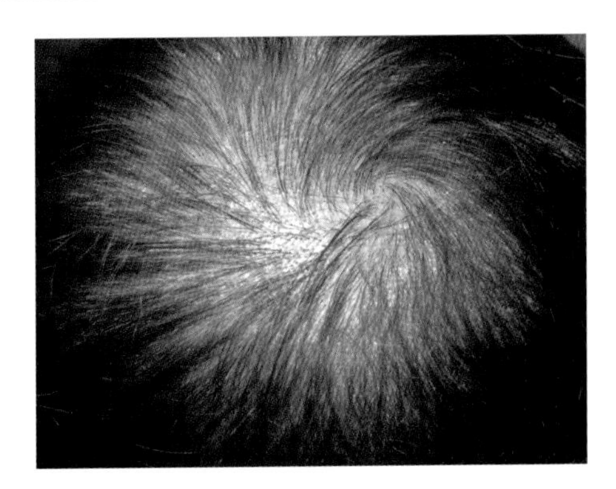

图2　黑点癣

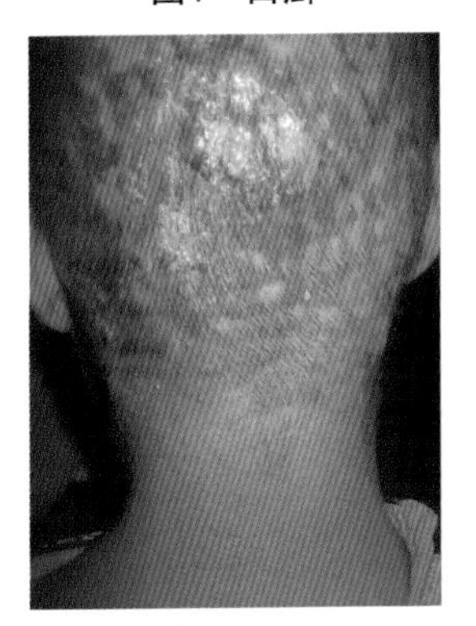

图3　黄癣

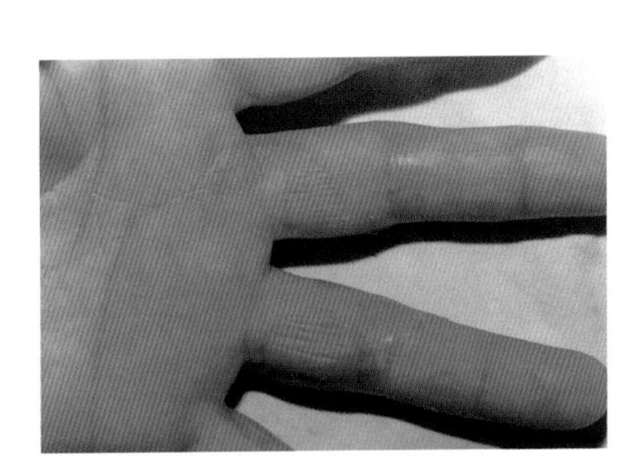

图4　手癣

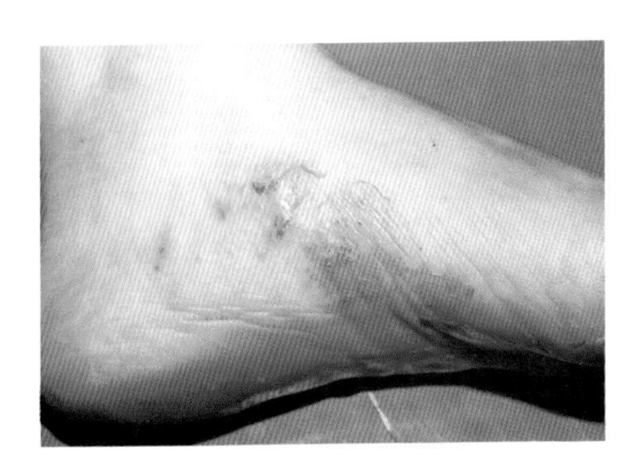

图5　红斑鳞屑型足癣

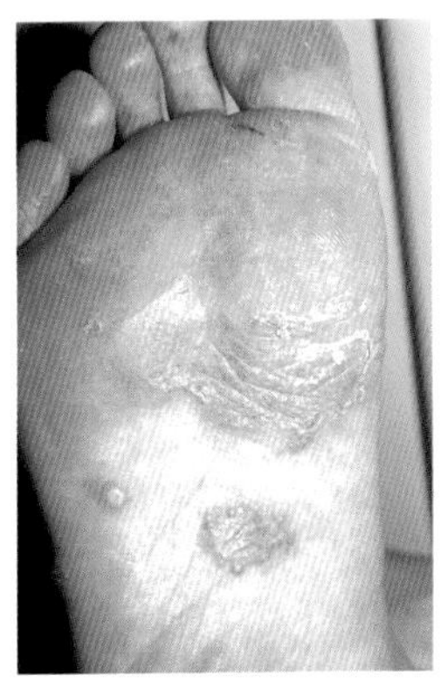

图6　红斑水疱型足癣

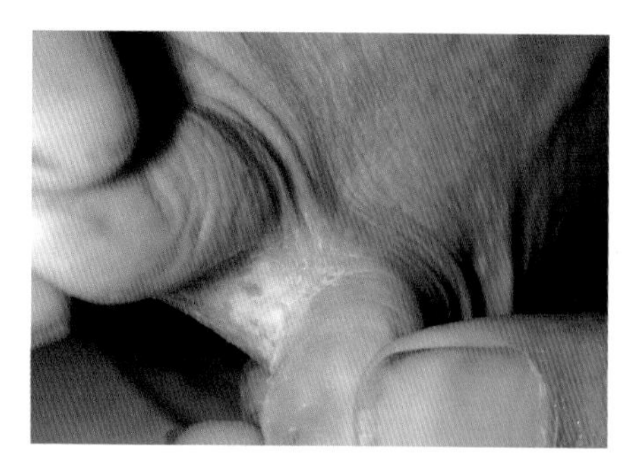

图7 浸渍糜烂型足癣1

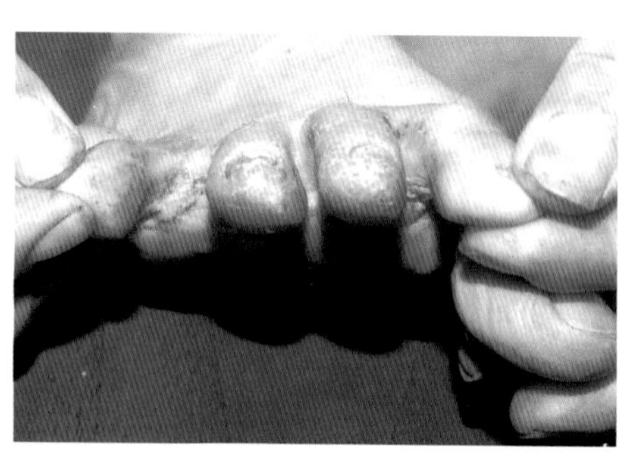

图8 浸渍糜烂型足癣2

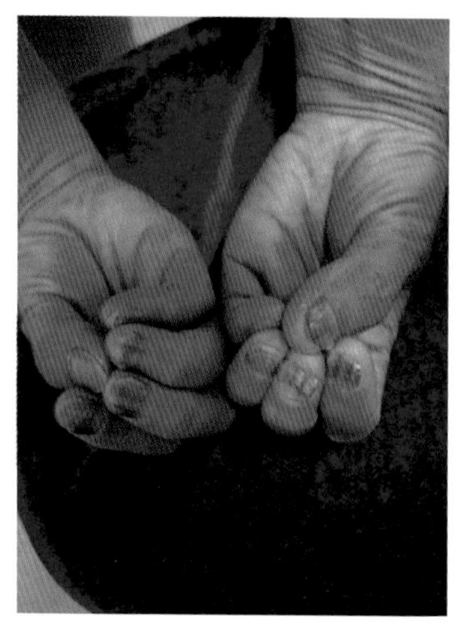

图9 甲癣1

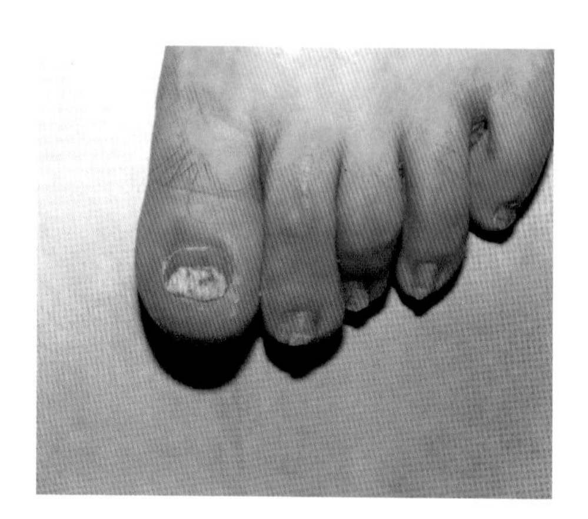

图10 甲癣2

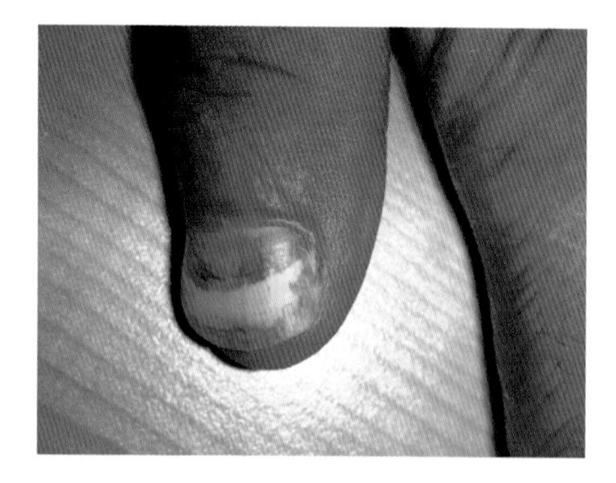

图11 甲癣3

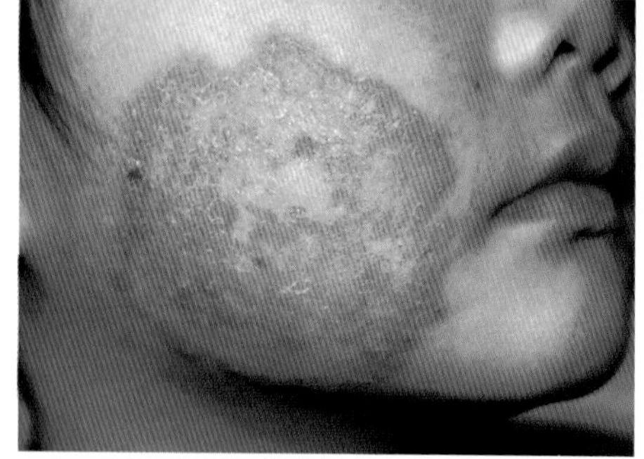

图12 面癣1

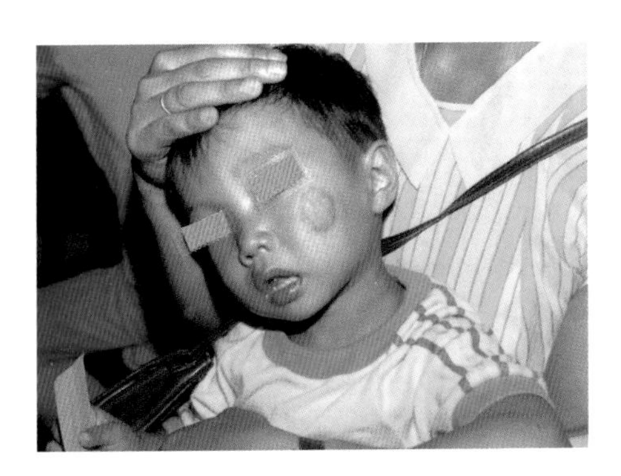

图13 面癣2

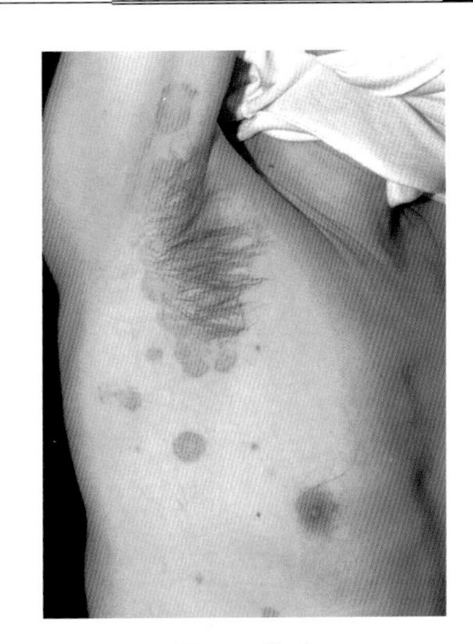

图14 体癣

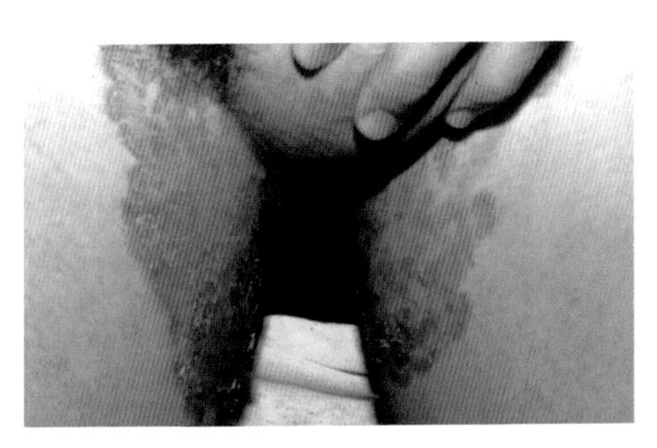

图15 股癣1

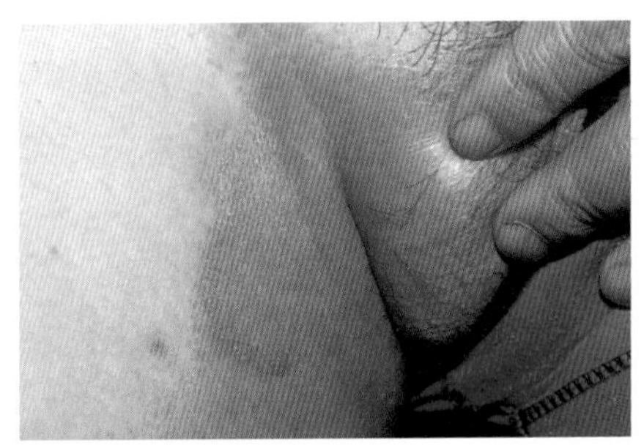

图16 股癣2

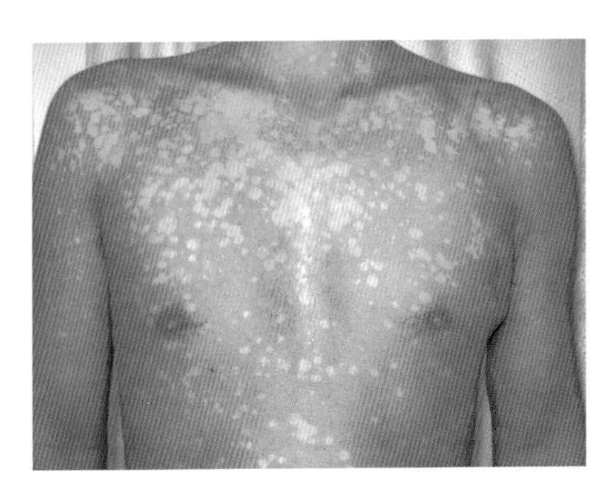

图17 花斑糠疹

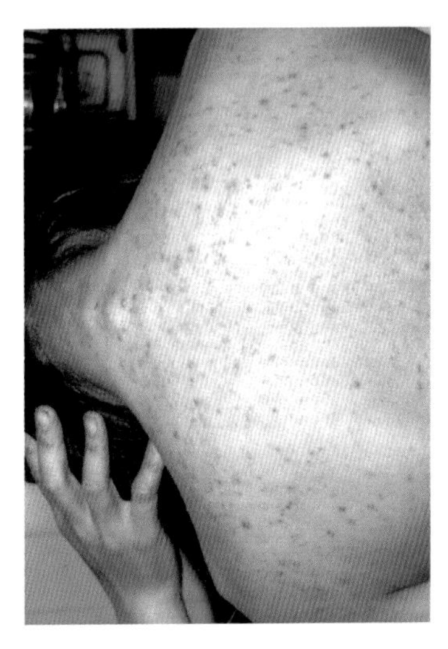

图18 马拉色菌毛囊炎1

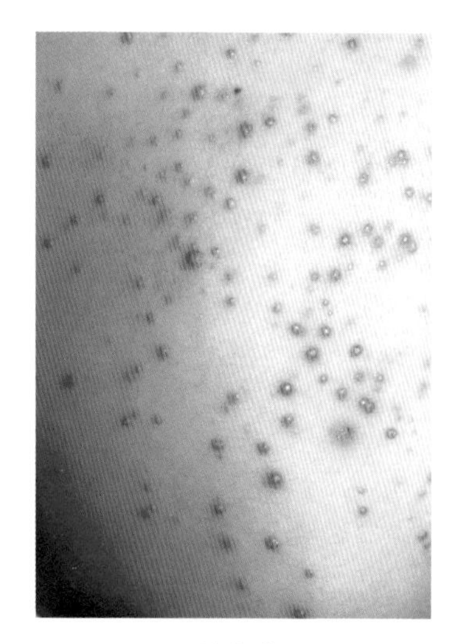

图19　马拉色菌毛囊炎2

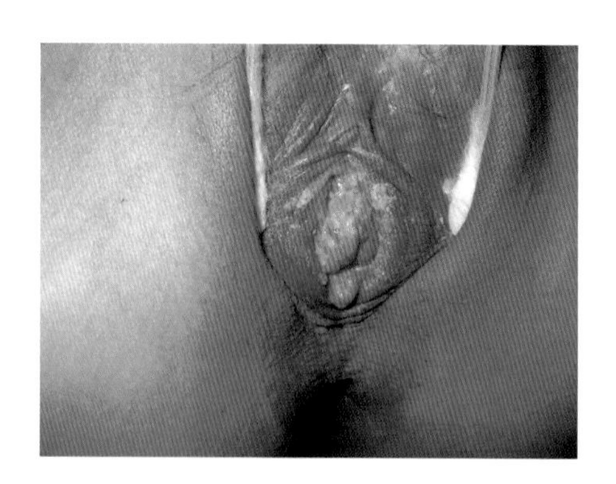

图20　外阴阴道念珠菌病1

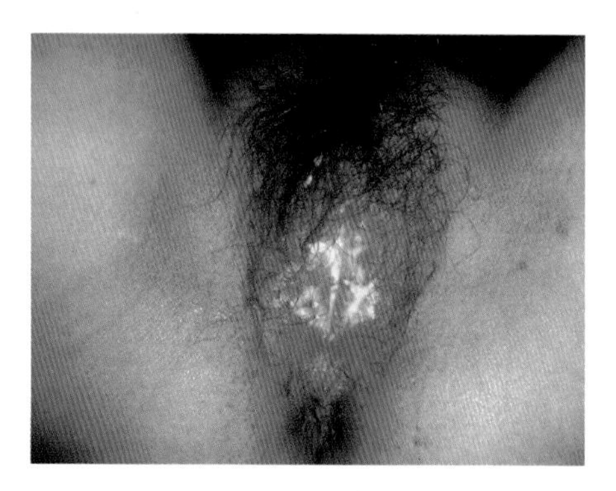

图21　外阴阴道念珠菌病2

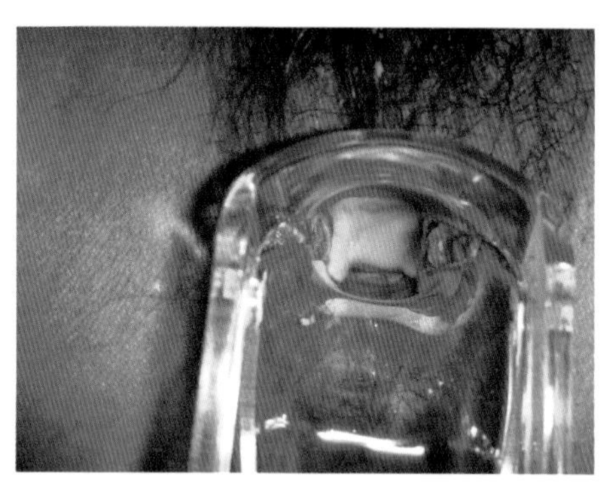

图22　外阴阴道念珠菌病3

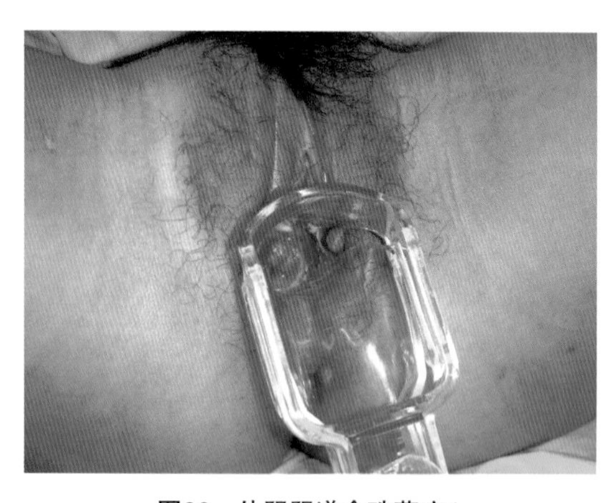

图23　外阴阴道念珠菌病4